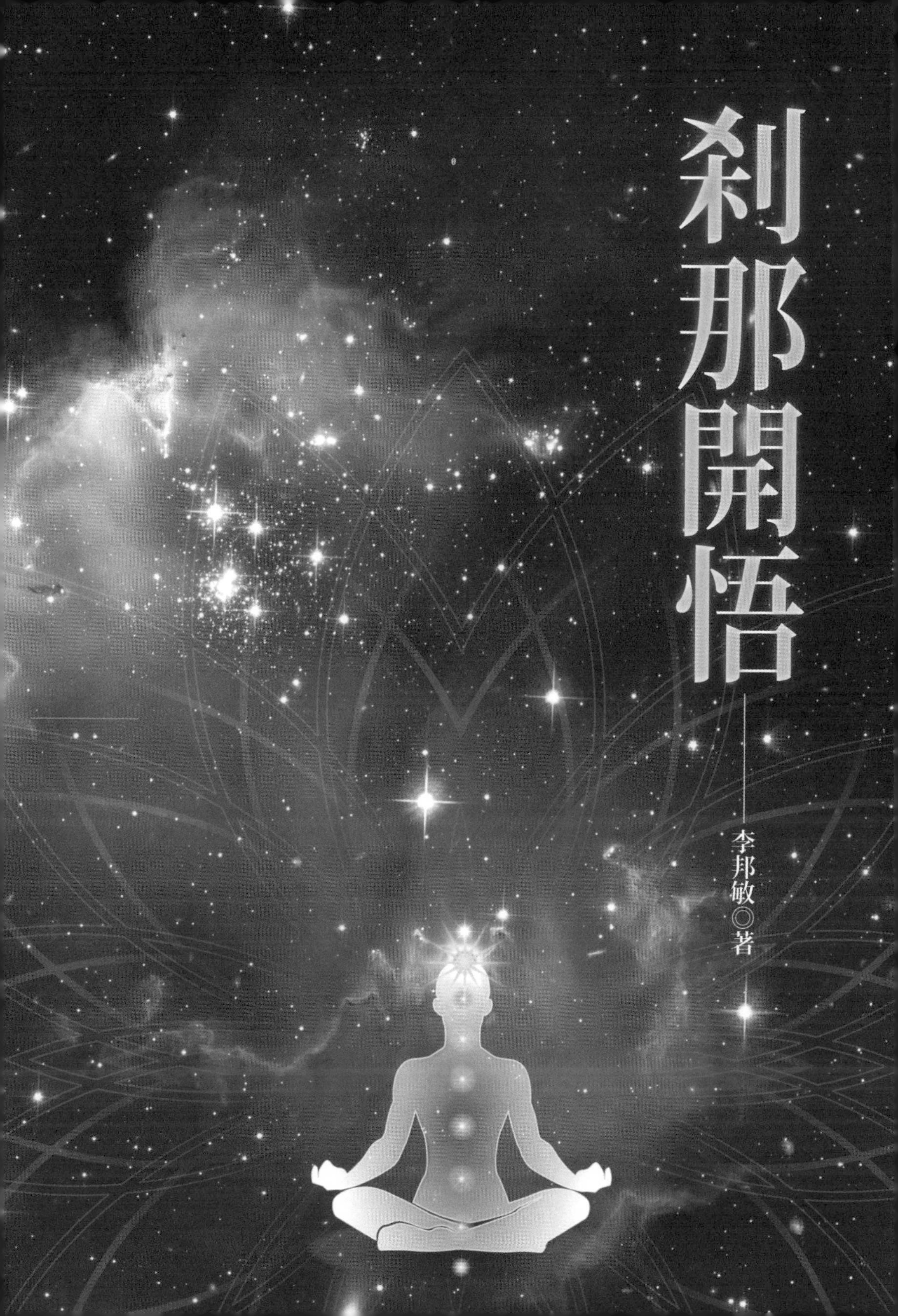
剎那開悟
李邦敏◎著

目錄

本書可作為生死靈魂學之輔助教材，與銀髮族心靈成長自修參考教材。

『意識與靈性是宗教與哲學的主題，Ψ則是科學最神秘之處。』

剎那未除人我相，天花黏滿護身雲　劉鶚

推薦序

陳萬壽

老子道德經云：「上士聞道，勤而行之；中士聞道，若存若亡；下士聞道，大笑之，不笑，不足以為道。」

邦敏兄致力於研究能量醫學的理論源頭和其應用技術多年，理論和實用兼修，既可以談天文宇宙也能辨知風水地理，誠上窮碧落下黃泉也。每次和他談天交流，都會得到驚喜的新發現。邦敏兄從科學切入哲學，再深入形而上的玄學，駕輕就熟。本人難得有機緣結識他，讀其數冊著作，深受啟發，值其出版新著《剎那開悟》之際，很期待他再接再厲，更上一層，加速揭露人與天地、宇宙間其意識、能量連結的奧妙。

人類生活方式在過去兩三百年來有翻天覆地般的變化，科學文明日新月異，確實推動並改善了人類物質生活的享受，但人們也漸漸誤入「人定勝天」的錯誤幻想。一味偏好物質取向，一切皆以資本掛帥。社會潮流驅使人們肉體漸與心靈神性疏離，而身心一旦分離，就難談身心如何平衡健康了。

近幾年來全球歷經多次金融風暴，QE造成游資浮濫，資產泡沫化，極端氣候變遷也越趨兇猛。

受傷最深的是中下階層的民眾，社會M型化，導致貧富懸殊擴大，絕大多數人的生活壓力與日俱增，各種怪異症候層出不窮。要想找回身心平衡與健康，可能難以再從簡約性的科學法則去尋找。很多學者都陸續重新發現東方古老的易經、道德經、儒學、佛學、婆羅門、黃帝內經、印度吠陀經典等蘊藏豐富的生命智慧。重新檢視這些古典的經驗，我們或許可以挖掘出歷經千年鍛鍊而受用且不朽的真知寶藏。

我接觸和努力開發時空波（TimeWaver）儀器的應用，不覺超過三年時間。它的面世也是奇蹟，應用了許多極前沿科技。諸如尼古拉．科濟列夫（Kozyrev）的撓場理論（Torsion Field），**他發現人的思想和情緒會產生撓旋波（Torsion waves）。這個發現打開了一扇門以便了解意識與人類個體間的相關反應。探浪者也應用到時間流（time flow）概念所構建的科濟列夫鏡子（Kozyrev Mirror），得以搜尋過去、現在和未來時間流的資訊。對人的思想如何緣起，如何藉意識能量牽引大腦神經系統的運作，以及對情緒起伏和身心反應的因果關係提供關鍵線索。**科濟列夫也指出意識可以說是種信息，也是一種能量。這與中國老祖先自古以來就對能量的了解相當契合，早在兩千多年前，《黃帝內經》對精氣神的論述精闢，對氣的運行脈絡、穴道和重要的調節位置、與如何用穴位針灸去理順氣的堵塞（氣滯）或補充不足（氣虛）皆有詳述。內經順應自然四時、陰陽變化規律而構建的養生思想，皆合於老子道德經所闡述「順天應人」之道的處世方法，以及《周易》天人合一的整體觀。《易經》裡頭就把時間看作事物運化的基礎，時間的力量和持續（時間）堅持的力量蘊含於八卦中每一爻的演化。這些力量可以說是推動變化而蘊含的潛能（Potential）。

意識是位於我們思想的前身，而絕大部分（百分之九十以上）都存在於潛意識（unconsciousness）。佛洛依德把心靈比喻為一座冰山，浮出水面的是少部分，代表意識，而埋藏在水面之下的大部分，則是潛意識。他認為**人的言行舉止，只有少部分是意識在控制的，其他大部分都是由潛意識所主宰，而且是自動地運作**。當一個人處於正常狀態下，比較難以窺見潛意識的運作，這時，夢是觀察潛意識活動最好的管道。但是在罹患精神疾病者身上，我們可以看到潛意識的作用非常地尖銳，例如無法解釋的焦慮、違反理性的慾望、超越常情的恐懼、無法控制的強迫性衝動，其力量像颱風一般無法控制地橫掃一切。

潛意識有更大的神奇力量，是可以經由學習，來讓意識運用而創造奇蹟。因此一個人的進化程度，與他運用潛意識力量的能力成正比。由此推演意識可視為一種信息、思想、信念，它們也都算是一種精微能量的狀態；是種量子或共振波，它塑造了一個人的人生觀與生活態度。它也儲存細胞內生化運作的資訊，所以**只要藉由調整意識的精微能量，自然會彰顯到身體外在的表現來**。由於情緒受傷或心理問題常是慢性病的幕後成因，這是不能完全單靠藥物而由身體層面去取得根本治癒的，所以俗話說「心病還得心藥醫」是很貼切的。

意識可透過修行而逐步進化，近代量子力學快速進展而開創了「非線性動力學」。它揭露了身與心之間的密切關係，讓我們得以探索意識角色，在整個疾病療癒過程中，如何展現其背後的精微機制。不過這些發展並未被主流對抗療法醫學重視，目前主要應用於自然療法醫學領域。而近來普被認同的修行指標「意識地圖」，是知名心理學家暨精神科醫師霍金斯博士所創立，以非線性「肌肉動力學」做了長達二十年的研究，針對數千名受測者進行了數百萬次的測定，發現我們的身體不但能判定萬事萬物的能量、分辨好壞真假，還能測出意識能量的等級。霍金斯博士將意識的進化用非線性動力學來描述，他更規劃出一個意識能量場的實用圖表，稱之為意識地圖。把意識、觀點、態度、情緒、世界觀、靈性信念等等，用數值一到一千表示，這些數字代表了個別場域的對數強度。這個**意識地圖讓我們開了眼界，藉此了解個人目前的意識等級**，也可對每一事件的處理方式給予評級，進一步確定意識提升的目標，進而作為身心靈養生的藍圖。

從另角度看，個人意識可以擴充至家庭意識、家族意識、社區意識、公司意識、國家意識、地球意識，甚至宇宙意識。了解了意識地圖，將有助於思索如何使用它來提升個人小我乃至群體大我的健康、喜悅和幸福。我們也證實了人若能把小我提升至大我，意識能量可以即時提升而產生奇蹟般的功效。

邦敏兄寫的這本書，能夠詳細的將這些意識內涵，更進一步的破解到純粹無相的境界，不但**融合了西方新時代的精神與基督意識**，更將東方佛法大乘唯識論的「實相真心」空性如來藏，與「妄**想緣起」幻相蘊處界等兩者彼此「和合運作」**的宇宙法則，**應用於人間所見所聞的各種現象上，讓我們大開眼界**，同時也啟發我們所有應用量子非線性科技的同好們，在未來如何以更客觀的心念意識，擴充更寬廣的領域，給願意與我們合作的所有人，獲得不可思議的幸福與喜悅。閱讀本書，個人相信一定可以帶領大家去了解這個妙方。

推薦人為
新加坡優善育療私人有限公司創辦人兼
台灣優善時空波科技公司負責人

自序與導讀

在人類面臨的問題中，最重大、最根本、也最有趣的，就是找出我們在大自然中的定位，還有跟宇宙的關係。

赫胥黎（Thomas Henry Huxley）

《剎那開悟》這本書，繞著一個主題在探究並找出解答，這主題就是「Ψ（PSI）現象」。「賽」**是希臘字母Ψ之發音，代表「人們未了解的超感現象」**。根據古希臘人的看法，Ψ的概念也代表所有生命事物含有的活力氣息，Ψ是人類心靈和意識出現的必需要素。本書的出現，就是為了詳細描述Ψ現象——科學與心靈最神秘的領域。每當夜深人靜，我們沉下心智，越深入探索自己生存的這個世界，就越能體會它的背後**因為有一股無可言喻的智慧、能量、秩序、大愛、包容，才有這個多重宇宙時空跑出來，讓生命得以發芽、生長、茁壯、衰敗、死滅**。

而人類歷史像一條生命的長河，一代接一代的就像接力賽一般，一棒接一棒流傳下去，舊生命好像秋收冬藏，精華收斂於種子，一段時間過去，春回大地，新的生命就重新發芽成長，乃至開花結果，所以**人類一期期的生命，就是靈魂重複一次次的跳入生死輪迴的學程**，它的目的是讓眾生不斷的去體悟生存的意義何在？既然**大家認為生命自己會尋找出路，那麼，它的終極出路在哪裡？**

筆者特別針對此，不厭其煩的一章一章解說下去，就是企盼讀者在閱讀本書時，會出現靈光一現而**頓悟此現象乃「一切法由心想生」、「一念無明就是Ψ現象」**，發覺其中奧秘確實是超過黃金萬萬兩，購買了本書，你一定會覺得超乎所值。

有學者認為，**科學也是屬於專門研究物質的宗教信仰**，因此它一直都頑固的崇拜物質。科學的典範認為眼見為信，天地萬物才是全部，而不會現身的造物主什麼都不是。另一方面，宗教界認為無形的造物主上帝才是一切，人是祂創出來的僕役，而其創造的萬物本身什麼都不是，一切都是神的恩賜。以上**唯物論及唯神論等極端信仰，就是宇宙中三界九地火宅監獄牢房的圍欄**，它們造出「靈魂迷宮」捕獵眾生，妨礙我們悟到每個人皆有內在永住的「高我自性」，無法讓世人了知**所有能被肉眼看得到的現象，只是Ψ心識外顯投射在銀幕作用的結果**。

筆者很尊重正信的宗教，正信的宗教最起碼皆教導眾人修好人道、天道，修福報、積功德，讓人死後下輩子絕不會沉淪到三惡道（地獄、惡鬼、畜生）去受苦，而能有好緣分生到積善有餘的富貴人家或升到天堂、天宮享福。至於要改變自己業識所啟動的因果律來獲得真正的解脫，也只有從**心靈改革來下手，認清了這個Ψ現象，就可以破解它，超越它，不再被它控制迷惑，了解表面的宗教信仰不重要，種族紛爭不重要。重要的是每個人的靈魂高我的臨在，得以讓自己身心靈真正的「自由自在」**。

但是筆者也認識一些自己認為本身非常理性的理學博士、電機博士、化學博士、醫學博士、法學博士等等，但他們一遇到標榜「密法」、「神通」的宗教人士，在集體催眠情境中易受植入信息而被洗腦控制，變得非常迷信。因為當心中有所「求」時，就把理性擺在一邊，當幸好有所「得」時，常常被能言善道的宗教業者牽著鼻子走，很多疾病（包括癌症）**真正的療癒，是在自心清淨下，高我自性啟動自我療癒的結果，別人任何施法作為只是助緣，**合理致酬感謝之即可。若宗教業者攬功自居能醫百病，而強取報酬，造成騙財騙色事件時有所聞。最嚴重的是被洗腦，受恐嚇又被下符咒，失去人身自由，完全成為神棍操控的工具。切記**「道場乃修道之所，人能弘道，非道弘人」**。

這些高學歷人士有極高的「世間智」，卻對「出世間智」的基本知見很缺乏，是整體教育方面出了問題，還是社會文化偏見使然，確實令人好奇，這也是台灣新聞媒體常常曝光、頻頻出現的怪事。筆者認為這種蠢事應該在二〇一三年起逐漸消失，才合乎地球即將邁入多元宇宙的進程。為了正本清源，筆者雖才疏學淺，仍然挺身願當第一線小兵，扛著心靈唯識的旗幟往前衝，提出一些微薄見解給社會有理性的中堅人士參考，鼓舞大家能跳脫我執的唯物科學觀與迷信神通密法的權威宗派，看看古今中外睿智的靈性修行者們所留下的珍貴心得記錄，**企望帶給讀者另一個「意識與靈性科學」的新知門路，破解現在唯物科學所不解的Ψ現象，讓讀者得以一窺靈性多元宇宙的真實面目。**

紐約大學的系統哲學大師歐文·拉茲洛於二十世紀九〇年代雄心勃勃地提出了所謂的「亞量子全息場」（sub-quantum holofield）假說，試圖以此為基礎統一解釋當今物理、生命、意識領域中令人困惑的現象。為簡潔起見，**拉茲洛把他的「亞量子全息場」**命名為Ψ場。拉茲洛認為Ψ場的可塑性形成了量子的秩序和組織，並導致自然界的有序過程。因此Ψ場可以超越科學層次，把物理、化學、生命現象和意識現象統一在一個理論框架內。宇宙中的所有事物，無論是量子還是星系，都存在於量子真空的能量海中。如果沒物質，量子真空就處於基態，本身沒有被擾動。而物質的存在就會擾動它，正如物理學家所說的「它激發了真空」。

本書就是筆者從物質科學的觀點出發，在二〇〇〇年接觸到與靈性科學相互交連的Ψ場領域時，以十五年時間不斷的在科學與宗教、宗教與靈性間探索、體驗，很幸運的終於在這迷宮中找到一條出路，過程有甘、有苦，但每次破解一個迷關而有突破性的了悟時，那種喜悅是很殊勝難以形容的。淨空法師提到：英國湯恩比博士說二十一世紀是中國人的世紀。這個世紀的領導者不是指中國的政治制度，也不是中國的軍事、科學技術，更不是中國的紅色資本進行全球工商業併購，建立影視娛樂購物等霸業。這些屬於**物質量化的東西都具有二元對抗性**，西方世界的美國這個商業軍事大帝國仍然會是這方面執牛耳者。所以真正的中國世紀，是指「中華道統文化」影響全世界精神文明的進化，湯恩比博士所講的其實是指正傳的「孔孟學說」與「大乘佛法」。我不是老學究，但很認同這個說法，直覺相信這個學說在二十一世紀會發揚光大。特別**東方大乘佛法唯識論說，與西方科學在最近才突破唯物觀點的量子物理學，相互輝映**，越了解大乘的唯識論，越能夠讓人類的思維進化到超越時空限制的無相實相之高次元領域，所以什麼人能夠認知、提倡這個真正金光閃閃的「儒、釋、道融合於一體的中華道統文化」，他才是二十一世紀全球真正的領導人。中國已經醒過來，**中國人民潛在的智慧也陸續解放出來，當執著於幻相的唯物機械觀，轉回中道實相的中華唯識文化觀，世界各國知識分子才真正會對中國的偉大文明改觀而心悅誠服。**

二十一世紀**一定是心靈科學取代二十世紀唯物質科學的世紀**，因為西方心靈科學、意識科學的基礎是建立在二十世紀的初期，由波爾與海森堡於一九二七年所創立的哥本哈根物理學派，對於量子理論作出相當大的貢獻。特別是薛丁格（Erwin Schrodinger）方程式能夠正確地描述波函數的量子行為，波函數的機率詮釋波函數Ψ（r，t）是機率波，其模的平方代表粒子在該處出現的機率密度。**在量子力學中，對一切事件所能說的只是某件事以什麼機率出現，而且這幾個機率是取決於機率波的波函數。**波函數式子中出現i這個「虛數」，代表粒子出現前，它是種虛設的波，要在「觀察者」介入時，才會變成「實數」。**當有「觀察者」出現於物理世界，心靈、意識就在此建立了一個灘頭堡。**

史丹福大學電機學博士的前台大李嗣涔校長認為，**複數的物質波就是進入虛數時空的鑰匙，此時物質尺寸不再重要，量子波可以滲漏經過很小孔徑的漩渦時空連結點（漏斗口）進入虛數時空。**李嗣涔校長在最近二〇一五年演講這個題目時，**更創新指出i虛數等於「意識」**。特別是二〇一三年由俄國基本物理領域大師Burinskii尋找重力與電磁場的量子關係，利用迪拉克場公式、克爾·紐曼（Kerr-Newmann）黑洞模式，計算出粒子自旋時，過度旋轉會造成時空場破裂（奇環），用Mobius扭折帶子來解釋，就出現自旋往上與往下兩個「破口」，以道家三D太極圖來看，就是黑洞與白洞的高次元（八個次元，四個實數時空與四個虛數時空）信息交媾路徑。**奇環現象把時空分成兩個，正面是實數時空四維，背面是虛數時空四維，量子波可穿越基環進入虛數時空**。實數時空場的物質假設是瓶子，虛數時空場則是瓶子粒子自旋虛相，兩者形狀一樣。有天眼的人會看到自旋虛相的瓶子，用天眼意識可以旋轉操控瓶子移動，再將它與空瓶的外部實數時空兩者互相結合，就出現特異功能的隔空移物了。而**物質自實數時空進出虛數時空的關鍵，乃是依此波函數公式來進行：**

$$\Psi（r.t）= R（r.t）+ i（r.t）$$

。**R項是實數「物質態」，i項是虛數「意識態」。Ψ就是於複數時空進到實數時空的分布機率，因為Ψ場就是一種宇宙全息場**。筆者閱讀《心經》時，一直認為**波羅密多（彼岸）其實就可以用虛數i來表示，「般若」是虛數態意識的實相智慧**。寫下波函數方程式的薛丁格，有一篇文章《心靈與物質》為一九五六年他在劍橋三一學院的演講內容，探討「意識是否具有物質基礎、心智是否有進化的趨勢、科學與宗教的內涵，以及感官之謎等」。這是科學界非常難得的突破，一般保守唯物的科學家死抱著牛頓的機械論，固執的認為萬物皆如時鐘上了發條，井然有序的在軌道上按部就班進行。

但量子論的Ψ（波函數）就大大的翻轉機械論的線性不可逆觀點，平白迸出一個觀察者的角色能左右粒子的出不出現。觀察有相對性主客觀事實，屬於心智討論的範圍，超過物質的領域；**這個宇宙如果缺乏具有意識的觀察者介入，很主觀的做分別判斷，則宇宙根本不會出現在眼前**。波爾與愛因斯坦對於有觀察者介入量子論，兩人有一番激辯，大尺度的世界，愛氏觀點是正確，但小尺度，**特別是在微細的奈米以下領域，愛因斯坦說「客觀才是實在」是不對的。**當觀察者在觀察一件東西時，他已是個主觀者了，他不可能是個客觀者，說穿了他就是參與其中的一個主角了。

因為有波函數公式中觀察者的介入，所以，一九二七年以前的生物學由巨觀的牛頓力學主導，**生命被認為是物質性的（Materilism）、簡約性的（Reductionism）、決定性的（Determinism）；而一九二七年以後，生物學變成由具有意識參與的量子力學來架構，生命是覺察的（awareness）、能量性的（Energetics）、全相性的（Holism）、不定性的（Uncertainty）。**量子貝氏主義說量子力學波函數崩陷，只是表示觀察者依據新資訊，忽然且不連續地更新了他原先分配的機率，就好像醫生依據新的電腦斷層掃描結果，修正了對癌症病人病況的判斷。量子系統並沒有經歷什麼奇怪、不可解釋的變化，改變的是（觀察者選用的）波函數，波函數呈現的是觀察者個人的期待。

全美科普暢銷書作者，細胞生理學泰斗的布魯斯·利普頓博士（Bruce Lipton），在其著作《The Biology of Belief》中公開了曠世秘密：**細胞的大腦位在細胞膜的表面蛋白質受體天線，它們能覺察外部環境變化，辨別自我與他人的識別碼。**細胞像電視機會接收信號，在基因體解碼，讓細胞內DNA能依照信息指令運作，類似電視機在螢幕與喇叭投射出信息內容的影像聲音。細胞像電視機，機內是不會自己產生信息的，它要靠細胞膜上的**HLAs**（人類白血球組織相容抗原）天線清楚分辨自他信號，只接收自己電台發射的信息（真正通靈或附體是外來電台之電波信號與自己天線頻率共振或同步，且強過自己的電波才會被覆蓋）；**所以「自我（Self）」這個量子「觀察者」是在外部**

整個環境中，不是在自己體內，自我這個「觀察者」算是種信息波（Signal Waves）、思想性質，存於環境場中，不隨細胞的生滅而出生死亡。當整體細胞老朽不堪使用，細胞膜天線損壞，自我就不再使用這個肉體，會將一些DNA有記業種的殘留資料下載回電台後，調整信息內容，另外找新的電視機來接收「自我」電台信息與播放新信息，這就是生死輪迴的一種突破性的解說。自我電台與細胞電視機間的訊息傳輸與接收，其實像是自己給自己傳送e-Mail，只是使用的是種超光速量子波，具有非局域性（Nonlocalization）與纏結性（Entanglement）。一九八二年，法國物理學家艾倫·愛斯派克特（Alain Aspect）和他的小組成功地完成了一項實驗，證實微觀粒子「量子纏結」的現象確實存在，這一結論對西方科學的主流世界觀產生了重大的衝擊。

發現DNA化學結構的諾貝爾獎得主克力克（francis Click），與數學物理學大師羅傑·賓洛斯（Roger Penrose）一起在歐洲科學院報告指出：細胞內中心粒在改變形狀傳遞信息時，電子流是從微小管（Microtubles）的一端，流向另一端，這種流動是「有意識」的；就是說**微小管的運作、變化、生滅等跟「意識」是非常有關連的**，這種關係也是一種量子波動的現象，筆者在稍後會詳述這種現象的原因。

從笛卡兒、伽利略、牛頓以來，西方科學界主流思想認為，宇宙的組成部分相互獨立，它們之間的相互作用受到時空的限制（局域化 Localization）。**量子纏結證實了愛因斯坦的幽靈——超距作用（Spooky action in a distance）的存在，它證實了任何兩種物質之間，不管距離有多遠，都有可能彼此相互影響，不受四維時空場的約束，是非局域性（Nonlocalization）**，宇宙在冥冥之中存在深層次的內在聯繫。而這些有關生命、靈性的種種變化，就像前台大校長李嗣涔研究手指識字實驗的結果，寫成《人身極機密——人體X檔案》《難以置信——尋訪諸神的網站》這兩本極為震撼科學界的作品。而筆者也試著用Ψ的現象來描述這些精微訊息場的內涵。個人經過反覆思惟，嘗試將這個生命、靈性等的曠世迷陣，藉由波函數方程式代號的Ψ（粒子出現機率），以及代表未知超感現象的Ψ（從形上顯現到形下機會），來一次天人交集，寫下這本有點玄卻又不怎麼玄的作品，好讓對「生命靈性探索」與「自我意識成長」有興趣的讀者們有一個真正值得收藏並能詳細參考的資料。

其實，這個物質世界本身是一個超時空巨型網路的組合，背後藉著夸克基本粒子的振動，產生一種超感應Ψ現象的振動波，形成一種遙感秩序（Telepathic Order），讓位於不同時空次元的眾生靈們，一起在頻率同步的個別線上（On Line）彼此活動交流，有緣分的就會自動集結成群組（五D以下通常五個一組），世世代代都是一夥人在一塊學習（每兩百到三百年來一次）。生命是非常有趣的遊戲活動，生命的進化旅程，就是讓大家對每一件事情皆能完全理解與釋放。筆者寫這本書，就是希望搭一條小小的線路架在生命的巨集網路上。友人謝仁真哲學博士曾說：「存在實相就像是一種奧秘，揭露它需要一雙翅膀，即『生命的真誠與智慧』。」筆者就是以此自我勉勵，盡力達成這項工作。

筆者十幾年前曾經跟曾坤章博士學習亞伯蘭醫學博士所發展出來的「光子密碼（Photon code）

科技」，經由量子纏結效應，應用在諸多領域，只要用無私的愛心、不執著的平常心來操作它，常常讓我驚奇這個小小意識共振儀器竟然具有無比的效果。我也據此所獲得的經驗，寫了兩本書來介紹這種精微能量的應用，有一本還提出中國風水陽宅勘輿的背後能量場，可以依頻率定義與測出數據來判讀，算是空前的創舉吧。

就在兩年前，筆者又接觸到德、俄兩國量子物理大師級的通力合作，成功研發出極先進屬前沿科技的信息場解讀儀器，在此先簡略說明：**時空波（TimeWaver）是一種能夠讓我們契入高次元時空訊息場的量子儀，它是能夠攫取超過線性時間因果層面的身、心、靈評量儀器，這種成果，讓我們對意識探索領域的解釋空間更加寬廣。**TimeWaver 設備中如科濟列夫半透鏡子，與具備的兩個對照的噪音產生二極管，所產生的信號其振盪圖案傳送和評量的尺度高達五兆赫茲，這些都是量子科技登峰造極之作。筆者特別在第二十二章詳述解說此科儀，並將親自體驗後之心得公開與眾讀者分享。

非常難得，攸關病人醫療自主、善終權益的《病人自主權利法》，於二〇一五年十二月十八日幸運的在立法院停會前最後一刻終於三讀通過，讓年滿二十歲的民眾就可以「預立醫療決定」。當病況符合末期病人、處於不可逆轉的昏迷狀況、永久植物人、極重度失智等狀態時，醫師得依照病人決定，不施行急救或撤除維生治療，讓病人有尊嚴的離去。這一部新法是亞洲第一部病人自主權利專法，將於公布三年後施行，這對病人與病患家屬，都是福音。它對醫療集團確實會造成很大的衝擊，**生死問題已經從醫師主導，換到病患手中，也因此，我們更應該對生死問題有充分深入的認**

識，不用怕肉體的壞朽，應該注意不朽靈魂在這個世間到底有沒有修到應該學習的生命知識與經驗。

對生命實相有心了解的讀友，若能以開放的心情慢慢詳閱本書，會讓你省下十幾年摸索生命本質實相的時間，因為筆者將十幾年尋道求法的體驗，從開始接觸能量醫療、信息醫療等實務體驗，到研修東西方靈性的課程，滿滿數千頁筆記資料，濃縮成這四百多頁文字精華。讀完這部探討生命**靈魂的秘密報告，一定會讓你了解生命本質確實是多采多姿，變化萬千，更讓你對靈性了解的功力大增十年。**但如果讀者了解佛陀開示的唯識論，就會認知「心」與「物」皆非實體，唯一的實體是如來藏──又稱第八識的阿賴耶識，一切的「法」包含心與物，通通是由此識產生。《奇蹟課程》中其實隱含極多「唯識論」的心法，**基督意識與佛菩薩之教導核心內涵幾乎完全相似、相容。**筆者會在下面各個章節詳細解說這部分的精華，因為這些觀念太重要了，是二十一世紀地球全體人類進化到五D世界必須確實具備的正確知見，必須**確實認識如來藏第八識，才能看穿與突破怪力亂神、唯物主義、唯心主義、宗教迷信等繫縛人類心性的障礙。**

至於宗教上所崇拜的神佛、上帝到底其真相為何？大家所練的氣功、氣輪、光體等如何解譯？以及人類下一步的「身、心、靈」全相式的醫療養生系統，將來要如何規劃開發與布局來進行？最重要的是，自己在結束今生今世旅程後，自己的意識、靈魂到底往那裡去？**生命自己會找到出路，但是要怎麼找呢？**筆者在本書中會一步一步的端出詳細內容，敬請讀友們就以品嘗一整套料理的心境，細細品味，慢慢瀏覽下去吧！

感謝

衷心感謝父母苦心養育，在父親於中部的生意失敗北上謀職之際，又逢母親罹患乳癌開刀，癒後仍投入職場撐起家庭經濟下，支持我完成大學的學業。他們兩老已經回歸主懷多年，我仍然每時每刻無比思念感恩。我也特別感謝資源微生物研究所（現為資源生技公司）林慶福教授，在大學時對我指導有關生化、微生物領域專業的特訓磨練，讓我在畢業後於職場上遇任何難題時，皆能抓住重點順利快速破解過關，對就職的公司有所貢獻；感謝牽手慧蓉無怨無悔盡心盡力，讓我們一家溫馨無慮度過每個困難的日子。在此特別還要感謝公昌工礦董事長陳正平兄對我工作職場的信任與厚待，讓我公餘下有空暇完成好幾部著作。當然也謝謝紅螞蟻圖書集團的李錫東總經理，因為你對筆者的信任與支持，在出版業極不景氣的今天，我這第五本著作才有機會問市。

衷心感謝在本書中出現的每一位心靈指導大師，謝謝曾坤章博士的意識科技啟蒙、玄通大師的宇宙學指導、諸位弘法大師父對第八識的各種開示。在本書中引用諸多善知識有關意識、實相、佛法資料，惟透過他們無私公開的教誨與開示，筆者才能從一個唯科學是問的固執愚夫，慢慢懂得如何用有限有漏的第六意識心，去內觀自證無限無漏的第八識高我自性如來藏；對宇宙實相的學習與體悟，開始像嬰兒般一小步一小步的學習下去。最後，衷心感謝一切有情眾生，世界因你們而無比美好。

第一章
從生物科技走向生命探索

筆者一九七四年大學畢業後，從事食品、生物科技業，擔任研發、品管、製造、業務主管已有三十多年實戰經驗，從機能飲料品管控制、烘培酵母製造、綠藻立體培養外銷、胺基酸發酵研發到幾丁胺醣及葡萄糖胺等的生產銷售一應俱全；同時也將突破性的科研結果發表論文、專載於中國農化會誌、食品工業月刊、化工會誌等，期待分享一些心得回饋社會。這段期間，也陸續開發沸石、鎂鈣肥、泥炭土等有機農業土壤改良劑，來改善台灣過度消耗的土壤（地力）。接觸的行行業業，都是有形有相、實實在在、貨真價實的物質科技，跟形而上的Ψ現象毫無瓜葛。

第一節　從生物科技走向生命探索

從二〇〇〇年開始，筆者以前建中的學弟張曉先生，由美國帶來一些高端的生物科技產品，希望我幫忙開發推展。於是筆者就在下班假日時打工，當起生技公司顧問，除協助研發生技產品（甲殼素、幾丁胺醣、葡萄糖胺）外，應市場教育需要，開始一系列的生命科普創作，利用書籍來教導民眾如何選擇優良、有益的保健食品。

為此，我蒐集有關產品的醫學論文，以簡單明瞭的科普方式闡釋給一般消費者，讓大家能一見分明這些產品來龍去脈，對如何改善體質、促進健康的效果一目瞭然。筆者第一本書《給生命奇蹟的ＨＧＨ》，乃說明主導身體內分泌系統的ＣＥＯ，就是人類生長激素（ＨＧＨ），直接注射它有諸多副作用，故兩屆諾貝爾獎得主鮑林博士的得意門生、哈佛醫學院的軒達博士就從一些激素前驅物（Tripeptide 三胜肽）下手研發，將三胜肽用微脂體包覆，當成營養食品由舌下吸收，用來增進ＨＧＨ上層的促釋素正常分泌。**人們在深層睡眠下才會分泌ＨＧＨ，每九十分鐘一個循環，我們集中精神辦事，也以九十分鐘為限，適當休息才能繼續下一個循環。**這個**ＨＧＨ分泌部位是腦下垂體，瑜珈術稱此器官是第六輪眉心輪所在**（《白寶書》中則稱此是第七輪）。從此筆者開始接觸並探討這些屬於Ψ的形而上資訊，並有幸遇到一些修行境界很殊勝的老師們給予指導。

有趣的是，這本書出版不久，公司老闆接觸到由日本到巴西工作的NHK台長，他介紹真正在巴西原生地出產的巴西蘑菇（Agaricus）製品給我們，這是抗癌極佳的天然茸類，它**含有豐富的β多醣體、三萜類，能有效誘導T細胞的抗癌力**。為此，筆者又寫了第二本書《抗癌新希望巴西蘑菇》，廣泛介紹提升人體免疫力之各種生理活性物質（菇、茸類）的化學結構與免疫機轉等。當時大家對還很冷門的醣質化學所知不多，其實它能夠開發為新型抗生物質、抗癌疫苗等，書中也特別介紹翁啟惠博士的研究，不久他繼李遠哲當上中研院院長，對於**醣基關鍵技術之一的醣重組，就屬翁院長的研究成果最先進最創新，未來台灣的生技產業，若獲得政府的大力支持，會在翁院長的帶領下，走進世界的領先群裡，企望獲得的利益能夠全民共享，莫落為炒股私利。**

免疫力中，**T細胞是由人體的胸腺（Thymus gland）訓練而發展成殺手細胞**，人們年紀越大，天然殺手細胞會越來越少，抗癌、抗病毒，就多賴誘導訓練的T細胞了。而胸腺所在相關位置，又是Ψ領域瑜珈術說的第四氣輪心輪所在。

第二節　初次見識生物能量Ψ檢測儀器

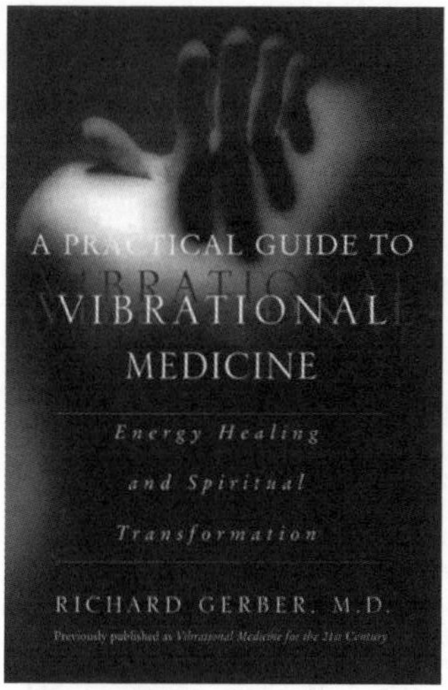

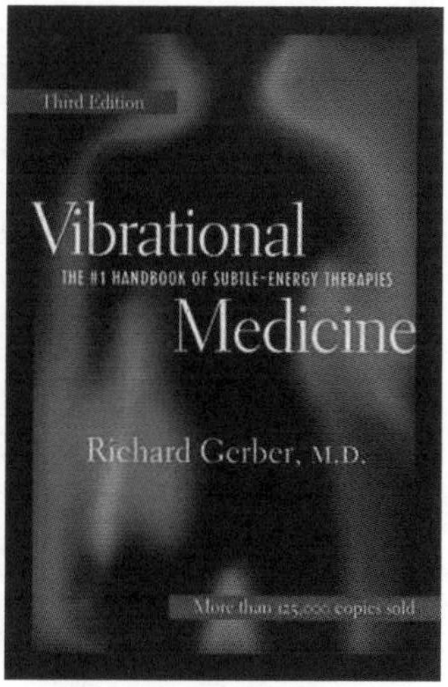

這時，或許是老天的安排，我認為這些產品應該可以用另一種能量來表現其治療的能力。在網路上發現一家由曾坤章博士主持的「美國小海豚意識機構」有做這方面的檢試，就拿了自家兩種產品前往，曾博士就啟用他由美國帶回來的一種量子波動性質的「光子密碼儀」幫忙測試，幾天後，通知我們測試結果出爐，報告指出我們公司的產品能量超好，但看到結果，除了詫異外還是詫異。

因為檢測項目是1.總體能量，光子密碼（9-49），接下來是2.心智體能量3.情緒體能量4.物質體能量5.七個光體能量6.七個氣輪能量7.十二經絡運行能量……等等，這些檢出項目，通通是很新鮮未聞的資訊，為了進一步開發更多產品，也因此公司就與好友胡一君醫師等醫護同僚們，向曾博士訂購該儀器，一開始就學習如何用光子密碼來評量人的修行程度、附帶指導如何偵測產品的各種生物場能量。學習光子密碼儀器期間，看了一堆美國、英國、德國專家所寫有關Ψ現象的生物能量書籍，最感到興奮的是**詳細研讀理察・哥博（Richard Gerber, M.D.）醫學博士所著的《波動醫學》（Vibration Medicine）等兩部大作**（已有日文翻譯版，惜無中文譯版）。

哥博醫師在第三版書中自序裡，特別提到一本屬靈修的劃時代書籍《奇蹟課程》（A course in Miracles），對他在波動能量的意識觀念有很重要的提示。因此，我除了埋首這些超出世間學的波動量子醫學理論中，也開始涉獵該課程衍生出來、由葛瑞雷納所寫的《再見娑婆》《斷輪迴》《愛不曾遺忘任何人》等有趣小說，來體悟較深的《奇蹟課程》內容。哥博醫學博士也在書中推薦伊夏克・本多夫（Itzhak Bentov）對意識層次的研究，筆者也買了他的幾本著作來細細品嘗。

二〇一二年，又接觸**德國與俄國最前衛的「時空波」（TimeWaver）意識能量儀器，詳細解譯每個人在六次元以上訊息場所存取的資訊，根本是意識「雲端＋物聯網」的形而上版本**，我也在後段章節細細解說親自體驗的細節。

幾年下來，確實發現**生命場的主角是「意識」，沒有了「意識」，就沒有生命可以談論**。而這個「意識」卻是摸不著、看不到，又是Ψ現象的一種。至於產生意識的背景條件，就是本書詳細解說給大家最重要的生命訊息源頭——「精微能量場」（Subtle Energy Field）。

簡單說，**意識約略等於精微能量；至於這個主導生命進化的精微能量場是如何產生的**，經筆者十多年來閱遍群書，反覆探討它們牽涉到的意識領域，除了《奇蹟課程》用「天心真知」（God Spirit Mind）外，發現在**大乘佛法唯識經典中的「第八識如來藏」講得最清楚，如來藏識具有所持法界中的「微妙識」**，祂的見分落在五根（眼、耳、鼻、舌、身），相分落在六塵（色、聲、香、味、觸、法）。而根、塵兩者相碰相觸，加上意根與法塵相碰觸，就生出六識（視覺識、音覺識、嗅覺識、味覺識、觸覺識、第六了別意識）來了。如來藏祂遍五蘊（色、受、想、行、識蘊）、十八界（六根、六塵、六識）。祂是一切無漏（無煩惱）善法的根本因，也是一切有漏（生煩惱）惡法的根本因，也就是經中所說的「生相無明生三細，境界為緣長六粗」，所以說祂是「善、不善因」。**進一步來說，如來藏能夠普遍的出生或者增長一切五趣六道的凡夫眾生們**（註）。

註：五趣比六道少阿修羅一道，阿修羅分散到各趣中。而三細是業相、轉相、現相；至於六粗相為：智相、相續相、執取相、計名字相、起業相、業繫苦相。

第三節　從《賽斯書》與《阿波奇》來探討生命場的主角是意識？

新時代一些名著如《克里希納穆提》（J. Krishnamurti）叢書、《賽斯書》系列、《與神對話》系列、《奧修》（OSHO）演講系列，變成筆者家裡床頭、客廳可隨手翻閱的書冊。克氏認為生命本身就是一種活動，無始也無終止的繼續活動；而巨大的能量，只有在不努力無心之下才會發生；**心智要敏銳的具有洞察力、覺知事件背後本質，勿被參加的團體表相蒙蔽，因團體的人情包袱而失去了覺察。**

《與神對話》系列則提到神是存在的，但不是目前任何宗教所描述的那種神，靈魂來這個世界上不斷的輪迴，是為了讓靈性更接近創造我們的神。所有的一切都是神，沒有其他；祝福一切，讓**每個靈魂走他自己的路，生命一切都是神聖的，悟道就是無處可去、沒有一事可做，越是對付它則它越存在，忽略它，它反而消失。**「神」無所不知、無所不在，但並非無所不能。因為「神」給了人類自由意志讓人能夠自行思考，不論結果如何，「神」都不會干涉。「神」有慾望，「神」希望人們多做一些創新的事情。神鼓勵讀者用我是（I am）取代我想要（I want），因為我是（I am）代表當事人強大的意志力。書中有很多句子發人深省，算是不錯的探索「神」的導遊書籍之一，用**二元性對話來敘述自己與一切都是的那個「神」**。

個人認為，如果讀者是屬於頓悟力稍強者，可由《告別娑婆》一書引導，而快速導入《奇蹟課程》的核心理論，一開始就**跳脫分裂對立的二元論，直接切入並融入純靈的大宇宙**。但大多數屬漸悟型的人，則較容易體會《與神對話》的內容，由二元對立的小我意識開始覺察，有了洞見就能漸漸擺脫妄見，而能在脫胎換骨的情境下，超越分裂的意識，進入超越意識與神合一，大步踏進上主懷抱。

奧修大師就認為科學可以分成三個層次，較低的第一層面是研究客體，也就是物質科學、社會科學等，在我們的周圍，我們感官能夠報告它；較高的第二層面則是研究主體的意識，這層次有心智、情感等；最高第三層面的是靈性覺察。但閱讀多本其著作，確實如網路上所評：他的開示是一個靈修大雜燴，像是進入一家「宗教吃到飽」餐廳。奧修很特別的是對物質慾望享受來者不拒，雖覺得很超越，卻也是有些盲點。最衝擊的見解，就是奧修談到現代人對情緒的控制真辛苦，人們被這個社會訓練成表裡不一，每天都要掩飾自己的情緒，整天用虛偽與職業性的面具掛在臉上，所以他曾經說：「一走出門外，全世界彷彿是一座精神病院。」有一種說法指出奧修大師是來自天狼星系的靈魂，他的使命是**喚醒西方社會認識情緒過程的現實，清理情緒體**。他確實某種程度地幫助了人類對性能量解放的了解，並將性能量與心的能量整合起來。

另一方面，受到新時代讀者極為歡迎的靈界存在體——賽斯，透過珍．羅伯特的通靈管道，留下非常豐富的資料。**賽斯指出這個世界是從隱微的「架構二」（或許是暗物質）將模板訊息外顯到**

「架構一」（物質界）電磁場域的這個世界。至於「架構二」的背後，還有「架構三」（暗能量）**更微細的意識為其基礎，而其根源應該是「架構四」（真純能量）**了。前面說的「暗」不是黑暗的暗，是科學界還弄不清楚、看不出所以然來之下，所以用「暗」形容之。總而言之，這些名目都是超過目前物質科學能夠確實認證的範圍，這也通通屬於Ψ現象的領域。

暗物質與暗能量（Dark Matter、Dark Energy）到底如何解釋呢？通常科學家眼光中的上帝，被認為是控制全宇宙的神秘力量，這是人類大腦所想出來的最頂級結論。根據衛星探測的數據，宇宙大約有一千億個星系，每個星系又有數千億個恆星，而這些星系在天文學家的估計，只占全宇宙質量的百分之五左右。其餘百分之九十五看不到的是什麼？它們**被稱為暗物質與暗能量，這些看不見的才是宇宙秩序的主角；百分之五的星系只能算是宇宙大海中的小島嶼而已，其餘九成五的暗物質、暗能量才是宇宙巨大的海洋。**

賽斯將物質宇宙清楚的定義為「意念建構」，就是說每個人是種個別化的能量，具體化成為肉體的存有，一起來學習怎樣將能量形成意念，進而使意念實體化，將它投射到一個立體螢幕成物體，藉此讓個別化的大家一起來打交道，說穿了就像是一夥人在網際網路上大打網路遊戲一樣。換句話說，**虛擬的網路和實體的世界，通通是意念所建構出來的。賽斯認為內在自我（高我），由龐大的知識與祂無限的意識範圍，造成物質世界，並且供給刺激，使外在自我（小我）經常保持清醒。**

我閱讀《賽斯書》，感到最特別的是**賽斯將「意識」認定為是種以「電磁」為基準的計量單位，而且，每樣東西都有它自己的意識**。以上這個說法確實很具創意與深度；而這一點，跟我上腦波意識評量課的學姊吳佩蓉老師前幾年寫的《阿波奇》這本曠世奇書中，所透露的靈魂「黑洞」的秘密彼此相互輝映著。《阿波奇》書中清楚指明：「就是在完美的世界裡，知道有不完美的世界存在。」**這一念的「納悶」、「愛？」、「好奇？」，產生了最原始的「電」（單極磁性微粒子，或許是稱上帝粒子的希格斯粒子）**。筆者認為把這個「電」當成最早出現的「小我意識」就很貼切，而《阿波奇》書中出現的「黑洞」，就是大腦中這一念無明「納悶」妄想了。

何塔克（J.J Hurtak）博士的世紀鉅著《知識之書，以諾之鑰》（The Book of Knowledge，The Key Of Enoch），書中第五百三三頁更明白指出**「電子」是大天使長麥達昶所創造的，又指出電子本身其實只是「超電子」（Super-electron）內部的「次電子」（Sub-electron）而已，有了「次電子」才能控制本宇宙的「線性時間」與「動量」關係**。最重要的是，電子能了解並計度高次元神聖心智造成的「漩渦」，至於「超電子」則不受線性單方向控制，能回溯到過去時間的起始點。麥達昶大天使長是「光」的靈性代表，是我們這個子宇宙的總管理者。

《阿波奇》書中：因為在完美的世界裡（實相宇宙），**超過光速運動的光與光相碰撞永遠還是光（光在實相中是無相的），光的世界幻化一切（無法言傳的常寂光淨土）；但有了這個起心動念、無明妄想「電」的出現，物質世界才能變出一切來。**

該書提到此「電」一出現，就會啟動一系列的變化：《阿波奇》書中說「電與電」碰撞出現「風」（此乃代表強力與膠子玻色結合力，形成夸克）、「電與光」碰撞出現「火」（代表電磁力光子玻色並形成電微中子）、「風與火」碰撞出現「水」（代表 w+/-Z0 中子衰變力的弱玻色力，並形成 μ 與 τ 微中子）、「風與水」碰撞出現「地」（代表重力子），「水與火」碰撞出現「空」（代表電磁力與弱力等結合，形成電子微中子等輕子）的創造。以此說法與佛陀的四大假合之論說比較，將此「空」元素納入「地水火風」四大假合內的一部分，大統一理論認為，電磁力（火）與弱力（水）兩種力先統一（溫柏格沙理論），若沒有此兩種力統一的「空」元素，空間場域就沒有形成出來。因為最強的「風」元素是鎖住基本粒子夸克們形成的原子核，所占空間極為渺小（作用力只有十的負十五次方公尺），藉著帶有斥力的負電子（電磁作用力是無限遠）在外面隨機環繞，才有空間的出現，最後由「地」這個重力將宇宙中所形成的物質彼此吸引在一定的時空場中。

總之，**沒有一念無明「納悶」的冒出頭，就沒有「電」的創現，沒有此「電」這個大腦迷你黑白洞起心動念出現，當然也就沒有四大假合（地水火風）與空的出現，大宇宙黑洞也就沒有菜色來變出花樣了**。既然沒一念無名就沒有意識生出來，當然也沒什麼可以分別與執著了。

宇宙未出現前，由於基本粒子皆以光速運動，質量為零，是種對稱性，但是宇宙發生大霹靂造成空間暴脹，破壞了對稱性，而有質量出現。這是因為真空中有希格斯場（玻色子）出現，與基本粒子相遇後，基本粒子速度才從超光速降下來，如此才得以獲得質量出現在宇宙，也因此《阿波奇》

書中講的「電」也可以說是希格斯粒子出現了。

我們一直認為真空是空間內空無一物，是古典物理學講的虛空，事實上真空中所有的正能態儘管都空著，但所有負能態卻都被「電子」所填滿。很顯然，這裡的真空是處處都充滿著密度為無窮大的負能態電子的空間，它被稱為「狄拉克真空」，這時才知道真空原來是一個充滿負能態的電子「狄拉克海洋」。**老子道德經講：天下萬物生於「有」，「有」生於「無」，「無」就是這個真空的「狄拉克電子海」了。**現代物理學家從兩個在真空中的金屬板實驗裡，發現真正的實情是「物質受限於時空，且不斷在生滅中質變」，所以目前科學家已經進步到認為物質是不斷生滅著，物質本身是很無常的，這便是凱西米爾效應（Casimir effect），它證實了「無」的真空中，其實充滿著各種波長的粒子。至於在真空中兩片平行的平坦金屬板之間的吸引壓力，這種壓力是由平板之間空間中的虛粒子（Virtual particle）數目比正常數目小造成的。

《阿波奇》書中提出的「光、電」是此世界形成的前提，筆者希望這個說法能被大家認同。一念的「納悶」乃意識的種子在第八識如來藏依「緣起法」起了現行，第一細相的「無明業相」出現，產生了「電」希格斯場，第二細相則出現「能見相」希格斯粒子，這個五蘊（色、受、想、行、識）外顯根源出現了，接著第三細相的「境界相」，就是由「電」與「光」進行一連串連鎖反應，也就是自性光子體本身具有的「異熟性」與「大種性自性」的造色（物質化）作用，透過重力，讓一切物質相互吸引，形成客體物質世界。經由這一連串的反應，使得真實本是無相的「光」，就依著「識種流注性」，藉由一念妄想「電」大腦意識，透過宇宙四大假合「時空共振網格」，被夾帶到物質世界來（其實是個電磁場三D立體銀幕）。佛法稱這種現象是五根、六塵相接觸，之後若由細相進入「六粗相」，即由不相應心之阿賴耶識位進入相應心之六識位，迷之世界乃隨之展開，接下來出現「意識」來分別了解這個器世間。

《解深密經》云：「阿陀那識甚深細，一切種子如瀑流。」此乃說明一切唯心所造的第八識意識種子流注到五蘊十八界世間，是精微的、細緻的，像黃河壺口瀑布的水，夾雜著泥沙、木塊等好的、壞的，善的、惡的、不善不惡的嘩啦嘩啦一滴接一滴連續不停的噴流下來，也就是意識學的「等流性、識種流注性」。現在用電影來解釋，就是透過光線，讓底片一格一格的內容不停的投射到銀幕來，也就是「行陰」的動力所在。

賽斯書《靈界的信息》第十章，就解釋物質本身是「不連續」的，物質是一種媒介，藉以操作和改變「心靈能量」，物質是連續被創造出來，心靈能量不斷被創造成物體。不只如此，賽斯還說到在三度空間內，物質可以使意識發揮效力，能量創造物質，最先幾乎是一種可塑的情形，但這創造一直連續著，像一束光線或無數連續光束，依照遠近一波接一波（斷斷續續）不止息而一強一弱不停投射著。

物體除非讓它存在一個明確的透識角度以及空間連續體之中，否則是無法出現的，每個人其實

創造了他自己個別的空間連續體。賽斯還特別告訴我們，醒時的意識（第六識小我）並不是真正的全我（高我），第六識只是醒時意識中掌管「物質操縱」的那一部分而已。賽斯書第五〇九節中說：「內我（Inner Ego）在組織、創始、放射出ＥＥ（Electromagnetic Energy）單位，把能量轉換成物體、物質。」「ＥＥ（電磁能量）單位是基本經驗被內我指導時所採取的形式，依這樣來形成實物……每個人在投射這些ＥＥ單位進入物質的現實中都有一份。」

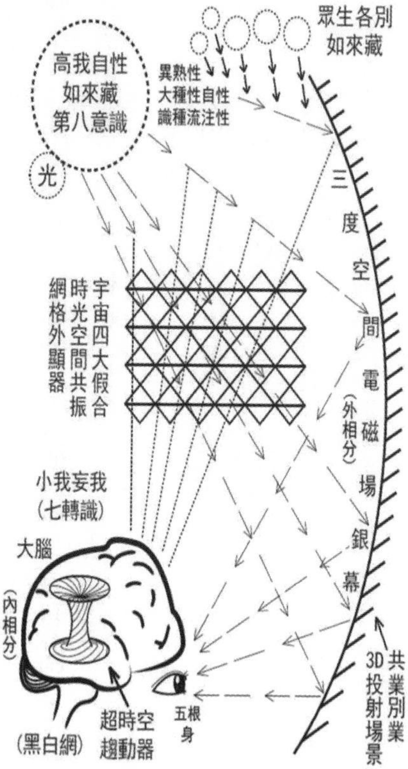

如上圖，我們都了解，放映電影必須在底片上投射出光源，沒有光，銀幕一片黑暗，但是底片若充滿黑暗，在銀幕放出來的也是黑暗一片。所以要修改源頭的業識，一定要從底片下手，**光源本身不會因底片而變，一樣無分別的照射，因為「光是愛」**，但業識有執著、分別、妄想，所以才會「變」，**眾生的異熟性會因不同的時間、環境成熟而起現行，讓我們的世界一直播演幻境秀無法停止**。由於如來藏生出了五蘊、十二處、十八界，因此才有這個宇宙中三界九地的不同層級世界出現，且各世界裡眾生（第八識如來藏）通通具有**「光」這種擁有生命力與訊息的光子，一起依照異熟性、大種性自性、識種流注性，一樣透過四大假合「時空共振網格」來形塑這個有形有相的宇宙。如來藏會依照心性緣起成熟時，生出萬法來供應小我的活動，充分供應滿足小我的需要，沒有分別。**小我妄想（起心動念）越是清淨，相就越細，光明越顯著，反之，相越來越粗重，光也越暗淡。

為了再詳細解說《阿波奇》書中出現的「雹」，筆者認為這個「一念無明妄想」與被稱為「上帝粒子」的希格斯玻色子極為相近，藉由希格斯場的振動形式，推論出希格斯場存在的明確證據，就好像**我們從觀察海面的波浪就可以推論出大海的存在。越讀到後面，你會認為希格斯粒子不該稱為「上帝粒子」，應稱為是「無明妄想粒子」**呢。

科學家一直都想了解物質的質量從何而來，以及為何一些物質如光線不含質量。直到一九〇六年，英國愛丁堡大學物理學教授彼德·希格斯（Peter Higgs）提出「真空中對稱性破壞產生質量」的理論才有了頭緒。它是假設有一種神秘粒子（也就是希格斯玻色子）令各式基本粒子能夠凝聚起來，而賦予萬物質量，只有如此，現代粒子物理學的「標準模型」理論，才得以自圓其說。根據希格斯的理論，一些粒子遇上希格斯玻色子，速度從光速慢下來並得到質量，但像「光」一類的粒子則沒有此現象，**由於「光」不帶任何質量，才能快速（超過光速）移動穿越各界。質量是指物體中含有多少物質的度量，如果沒有質量，那麼構成現有物體的基本粒子，都將以超光速移動，宇宙**

間的物質就無法凝聚起來。這就是科學家一直希望印證希格斯玻色子存在的原因。

尋找希格斯玻色子的唯一方法，就是運用大型強子對撞機（LHC），把兩個質子束朝相反方向加速到接近光速，然後相互對撞，從而撞出只有在極高能量狀態下才能產生的基本粒子。質量起源是物理學界數十年爭論焦點之一，希格斯玻色子被視為解釋粒子為何擁有質量的關鍵，證實其存在，將有助於重新構建人類對物質質量的概念。根據物理學家於一九七〇年代提出的「標準模型」，宇宙及萬物均是由四大類基本粒子構成。基本粒子起先共發現證實有三類，即輕子（Leptons）、夸克（Quarks），與介子（Mesons）。希格斯玻色子（Higgs Boson）則是最後一種被證實的基本粒子，從而印證標準模型。

因此，《阿波奇》書中一再提到**光子是從黑洞與靈魂光體「一起下來」的，而把「愛」放在問題裡（希格斯場），就是物質世界的開端**；問號裡（希格斯玻色子）因「愛」不確定，「光」展現非常狹窄、速度變慢，就是基本粒子與希格斯粒子相遇，「電」就出現了（物質才會從黑洞出現）。在此再給大家提示：**「光」就是代表第八識如來藏識、高我自性，永恆不滅；而「電」就是小我大腦妄念出現的七轉識，「電」是依「光」而產生，是有生有滅、變化無常的；這兩個「光」（白色清淨識）與「電」（黑色雜染意識），就在我們的物質世界和合運作，更在我們大腦裡糾結纏繞，絲毫半刻也不相離。**

筆者特別在第六章第十節談到《心經》的不垢不淨內涵，會再一次解釋此「光與電」說法。《阿波奇》書中所透露的內容，看似簡單，其實探研下去是很具深度的。基本物理學也指出電磁力確實由光子傳遞，電磁力由光子之交換而產生，光子保持無質量，光子乃電磁場之量子，亦可視為產生電磁作用力之介子。**依照生化理論，所有的生命，都仰賴各種電子傳遞過程中所釋放的能量才能存活；從細菌到人類無一例外，天界生命也應該不離此原則，如同匈牙利的諾貝爾獎得主聖哲爾吉名言：「生命，不過就是一個『電子』不斷的尋找棲身之所。」**

《阿波奇》書裡寫道：由於光（高能量）一旦進入電（低能量）的物質世界，光一直被電吸走（高往低流），而光（無限領域、無漏法）就自然的一直創造電（有限領域、有漏法）來；**光是愛（無條件、無限制、無分別、無煩惱），光子就是光體在黑洞裡被分裂的愛；此光子本質只有記錄（不分別，不干涉），但會依每一個人念頭（電、有漏、煩惱）而起作用、變化，這個黑洞下的物質娑婆世界就是依所有靈魂光體的念頭起變化才顯化出來的（眾生如來藏種子依緣而同步藉著識種流住性，將意識投射到五蘊、十二處、十八界來）。**

依照《阿波奇》該書最有智慧的亞密拉七號所開示內涵，應是已修到四果以上等級的阿羅漢聖人指出，**光子體進入黑洞，其本有的高等智慧（佛性）要靠「對愛的高度理解（慈悲心）」與「大腦相互合作（般若慧）」才能呈現，此際會瞬間聚集物質世界裡大量的精緻光子於一身，如此定不會「惹禍上身（承受業報）」**。至於佩蓉學姊寫下這本書指導靈信息來源的境界頗高，應該是出三界已解脫的入地菩薩境地。

唯識論認為每個人都有的自性如來藏（光）就像一個魔術師一樣，照眾生業識（電）的種子（記憶），一下子變出這個色身，一下子變出那個色身；有時候，變一個人身給我們；有時候，變一個天身給我們；有時候變個餓鬼身給我們，每一世都不一定，因此說祂能「變現諸趣」。物質世界實際上只是存留在大腦意識裡（內相分），當然它也只能在大腦意識裡消失，而**大腦意識的世界取決於靈魂光體的想法而已**。《阿波奇》書中就幫大家理出一條解脫煩惱納悶之路——**擺脫業力（對完美的執念）就只有讓記憶（有染種子）空白，不執著於任何因愛產生的經歷，認知一切本來完美，不完美是因為小我大腦（妄念）的介入而已，當納悶（希格斯玻色子妄想）消失，電就無法起作用，黑洞自然消失，「光」回歸本位**（出三界九地），**自由自在（入涅槃實境）**。總之，一念無明（希格斯玻色子介入），生出無邊無際的煩惱境；而**開悟，只是一念相應，明白實相而已**。所以，在《唯識論》中，希格斯粒子是那種屬於「無明妄想的粒子」，是能集合四大而造出物質色法的粒子。近來流行所謂的**「吸引力法則」，其實就是講希格斯粒子法則，心念會有吸引力，吸了一堆雜七雜八的慾望，越來越放不下，這也是苦集滅道的集諦道理，吸引力最後是帶來煩惱的苦，三界內就是希格斯粒子造成的有漏識界呀！**由於一般的「上帝創造論」是依照聖經的舊約第一篇《創世紀》為依據，所以西方科學界稱這個能造色的它是「上帝粒子」，認為藉由它此宇宙才得以生出。

基督教聖經裡，特別是新約的《約翰福音》，第一章一開頭就指出「**宇宙被造以前，道已經存**

在。**道與上帝同在；道就是上帝……**道就是生命的根源，這生命把『光』賜給人類。」希臘文這個「道」原文是「LOGOS」，是指言魂（上帝的話）。《希伯來書》十一章三節就說：「由於信心，我們知道宇宙是藉著上帝的話（光、道）造成的；這樣，那看得到的（有形有相物質）是從那看不到（無形無相的光）造成的。」《約翰福音》第八章十二節，耶穌又對大家說：「**我是世界的『光』；跟從我的，會得著生命的『光』，絕不會在黑暗裡走。**」耶穌又在十二章四十六節強調：「我作『光』，來到世上，是要使所有信我的人不住在黑暗裡。」那麼耶穌講的「光」到底是什麼呢？看看第十四章第六節吧！耶穌回答多馬（湯瑪士）說：「**我就是『道路、真理、生命』；要不是藉著我，沒有人能到父親（生命根源）那裡去。**」**這個「光」就是我們的「高我自性」，我們未出生到「三界」前的本來面目，無形也無相，如果你認識《唯識論》，就能了解耶穌講的「光」就是能生出萬法的真如法身呀。**

第四節　意識在哪裡？心到底在哪裡？

《楞嚴經》係佛教密教部之重要經典，亦是顯教中普受重視之經典；經中宣說「明心與見性」之內涵極為詳細。經中極為詳盡的解說開示，一切法都會歸「第八識如來藏」，經文也闡釋在修學佛菩提道過程中出現之種種「魔境」，以及外道誤會「涅槃」之狀況。經中，最大主題就是佛陀對阿難提出「心意識」何在的考題？也就是「七處徵心」的大哉問。到底這個心是「在身內、在身外、在根、在內外明暗間、在思惟裡、在中間、在無著處？」這個七問七辨。阿難茫然，七處涵蓋了唯心與唯物的觀點，佛陀給個答覆是：「這些都是講妄心，只是應用的現象。」這個妄心（就是小我）是指會了別、思量的七轉識，由第七識末那觸法塵才生出意識來，都是生滅相，**會生滅的就不是實相，而第七識是由「第八識如來藏識」生出，如來藏識是堅住永不壞滅，從凡夫眾生到得道成佛皆有此識。在大乘法中，一般人講「心、意、識」，其中的「心」是 Citta 指集起；講的就是圓成實性的「第八阿賴耶識」，所以阿賴耶識就是如來藏。如來藏識就是我們的高我自性，是本覺、究竟源頭的所在。「意」是 Manas 表思量；是遍計所執的「第七末那識」。而「識」Vijnana 指了別；是指依他起性的「第六意識」**。

《奇蹟課程》也是一本殊勝無匹的西方新時代修行經典，非常適合信仰基督教的人們作為自我提升的教材。亞洲第一本翻譯是中文（日文版前年才出現），中文版譯者若水女士靈學造詣很高，她用最簡單的文字，敘述該書的精華：**「人類的痛苦，追根究柢，源自於『分裂意識』，只因我們將內心與生命根源的分裂恐懼，投射在自己身上以及外境之中，形成了自我分裂以及人際的對立……其實我們本來原是一個圓滿的生命，如今各自化為不同的形象來到彼此的生命中，就是為了幫助彼此看到自己內在的破裂，藉此反照而再度拾起治癒與重整的課程。」**《奇蹟課程》第十七章第四節（4-5~6）說：「這真理即是：**聖靈（高我自性）與你（七轉識下假我）的關係親密非常，上主（真理實相）與你（小我妄相）的關係就是在聖靈（如來藏識）裡建立起來的。你與上主的關係從未間斷過，因為自分裂（無始無明、一念無明）以來，聖靈從未離開過任何一人（眾生）。」**

若以唯識論的觀點來看耶穌透過秘傳（Inner dictation），給哥倫比亞大學醫學院兩位無神論醫療心理學教授的筆錄內容《奇蹟課程》，在在都是高靈送給人類真理的啟示，即**「真（自性如來藏）妄（七轉識下妄我）和合運作」，透過寬恕（忍辱、無生忍、無生法忍）即能看穿妄覺幻相，而回歸天堂（涅槃之境）**。人的一生其實分分秒秒一直與天父同在，《奇蹟課程》第八章第四節（2-4~6）：「我說過，我會時時與你們同在，直到今世的終結。為此之故，我是世界之光。」（2-11~12）「我（實相高我）的光明（般若慧）若隨時隨地與你同行，你就能與我一起驅逐黑暗（無明），這光明成了我們的光明，你再也無法存留於黑暗中，黑暗也一樣無法存留於你所至之處。」所以該課程也詳細指出**高我自性與神一體不分，卻一直與我們的妄覺小我同在，端看我們能否內觀自省，親證那個「光明自性」才是真正的自己時，就能開悟而逐漸斷惑修正**。我們的迷惑有思惑、見惑，都是對意識的內涵弄不清楚而起，唯有具足正確的修行知見，才不會走入錯誤的道路。

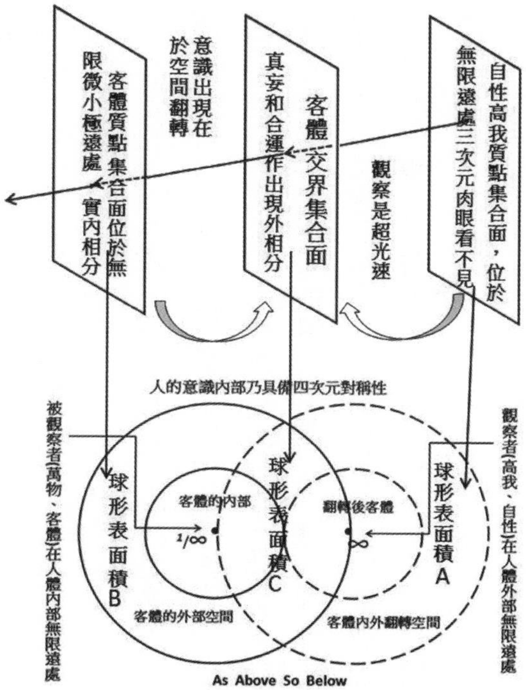

As Above So Below
第四次元是個內與外互相顛倒反轉的世界

經多年探索、追蹤「意識」所依的最終極源頭，繞一大圈竟然回到自己本有的「本覺自性、第八識如來藏」，也就是新時代運動講的終極意識乃「自性、高我（Higher Self）」。外星存在體**巴夏（Basher）常說：當你在自己實相下，你正以無限速度在旅行，當此境下，你就無所不在**，當此際，你似乎也完全靜止，所有的觀察、創造、投射通通和你相等，因為它們全部來自於你。日本新時代量子大師半田廣宣就提到：**意識是超越四次元時空場的架構，外部無限遠處的觀察者與內部無限遠渺小的被觀察客體，其實是內外部空間的反轉，就像古埃及名言「As above so below」**，觀察者第八識的運作是以超光速在進行著；換句話說，高我自性是超乎整個宇宙的存在，所以意識出現才會形成宇宙。筆者將此用下頁圖表讓讀者自己仔細參考。

很可惜的是，佛法最為殊勝的是大乘的唯識方廣諸經論，早就鋪陳細論此義理，卻因為古譯本是文言文體（又太精簡），對現代學人較難領悟，倘若沒有真善知識的帶領，修法者永遠是門外漢一個，更無法將西方新世代運動的探索實相精神，進一步提升，帶領他們深入闡述其所不解之第八識實相內涵。筆者特別指出這個關鍵，希望有識之士一起來努力耕耘這塊功德田。

寄望所有在台灣、大陸等海峽兩岸精通佛法的大師們，鑑於西方哲學一直無法突破六識論的遮罩（西方對佛法認識都侷限在小乘與東洋禪密、西藏喇嘛密教），所以發揚漢傳佛教獨家流傳下來最精彩的第八識實相唯識論，捨我其誰。像《楞伽經》《楞嚴經》《瑜伽師地論》《成唯識論》等，完整的保存在中華文化圈，而體瑜珈、聲瑜珈等名色之法（世間智）還留存在印度當地可學，**最深最殊勝的心法（無漏法、出世間智）的大乘唯識論諸經典已經完全絕跡於印度該處，所以大乘的第八識實相內涵，絕對是中華文化圈對於未來地球精神文明的進化，得以呈上的最豐盛、最堅實、最深遠的貢獻**。

像是布賴恩．約瑟夫森這位英國名物理學家、劍橋大學的物理學大師，在二十二歲尚是一個博士生時，就提出「約瑟夫森效應」這一概念。「約瑟夫森效應」是展現超導原理的一種穿隧（tunnelling）效應，並憑此贏得一九七三年諾貝爾物理學獎。得獎後，他卻轉而致力於「心物合一（mind & matter unification）」的超心理學（parapsycology）領域，探討宇宙真相。他喜歡禪定，認為用宏觀的量子論來探討心靈如何與物質相互影響，這樣才是真正二十一世紀科學研究的主題。這也是湯恩比博士說「二十一世紀是中國人的世紀」的真正內涵。

唯識的重點，是指世界上所有的事事物物都無實體，不過是心識所變現的假相，一切事物都是自心所變出來的幻相，但若能覺察而調伏自心，令一切外物都隨自心轉變，便不必向外面去貪求名利。這無記的心性，唯識稱為阿賴耶識，又名藏識，雖是無記性，然其中所藏萬法的種子，仍有「善惡」之分。此「第八識」梵名「阿賴耶」，此「藏」內有三義如下圖：一者，此識能藏一切法的種子，叫作「能藏」；二者，就這所藏的種子而言，又叫作「所藏」；三者，第七末那識常貪此識，執著為我，故又名我愛「執藏」。

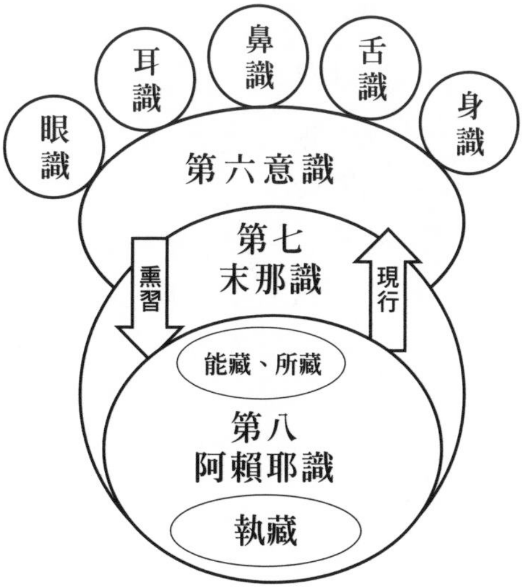

第五節 目前人類的振動頻譜分布

倍受尊敬的以色列Ψ現象研究先驅、科技大師伊夏克·本多夫在其著作《高層意識的簡介》（Brief Tour of Higher Consciousness）中，指出：「宇宙創生的神這個存在太複雜，很難讓我們了解，因此**『無上智慧』**的祂自己投射為**『三位一體（Trinity）』，形成一個金字塔四面體，而下面底部呈現三個面向，讓底階的人類看得到或感覺得到。**」

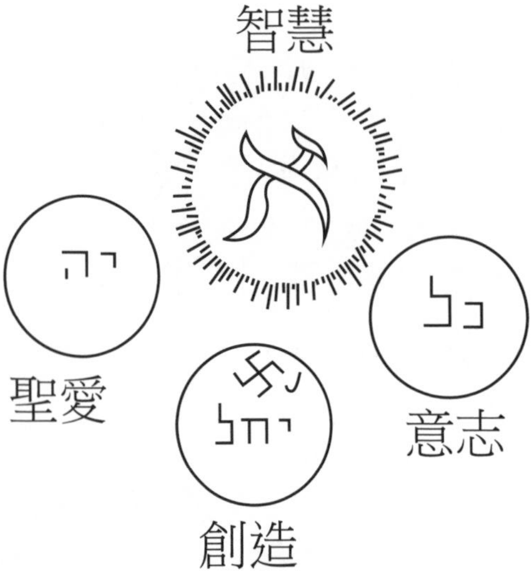

此三個面向是純潔的良心（真愛心）、澄明的心智（創造慧）、誠摯的行為（意志力）。宇宙原型代表則是**神聖之意志、神聖之愛和神聖之創造**。本多夫也在《Stalking the Wild Pendulum》書中，將意識的質與振動頻譜分布，以及不同次元光體的能量架構，用圖表解釋如下：**人類的意識振動頻譜在f五～f六間**，而f六～f七是星光體頻譜，f七～f八則是心智體頻譜，f八～f九為因果體頻譜。比人類更低的頻譜是動物、植物、細菌病毒等，最底層是原子。

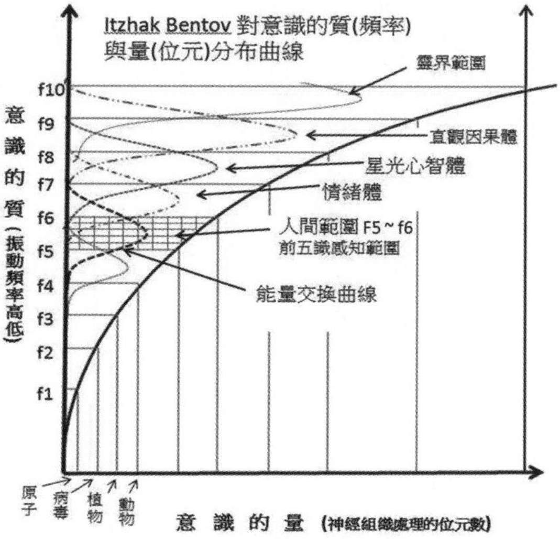

上圖中，黑色鐘形曲線下是目前人類的振動頻譜分布，也是頻譜彰顯到人間的區塊，最多的是在人間f五~f六；道德、心智達到天人（欲界、色界天）f七~f九的星光體、心智體也有，但不算多。同理，低頻分布降到動物（畜生、旁生）界f三~f五的也不少。**所以人間的所作所為，讓你死亡後下一世往哪一道去轉生。未亡前測其身體振動能量與精神進化度，依照圖表知其所處的位階，就可以預言下輩子歸屬哪一道了，佛法也指這就是「境界慧」。**

本多夫也有論文提出「生理拙火症狀（Physio-Kundalini Syndrome）」神經傳導理論，認為在進入深度冥想時，心臟大動脈血管會出現共振，引起頭蓋骨上下振動，最終在大腦的第三腦室產生一種「駐波」，約七赫茲。此際大腦感覺神經灰質部位接受機械電子刺激，會從最接近第三腦室的左腳大拇趾處產生壓痛感應，接著往上足踝、膝蓋、臀部、體幹、手臂手指、頸部、臉、唇、舌、咽喉等一路向上延伸，就是**拙火現象**。

當左腳大拇趾開始有感覺，氣也是由後面脊椎骨往上盤升，由尾椎（海底輪）、薦椎（臍輪）、腰椎（太陽輪）、胸椎（心輪）、頸椎（喉輪）、大腦（眉心輪）最後通過頭頂（頂輪）而與宇宙能量場共振。所以透過靜坐冥想，讓腦波降到θ波（四～七赫茲）時，一些情緒與精神壓力，都能夠經由「生理——拙火症狀」釋放出內部的各種負面能量來。

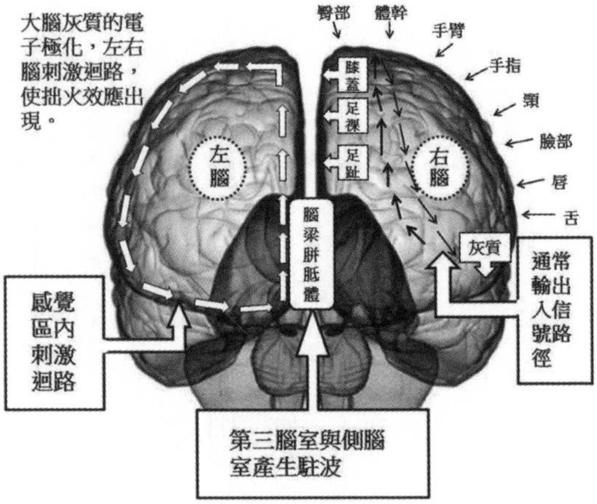

十多年來，筆者不停的與美國、日本、德國、法國、瑞士之量子醫療專家們交流，越來越確信，這些隱微且精彩的超世代Ψ量子科技，將在最近發揚光大，漸漸受主流科學界的認同。以上就是筆者由唯物的生物科技業，慢慢轉成為生命實相與Ψ現象探索旅人的心路歷程。

委內瑞拉的安立奎．貝里奧斯在《阿米——星星的小孩》（註）書中寫道：「外星人有兩個大腦；準確地說，是有兩個『心智中心』啦！一個在大腦裡（七轉識），就是『計算器』，是你們地球人智力偏重的唯一中心；它處理跟這個物質世界相互聯繫的訊息。另外一個中心在心靈裡，它是無形無相看不見的（有點類似現在的雲端大腦伺服器），雖然它不是可見的物質，可是確實存在（第八識如來藏）。這個心靈與生活中的深刻事物、永恆和普遍的真理，例如智慧和愛，是相互聯繫著的，就取決於這兩個中心之間的平衡狀態（就是講真妄和合運作）。」

註：《阿米——星星的小孩》一書於一九八六年出版後，即在西班牙語系國家一炮而紅。這本書被翻譯成多國語言，並獲得數國教育界人士及不同宗派領袖的支持，其中包括前教宗若望保祿二世。

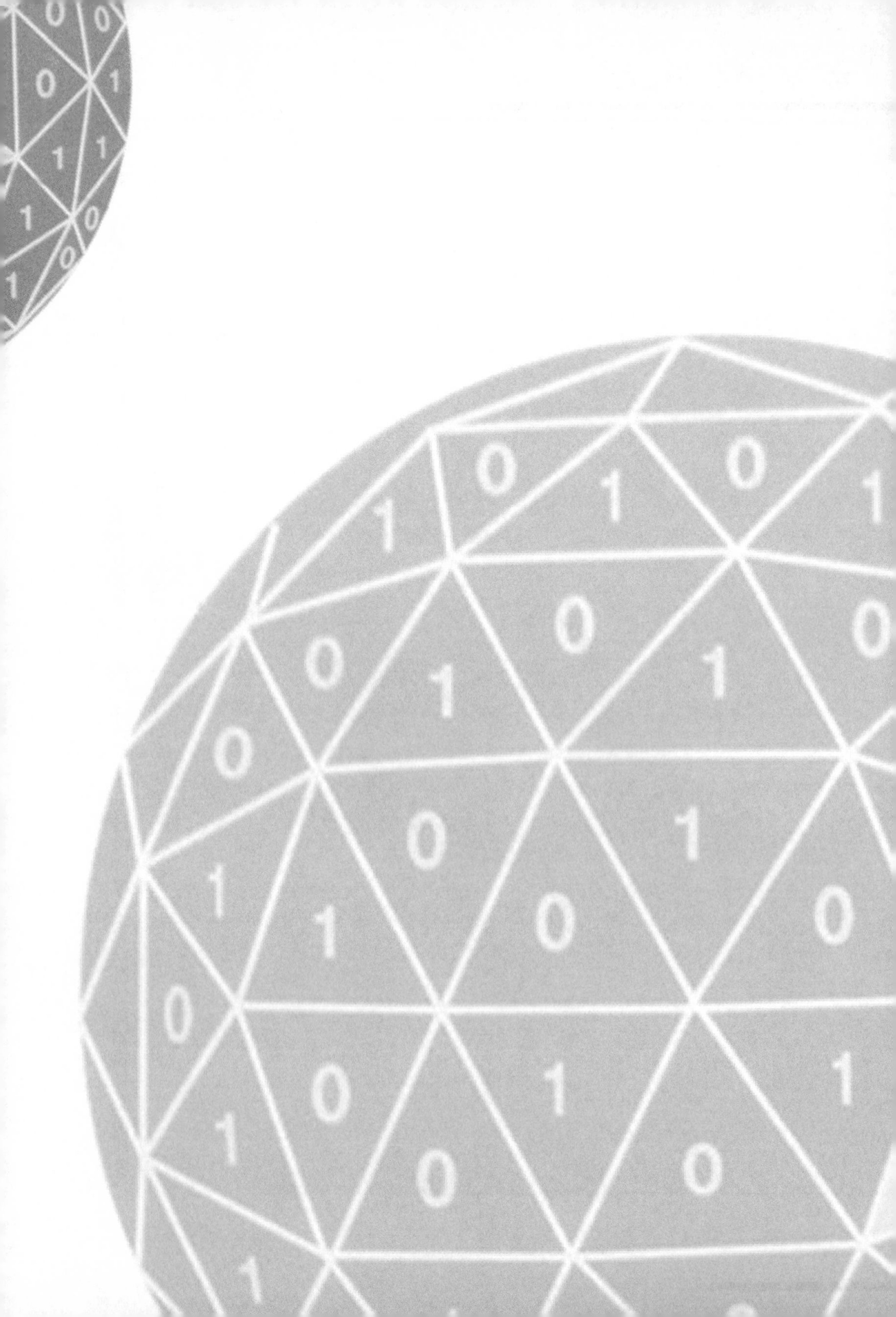

第二章

宇宙真心乃終極的觀察者？

以下所談的內容，乃是筆者這些年以超越物質（色法）的「精微能量」為背景，將研究心得資料整理後，在這裡同各位讀友一起分享。

第一節　光形塑整個宇宙的表相

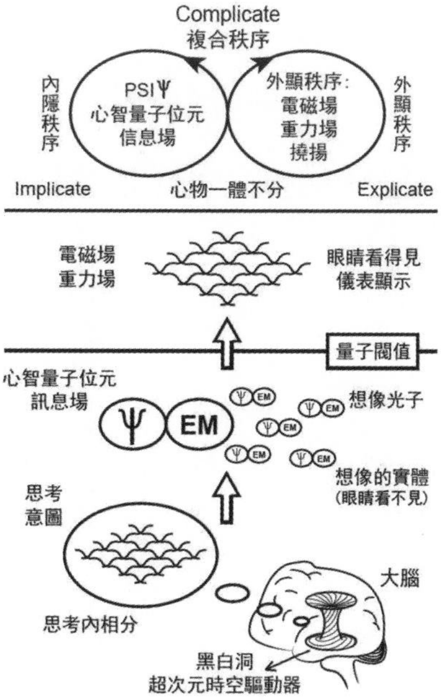

在古老的宇宙學中，「光子」是極為神聖的一個介面，它是生命的原始能量，通過這個光子所攜帶的龐大密碼信息，形塑了整個宇宙中所有物體的形狀與能量的架構。想像一下「∞」無限大這個形，左右環狀圈內各含攝兩種不同次元訊息封包，一邊是內隱秩序（Implicate Order）的Ψ（psi）所代表的量子心智（Quantum Mind）、撓場等微觀位元宇宙，無法預知了解；另一邊是外顯秩序（Explicate Order）投射在由重力場、電磁場架構起來的這宏觀宇宙。「存在」，就是「體用」的平衡，本「體」高我穩定不動、不生不滅，作「用」乃是行動之意，行動是高我本體的內在活力，想完全具體化的欲望及衝力（識種流注力）。大腦中起心動念的意識（識蘊）出現，就生出行動的作用次元（行蘊），就是出現了腦中「黑白洞」這個超次元時空驅動裝置，將思考意圖的「內相分」，透過心智量子位元信息場，將此投射到外面電磁與重力場網格三D銀幕，而出現意識的「外相分」了。事實上，我們所見所聞的外在宇宙一切，其實都是自己大腦「內相分」的對外投射，彰

$$\Psi(\vec{r}, t) = R(\vec{r}, t) + i\,(\vec{r}, t)$$

物質及自旋時空幾何結構　　意識

顯於外而已，所以佛陀說：「一切法由心想生。」

當這兩個宏觀「外顯秩序」、微觀「內隱秩序」彼此融合一併運作時，就產生了宇宙新的「複合次序（Complecate Order）」；其實更深入剖析，「內隱秩序」中還包含更微細的「實相超內隱秩序」、「無相的超超內隱秩序」，這才是當下我們整個宇宙運作的真正實況，用佛法解釋此現象稱為「真妄和合運作」。

史丹福大學電機學博士的前台大李嗣涔校長，就認為**波函數公式中「複數的物質波」就是進入「虛數時空」的鑰匙，公式中等號右邊的i虛數等於「意識」**。「光子」的前身是先有一群虛的粒子（Virtual Particles）攜帶資訊密碼，它們是內隱性Ψ心智意識的原型，遵行因果率，化身為純量（Scalar），此純量並不存在於三維的空間；當複數的純量出現，並產生運動位移時，就有外顯性的向量（Vector）發生，這些向量就是光、電、磁等。向量能夠攜帶純量的信息，光子這種次原子粒子的真相就是如此。接下來，就如前面《阿波奇》一書所解，光子的本質只有特質的記錄（記憶），而沒有自我意識（光子本身不分別、不執著、不妄想），不會被迷幻所困。但是當光遇到妄想（希格斯場），就會產生電，接著光再與電起連鎖作用，以及電與磁等不同向量的四大假合出現，讓物質化各種基本粒子集合體陸續產生，形成各式各樣的原子核；而其外圍電子帶的負電荷，又使得分子的結構逐步形成，再經過超新星爆炸，重新組合再組合；如此一來，宇宙的星球、星系就這樣按步就班的完成我們所見的形象。

依照科學家的計算，現存宇宙物質的總量，比起一百三十億年前，只剩下十億分之二留下來，由於不對稱性，讓反物質少了十億分之一，而長期正反物質成對消滅的因素，就只剩下這十億分之二形成現在的恆星、星系以及你和我了。

第二節　Ψ量子心智的意識投射

一個「光子」本身在三維的尺度下，含有八十四億個基本意識原始位元，此每一單位皆有固定的振動模式。而**多維（多次元）波動就是形態發生場（Morphogenetic Field）中因應（Ψ，psi）所代表的量子心智產生的立體投射**，所有外顯秩序所成型的器世間各式各樣形體，皆能解碼回歸到基本的內隱原始意識單位。

從一八八七年直到九〇年代初的西方科學是基於一個原則，那就是假定一個地方發生的什麼事情，對其他地方發生的事情完全沒有影響，世界個體是絕對分離的、不相干的。現在我們知道，這是絕對不正確的。所以，我想與大家分享，幾個能絕對動搖西方物理學的實驗。「蝴蝶效應」（註一）、「碎形理論」（註二）的背後，Ψ心智其實扮演重要的角色。

從一九三五年開始，美國杜克大學成立超心理學研究所，就有些Ψ現象的研究案例陸續進行；一九七一年九月史丹福大學的研究中心SRI更進一步，開始進行遙視RV實驗。一九七八年美軍的星門計畫（Stagate Project）造就出一些具有ESP的「心靈戰士（Psychic Warrior）」如大衛．摩浩斯（David Morehouse）最具代表性，更於一九九九年三月創立IRVA推展研究，目前史丹福大學已擁有四台以上**高解析fMRI，對心靈、意識等與大腦神經各部的相關研究，有極驚人的**

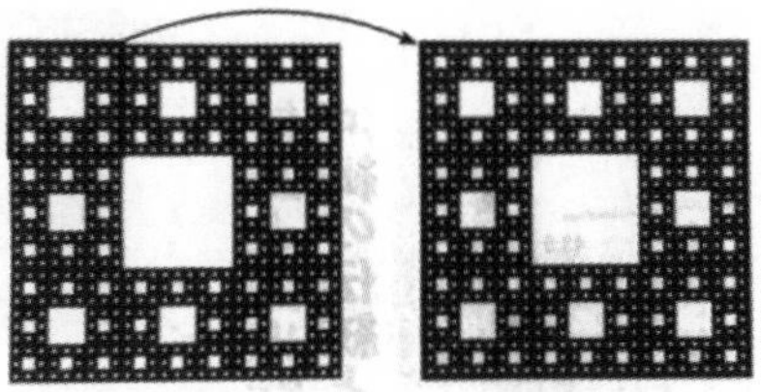

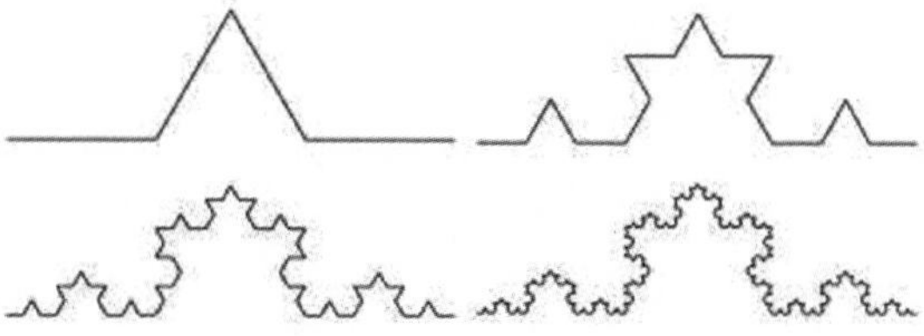

進展。有專家就說下一次世界大戰是用大腦意識的Ψ心靈戰，看得到的武器、金融戰不可怕，看不到卻能完全控制住敵人的Ψ武器才真的恐怖。

註一：「蝴蝶效應」在心理學方面的應用，指一件表面上看來毫無關係、非常微小的事情，可能帶來巨大的改變。此效應說明，事物發展的結果，對初始條件具有極為敏感的依賴性，初始條件的極小偏差，將會引起結果的極大差異。

註二：「碎形理論」是指一個粗糙或零碎的幾何形狀（碎微觀 Fractal），必須用非線性函數來表達曲折度、複雜度，可以分成數個部分，且每一部分都（至少近似地）是整體縮小後的形狀，「金剛界、胎藏界曼荼羅」的圖形也是依照碎形無限的放大縮小（左上圖）。

第三節 DNA使光子形成有序的排列

首先第一個實驗是由一位俄羅斯物理學家波普寧（Vladimir Poponin）做出來的。九〇年代初，他來到美國，完成這一系列實驗。**波普寧要探討的是人類的DNA與我們的物質世界組成成分之間的關係**。這一組成成分就是小能量包，我們稱之為光子，光的小粒子。實驗採取了玻璃管，抽出該管的所有空氣，製造出今天我們所說的真空，當然，大多數人認為這意味著管內將一無所有。但是，我們知道仍然會有些剩餘物質，那就是光顆粒。

接著，波普寧觀測這些粒子，看它們是如何在管內分布。它們是不是在管內到處飛，還是聚集在管子的底部，或發生了什麼其他的活動？這一實驗的這一部分結果並不令人感到意外。因為光子小顆粒是完全隨機的。當然這就是他們的預期結果。該實驗的下一個部分，卻變得真的很有趣。因為他們把人類的一些DNA放到這個管子裡面。**當他們重新計量光子時，人類的DNA使得光子形成一個有序的排列**。DNA能夠直接影響構成我們的世界物質！然而，這正是古老的靈性傳統一直在說的：我們內在的一些東西對我們周圍世界具有影響。因為**DNA內含有「意識」的精微能量Ψ現象在其中**。

第四節　離體的DNA仍會干擾情緒

第二個實驗是一個更加令人著迷的實驗。這是一個軍事實驗。簡要來說，就是取得一些人類DNA，將從捐贈者的口腔黏膜刮下來的組織DNA，放置在一個設備裡面，這個設備可以測量DNA對建築物某個房間的影響，而捐贈者的DNA是來自同一建築物中的另一個房間。實驗透過刺激這個建築物內，部分捐贈者的情緒，引起他們或喜悅、或悲傷、或恐懼、或生氣，或者暴怒的情緒反應，同時檢測他們的DNA，看是否捐贈者的情緒會影響到他們的DNA。

按照現在學術邏輯來說，這怎麼可能呢？今天的西方物理學絕對沒有學理表明「**離體後的DNA仍然和捐贈者的情緒聯繫在一起**」，同時也沒有做過這方面的實驗。他們的發現正好相反。他們發現，當捐贈者在一個房間裡出現情緒波峰和波谷，相應的另一個房間的DNA分子同時也在完全相同的時間內出現波峰和波谷（離體後，DNA透過光子纏結，與本人情緒的表現同步）。又說明了**DNA內含有殘存「意識」的Ψ現象在其中。對生物光子研究很徹底的波普，就認為DNA是最重要的生物光儲備處與生物光子發射源，此DNA像是生物音叉，能擊出特定頻率，使其他分子與之共振**。

DNA也是一種組裝生命的能量波，它先是存在於時空場的量子波而非物質態分子狀，DNA

在微觀態層面創出重力，而將周圍原子分子吸引形成物質態。二〇一一年諾貝爾生醫獎得主Dr.Luc Montagnier，就證明利用七赫茲的微弱電磁場電化兩支充滿無菌水且密封的試管，一有小片DNA，另一個沒有，結果經電磁化十八小時後，那支僅有無菌水的試管竟然出現一小片DNA，宇宙**一直在創造生命，但這種無中生有的試驗卻讓主流科學家無法接受**。DNA魅影效應已發現快三十年了，卻一直被壓制沒有廣泛報導，讓能量醫學無法快速發展起來，而任由與跨國銀行財團及保險公司所控制的醫藥利益團體，藉由藥物開發的極高門檻，利用專利保障暴利來搜刮人民的錢袋。

更有甚者，早在一九二〇年代，美國Royal Rife醫師（具有天眼通）就藉著發明的水晶鏡片高倍（三〇〇〇X）放大顯微鏡，從血液中找出極微小活體病原，用他發明的Rife Beam Ray，依照MOR施以電磁波頻率，治好很多末期癌症患者。但由於美國醫療公會理事長Morris Fishbein意圖收購此專利療法取得獨占不成，就封殺之，在一九七〇年讓Royal Rife醫師被判坐牢而鬱鬱以終。另外，一九五〇年代，法國的Gaston Naessens則以其發明的放大三萬倍光學顯微鏡，看到十五奈米尺度活生生的Somatids這種極微生命體，似乎是形成DNA或RNA的前身，攜有生物信息場的波動，但只能在活體的血液中才存在，死亡或經染色就看不到，所以現代科學依賴的電子顯微鏡（無法觀測活體）都不承認Somatids存在。一九八五年，Naessens被加拿大政府控告，認為他是醫療詐騙分子，歷經多年訴訟折騰，所幸，一九八九年他請很多被他醫好的末期癌症病患親到法庭上作證，拖到一九九〇年才被宣判無罪。

如果從更高次元視野來看我們今日的科技水準，還是看得出研究宇宙真相的基本物理學仍有很大的突破與發展空間，我這幾年浸淫在光子密碼的評量與研發後，堅定的認為：能夠**解開「意識（波）與物質（粒）」兩個界面間，如何彼此轉換Ψ現象的量子波動科技，是目前人類與多次元宇宙溝通的最佳手段**。

第五節 接觸Ψ的解碼機器

台灣稱之為光子密碼儀的IDF（Intrinsic Data Field Analyzer），前身是無線診療醫療器Radionics，它的發展史約有一百年左右，是源自於美國傑出的亞伯蘭醫學博士（Dr. Albert Abrams）的研究成果。亞伯蘭博士一八六三年出生在舊金山，以最高金牌獎章榮譽畢業於德國海德堡大學醫學院，取得MD學位，接下來任教於加州史丹福醫學院，擔任病理學教授，還寫了幾本醫療教科書，在神經系統疾病領域贏得聲譽。

但是就在一九一〇年，卡內基基金會發表了佛列克斯納報告（Flexner Report），明白呼籲所有的醫療方法通通要奠基於科學的驗證上。當時是牛頓力學的機械論當家，對量子論還未知，所以完全無法理解能量醫學。此時美國醫學會也在眾藥廠的支持下，打擊整脊、能量、同類療法等另類療法，保護了有財團背景的醫藥界壟斷龐大利益，但對整體人類健康福祉沒有助益。

亞伯蘭醫學博士在他的扣診醫療檢測研究過程中，意外取得的驚人發現，讓他認為所有疾病可以在能量方面取得測量值，他就開始設計儀器，校準疾病出現的頻率（Rate），以便確定和衡量疾病的反應和強度（Amplitude），並稱這台醫療儀器是ERA（亞伯蘭電子反應儀）。一九二四年亞伯蘭過世，這部儀器也傳到英國。最早檢測的是皇家學院主席湯姆士．霍德爵士，認為值得推薦

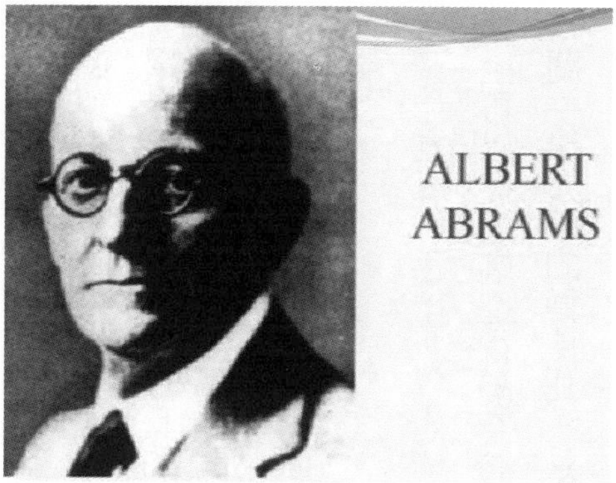

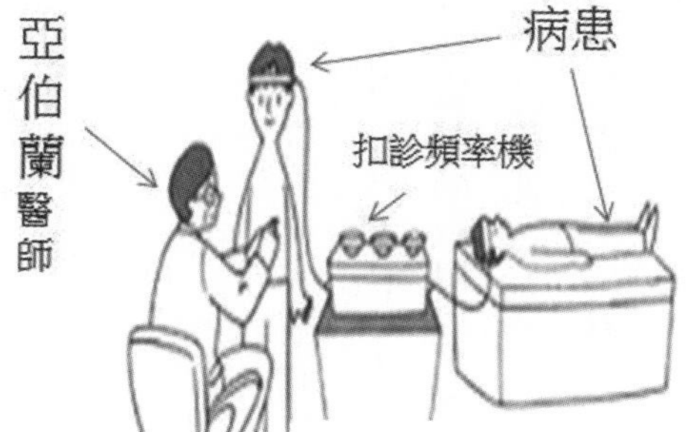

使用，後來在醫界頗負盛名的英國內科醫生詹姆斯．巴爾（Sir James Barr）認為，亞伯蘭醫學博士的發現確實是能量醫療史中最重要的一個里程碑。

當時，醫學界尚不了解量子力學，所以對這種醫療確實很疑惑，但它又明顯具有醫療功效，所以就把這種頻率能量療法當成巫術或魔法。一直到後來量子理論被肯定了，世人終於知曉物質與超物質的精微能量，科學與玄學竟然碰頭了，而**能夠利用此種能量頻率技術的醫療人士，就變成「量子巫師（Quantumn Shaman）」了，這也是醫學跨入Ψ領域的一個里程碑。**未來量子醫學的發展是無限的，不會像對抗療法被侷限在物質的小小領域上。

亞伯蘭認為，**「任何的非物質也都有一個特定的波動與密碼。」無論是情緒、心理、風水，甚至無明、符咒都有其特定的波動與密碼，只要你想得出來的東西，都有相對應的密碼，因為一切有形的、無形的都有意識範圍在其內，且通通可以掃描出其相對應的頻率。**

不出意外，某些傳統對抗醫療體系和唯物科學界開始攻擊亞伯蘭博士的發現，並試圖抹黑他。一九二四年，英國皇家學會一名委員霍德爵士（Lord Holder）領導一個調查委員會來檢試他的實驗，在醫學和科學委員會詳盡的測試之後，不得不承認無線診療傳輸醫學（Radionics）確實真的有效。一九七七年，俄國官方也正式證明這個Ψ現象的無線診療理論正確無誤。目前已經了解這是由於**身體每個分子都有特殊的振動頻率，其受體或是具備匹配特徵頻譜的分子，調節到特定頻率時，就像音叉能以共振方式傳遍全身。**

一九三〇年，有位美國整脊醫師露絲．隆（Ruth Drown），進一步改良亞伯蘭博士的扣診儀器，甚至可以從遠端進行隔空診斷和治療。接著從一九四〇年起，**Radionic**研究的主要單位，切換到英格蘭牛津大學的德拉瓦（Delawarr）實驗室。

這段期間露絲醫師將亞伯蘭的醫療儀器和技術進行了大幅改良，並在加利福尼亞州發展出透過相片感應（Radionic Photography），經由遠距無線進行隔空療癒的事業。

一九三八年，她寫了一本《隆無線療法的科學與哲理》（The Science and Philosophy of the Drown Radio Therapy），清楚指出這個療法是建立在形上學（Metaphysics）基礎上，一切所知所學**的成就皆是高我自己潛在的本能，我們其實是神的胚胎（embryonic Gods），全部的智能、愛的力量都隱含在其內，生命力（Life Force）像是一條銀絲帶（Silver Code），絲絲線線有如網子連繫著每一個人**，更在書中提到最近很流行的吸引力大法則（Great Law of Attraction）。將近八十年前，

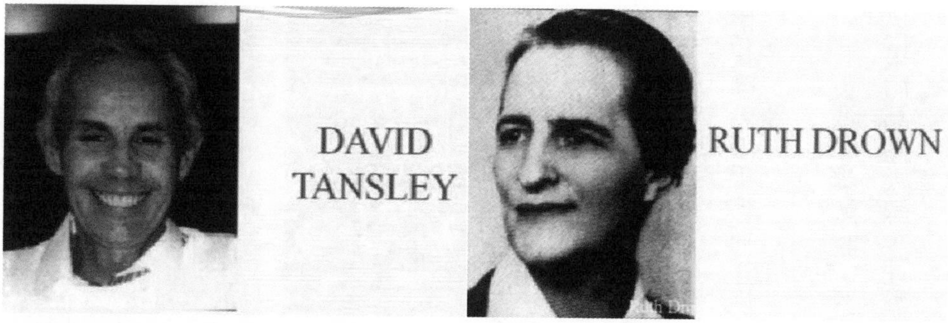

她像先知一樣，對當時主流頑固的美國唯物或唯神創造論生出來的「唯利是圖的資本社會」提出挑戰，指出了真理只存於每個人的靈魂裡（Truth is found only within your own soul）。

露絲醫師常常問那些對抗療法的醫師們：「電子在電線流動你看得到嗎？能量在醫治你受傷的指頭看得到嗎？你只看見這些活動產生的結果，因為你看不出底層的真正原因。我們應該擴展意識層面到致因源頭的等級，而不是只會看最後的結果。」所謂**眼見為憑，事實並非全然如此，心誠則靈，反而是事件背後的真相**。

但是露絲醫師在美國因為醫好眾多疾病，生意大好，擋人財路而遭忌，被對抗療法醫師們控告，又在受醫藥界大財團所把持的ＦＤＡ惡意運作下，被迫入獄。入獄後，她擁有的一些無線診療器（Radionics）更被破壞殆盡，等她獲釋出獄後已經一無所有，不幸於一九六二年死於中風。所以當前財力與勢力極為龐大的對抗療法利益團體，特別是美國醫學會，對待能量醫學的先烈們是很冷酷無情的。

弔詭的是，屬於能量醫學的無線診療術在英國卻有不同的際遇。

一九六〇年，Malcom Raes 與 Dr. David Tansley 正式把無線療法 Radionics 編入另類療法的同類療法來應用。當時大力支持 Bach 醫師花精療法的醫學專家 Dr. David V. Tansley 還寫了幾本書詳述無線診察，如《無線診療術是科學還是魔法》（Radionics: Science or Magic）、《氣輪光體與無線診療術》（Chakra-Rays and Radionics）兩書（上圖）。他也確立這種療法的基礎，是解剖身體各部位的精微能量（Subtle Energy）的診斷依據。

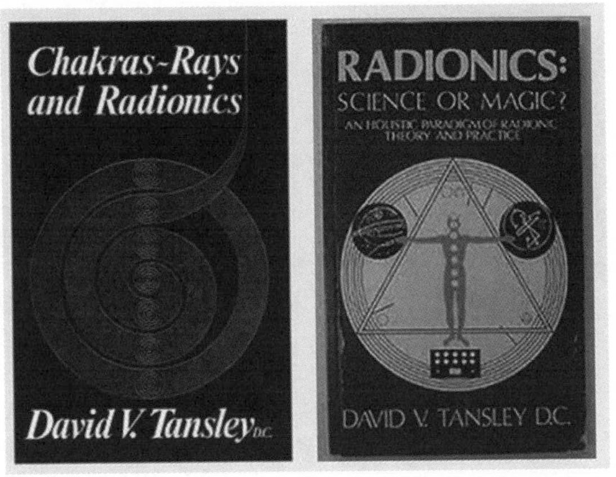

患者（隔空遠距）、檢測者、頻率、**DNA或血滴樣品證物四組成為一種Ψ的連結場域，信息傳遞方向如Ψ延展圖，一左一右，交叉互動著，這是屬於Ψ精微能量場的結構。檢測者經由松果體天線，透過樣品證物來隔空對頻，其實就像現代的智慧型手機接收發送一樣，不同的只是傳輸內容是超光速的生物訊息。**健康者的頻率呈現穩定，患者則是頻率出現偏頗，透過遠距無線調整共振後，讓偏頗的頻率恢復正常，其過程就有如在網路下載清除病毒軟體，讓手機運作恢復正常一般。

更進一步解說，Radionics 的遠距隔空無線診療行為這種Ψ現象，是一種**透過人體腦部第七輪松果體晶體天線，連繫所採集生體的「樣本」與受測的遠端病灶「本人」，利用超距的非定域性同**

Radionics遠距療法的能量聯繫路徑

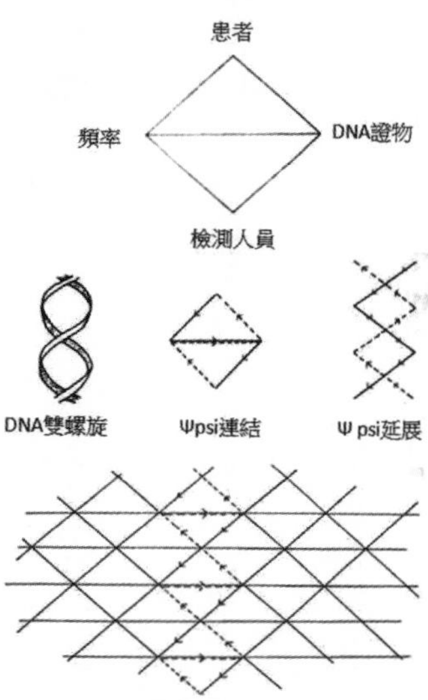

Ψ psi 精微能量場模式

步共振感應取得訊息後，經由右腦圖像式直覺的下載，透過胼胝體傳到左腦，在左腦管語言的「維尼克與布洛卡區」依邏輯解譯後，高我意識將結論放大到可以讓表面意識分辨的某種頻率數據，最早稱為**Rate**（率），現在則翻譯為**Code**（密碼）。這些密碼代表一種波的振動頻率，此波為標量波，超越光速，穿透力強，因此大師們就以此波動將遠方的對象波動牽引共振起來，達到正確的振幅與波頻。對象的病灶在這種引導下，會接受高我無意識的引導，啟動自體本有的療癒反應。

所以Radionics本身並不是診療儀器，只是一種高我超意識的Ψ感測儀器，藉著慈悲愛心來啟動人們本有的療癒能力；當它沒有人們無私愛心的高我介入，就只是一組特殊的電子線圈組合，是沒有什麼意義與功能的。

亞伯蘭醫學博士開發扣診密碼術之後，繼續進展成功的無線診療術（Radionics）是IDF光子密碼儀的原型，這些儀器本身也可稱為一種Ψ的心靈意識解碼器，同可以將ESP現象解讀成數據的工具；希臘文Ψ代表超常現象，就是前面跟大家講到的量子心智，也代表未知的領域。**ESP（Extra Sensory Perception）是代表一個人具有心電感應、透視力、預知未來及迴知過去的能力。**

平面波 $\tilde{\psi}(\mathbf{x},t)=\tilde{A}e^{i(\mathbf{k}\cdot\mathbf{x}-\omega t)}$；$i$ 是虛數單位，$\mathbf{k}$ 是波向量

$\omega = kv$ 是振動頻率，$\tilde{A}$ 是複值的振幅純量。

IDF（Intrinsic Data Field Analyzer）這種屬於量子波動的儀器，依據上述的波函數公式來說明，左式Ψ是指平面波出現粒子的機率，跟右式部分是正相關，A的純量則代表振動幅度，以及波的複數向量K，還有此複數波的振動頻率。

左頁右上圖是用自然對數e來表達複數平面的尤拉公式圖解。i是虛數，i是開根號負一；當正弦波、餘弦波在複數平面上，依旋轉角度θ的座標轉換，就會呈現兩組交叉互動的波在座標上運動。德國數學家高斯（Carl Friedrich Gauss）曾說：「如果一個學生在被告知尤拉公式時未能立刻視之為明顯事實，這個學生將來絕不會是一流的數學家。」可見，這公式是多麼重要。

李嗣涔校長認為波函數中，實數及虛數時空中都有許多類似太極圖中的魚眼，魚眼的存在具有撓場漩渦結構與另一時空接通，能量互相交換。其中奈米以下尺度的漩渦時空結構，就是基本粒子的自旋（Spin），只有兩種狀態存在，一個向上另一個向下，這代表一個自旋是由陽間旋入陰間，一個自旋是由陰間旋入陽間，這解釋了為何一個空間量子軌道只容許兩個自旋相反的

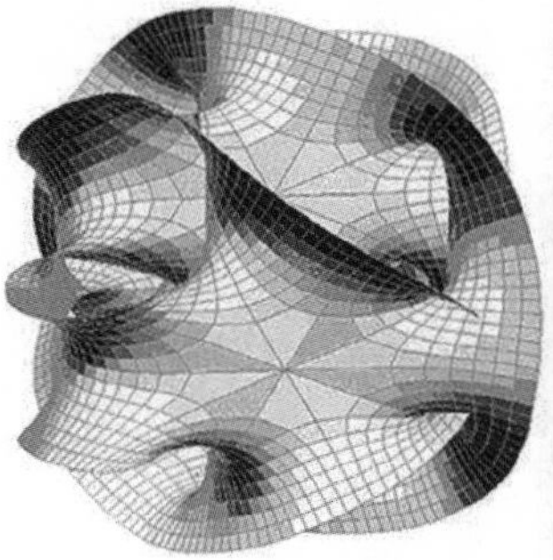

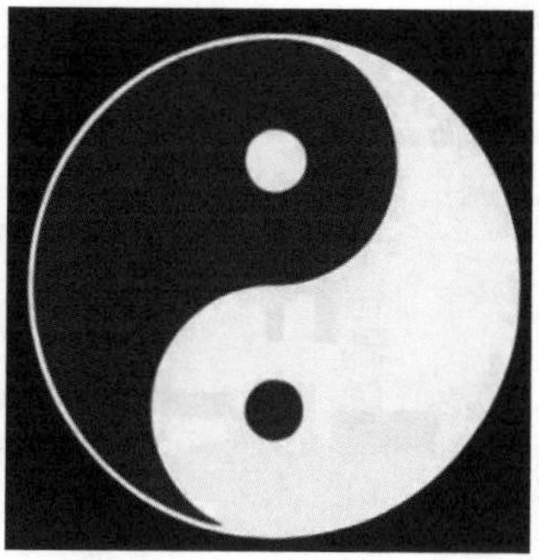

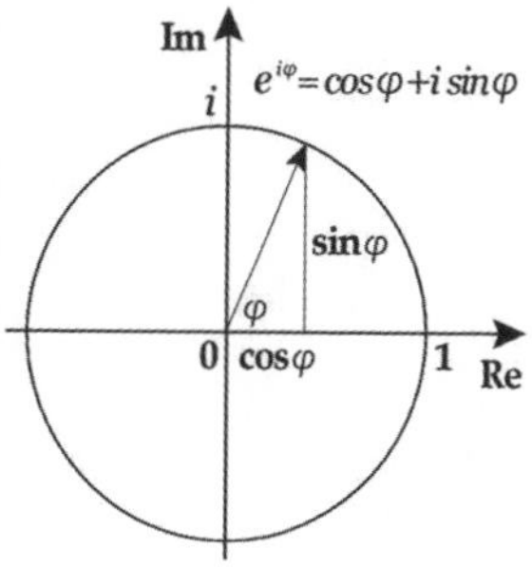

電子，可以形成穩定的三度（三Ｄ）空間立體太極時空結構。魚眼的漩渦結構也表示實數世界任一個化學共價鍵因擁有兩個自旋相反的電子，都是時空穩定的太極結構。

萬物皆有靈，只是在實數空間顯不出來而已，虛數時空內存在大量的信息網站以及高智能的信息（神靈）可以與其對話。李校長更進一步提到，前五識（眼耳鼻舌身）的感覺，其實都是時空扭曲進入陰陽太極的虛數時空場才出現感覺的意識，如聽覺是靠耳蝸的液體依振動形成漩渦結構而被意識感知；嗅、味覺則是微細化學分子時空結構變化才被意識感知；觸覺更是因為壓力、溫度造成環境時空扭曲變化才被意識感知。**我們認為實體的物，只是個形相，虛體看不見的能量場才是實際本來面目。**Ψ現象能隔空移物，其實是依靠天眼（接觸第八識），更能夠駕馭第八識中的虛體型態發生場能量波，讓它移動到實體的型（外殼）成物質粒子，而ＥＴ駕駛ＵＦＯ也是靠開發高層意識來運作，妙哉！李校長，這個解說破解了千百年以來認為毫無科學理論基礎的隔空移物、隔空傳輸等Telepathy，以及種種不可思議的Ψ現象。筆者認為，這個發現比得到諾貝爾獎還要偉大。

台大李嗣涔校長對於手指識字的研究，最近更進一步破解「光」與「信息」彼此間的關係。受試者的腦中出現圖案影像的順序，是先出現光，顏色一個個連續出現或同時出現，接著有顏色的圖案或字一部分接著一部分出現於腦中屏幕，大多數情況是屏幕遮住正常的眼睛視野，正常視野所見的光，則提供屏幕作為光源。**顏色「光」是信息的攜帶者先出現於屏幕，接著將殘留其所攜的信息出現於屏幕上，受試者就用意識來解譯「光」所攜的圖檔文字意義，而屏幕則是在松果體與枕葉間（fMRI掃描取得腦中位址）。光信息腦中傳遞路徑中，屏幕感受訊息場的區塊先接收到信息，優先於本來位於大腦後部枕葉的成像視覺區。李校長稱這種透視訊息場的眼是天眼，若以佛法的詳細分類，應高於天眼屬於「慧眼」**以上，能夠接觸第八識如來藏，已是眼見佛性，後面章節會詳述之。

「光子密碼儀」是曾坤章博士給引進的IDF（Intrinsic Data Field Analyzer，本質量子場分析儀）的新名字，密碼（Code）代表複數波（k－v）的振動頻率（Frequency），一事一物皆有其特定的振動頻率，用密碼代表之，頗為傳神。至於對應此密碼頻率的出現概率，就要看波函數公式中A純量振幅大小了。振幅高出現機率高；反之，振幅低就表示出現機率很低。波動能量的數字是採用對數來計算，一〇〇表示此世界最高滿級分之能量（機率為十次中出現十次），九〇為剩一成能量（機率是十次中只出現一次），九七．八有六成能量，九九就約有八成能量。通常波動能量達九八就屬正面有益有效的能量；九九以上產品較少即屬極優，九九．五以上堪稱極優質產品，九九．八以上是人間極品，不可多得。光子密碼儀器偵測所藉的是量子纏結現象，這種算是Ψ現象其實存在於每一個人的身上。曾坤章博士解釋得很清楚，因為每一個人都擁有無數的粒子，你的粒子與你愛人的粒子有纏結，你的愛人又與你的父母有纏結，你的父母與死去的爺爺奶奶也有纏結，再往上推，你與地球上的每一個人都有纏結，你與所有宇宙萬物都有纏結，所謂「天人合一」也是量子纏結的現象，它不再是一個抽象名詞。**纏結的現象也就是說，粒子與粒子之間，有一條你看不見的「光索」連接，光索與光速無關，光索是量子態的，而光速是原子態的。**你有無數的光索，你的光索連接到七個意識層面（對應七個氣輪、光體），雖然光索無數，但你只用到你想用的、已知道的及注意到的，就像網際網路，雖有無數的網站，但你每次上網的就是那幾個。

賽斯書中提到「意識」有單位讓我很驚奇，還指出：每個人自出生以來，以他累積的、個人的、連續性的電信訊號，將意識內涵（夢、思想、欲望、經驗）等用「電碼」式資料方式儲存在身體器官、細胞（基因）之內，來形成他此生的拷貝；當其肉體死亡時，他的人格就離開他的物質形體而繼續存在著。

個人投入越多時間在量子波動的生命場Ψ解碼研究，並探究統合以前所開發的這些生物科技保健食品的特性，越覺得能夠與意識這個精微能量呈現的Ψ現象彼此接壤，未來**利用這種可以預測效果的特性，對中醫藥草類進行能量分析，可以減少實驗的時間與龐大經費**。當ＩＤＦ發現生物有效性質能量的中草藥後，再來萃取其中的主要活性物質作藥理實驗，如此一來可省下很多的時間與資金作更有效的使用。

筆者除了將量子波動「精微能量場」的Ψ光子密碼儀應用於健康食品外，也利用一段時間研究中國的「風水」究竟與這個意識能量場有哪種關係？因為我發現現代人對地球的風水場（本質資訊能量場）之認識，還很幼稚。筆者經由這個量子Ψ解碼系統，破解了風水的許多秘密，也應用它來評量，並應用風水的能量網路體系來趨吉避凶，改善陰陽宅氣場，取得吉祥正面的光子能量，筆者也將此部分之原理與一些案例資料整理後出版，書名為《大師不外傳的風水場大揭秘》。我在書中詳細解釋：**一個風水吉凶剋應就是一個特殊振動，而每個振動都有各種不同共振的頻率（密碼）相對應。此風水配置的布局，其影響力尺度，就從IDF儀器來測出該頻率波動的振幅大小，振動幅度越大表示能量越高效果越強，振動幅度越小代表能量越小也越無效果。**這個振動幅度（Amplitude）數據，就是我們「光子密碼」意識科技所出現的大小數據單位，所以風水中納氣吉凶好壞如何，可以用該「納氣密碼」頻率的共振幅度顯示出來。

風水是中國「堪輿學」的簡稱，真正的定位應該是「生活環境全相資訊場」，所有影響到的因素不只是風與水這兩項，其他的土與金、木與火等五行元素通通很重要，該書特別強調的是居住者內心的意識、心理與情緒等通通與風水有密切的關係。而金、木、水、火、土五行元素，將之歸類在意識的範圍裡，不是看得到摸得到的三次元物質界的東西，而是屬於第四次元存在的一種心靈意識的向量，因此談**風水就是在談四次元以上的空間，不能只執著在看得到的三次元物質界，必須考慮它牽涉到人類的思想、情感與經驗。**

玄通大師以其道家的感通靈力，認為地靈是由大小崑崙山天柱向全球分十二條脈氣傳輸而形成的。各脈氣有衰旺起伏的波動週期，當各脈所結的穴心，出地面往上發射時，由外太空透過電離層也有能量下降與之相吸相合，兩股能量合為一條螺旋光束，除非有水隔開，否則能貫穿一切物體。而地靈衰退時則上升靈氣薄弱，往往只冒出地表面翻滾，無法與天靈交合。殊勝的靈氣通常呈現五彩或紫色，金黃色與紅色也是興旺的靈氣，白氣屬冰涼之氣，黑色與青色則比較帶邪氣，這是以星光體所看到的色彩，肉眼不一定看得見。

很多朋友問我：「為什麼有些人，特別是風水師們對地磁感應強烈，而一般人就沒有一點概念？」我告訴他們：「磁場本身是一個向量場，地球任何角落都有磁場分布，而磁場的強弱，國際標準以泰斯拉（T）表示；地磁約五x十的負四次方泰斯拉，心磁是十的負十一次方泰斯拉，肺部磁波約十的負八次方泰斯拉，而腦波則只有十的負十二到十三泰斯拉。想一想，地磁強度是腦波的一億倍以上，是心磁的一百萬倍左右。我們若把焦點放在大尺度的磁場，就感受不到精微能量場的變化，但是人在磁場中的運動，就有作用力產生，我們想要看到腦中的器質變化，就必要用MRI斷層掃瞄儀器。」

全世界有MRI近萬台，磁場強度從〇．一T到七T（也可能更高）。使用的強烈磁力線，對身體一定會有傷害。台灣醫療院所，動不動就啟用MRI檢查病人，確實值得檢討。話說回來，真正影響腦部ＤＮＡ解碼，而改變人類意識的，只要極微小的磁力線所攜帶的資訊就會發生變化。還有**腦波有一或二．五赫茲波峰的人，頭頂像有一排天線**，特別對地理環境的背景波動產生強烈的反應，這個波頻在δ波，屬無意識波範圍。

第三章 地球風水氣場中心點
——台灣

很多新時代的讀者，閱讀了許多西方靈媒所寫有關地球的氣輪、氣場書籍，鮮少提到台灣；連七個地球氣輪位置也沒有位於台灣的訊息。但台灣的靈氣場卻是很強大的，不是一些靈媒神通者所能理解了悟；筆者特此告訴大家不要妄自菲薄，相信這個小不點的台灣，具有扭轉乾坤的潛在力量。當然正邪不兩立，負面勢力是很強大的，不斷的用分化手段，讓台灣住民自己內鬥，消耗掉整體原本豐盛的能量，讓黑暗負面勢力永久操控壓住這份潛能。近來，台灣整體的正面意識能量，已經在扭轉改變，民眾的集體智慧與意識提高了，年輕人更在最艱難困頓的大環境下，像毛毛蟲般奮力往前，認清本分、認同土地，啟動「改變成真」的氛圍，如今就等臨門一腳，待壓倒性的全民崇高意識匯聚心力於此娑婆小島。數年後台灣將會以此Ψ現象，啟動左右全球心靈改革之方向，逐步彰顯出地球未來蛻變的境界相。從高次元觀察地球整體地殼的板塊運動，不是無序的隨機亂跑，是蓋婭（地球光體層）的表面物質態如樹幹般在虛空中伸長蔓延，照地球由西往東旋轉朝東布局。各主要山脈起伏如龍之扭動伸展，左右兩爪往兩邊伸出後回抱一顆龍珠（台灣），此龍珠位置乃山海（歐亞大陸、太平洋）交界之處，看本章第一節後面圖示會很清楚見到此中奧妙，確實不可言喻！

第一節　「銀髮族健康照護」要結合地球風水能量場

以下內容節錄筆者於二〇一一年四月六日，接受桃園開南大學健康照護管理學院蘇喜院長邀請，由廖本源醫師安排給該院師生演講《「心物合一」未來身心靈養生的趨勢》，附帶提出「地球能量場」這個題目。筆者帶給聽眾一個**地球的風水能量場的新基本概念，它就是一種光索網路的結構，龍脈中有水晶共振精微能量存來放大地球的意識，它將該波動往上送達電離層再反射回地表，於此所謂的舒曼共振腔同心圓的空間形成風水場**。

銀髮族養生的最大盲點，就是生命有時盡，靈魂永不滅，古人謂「年老最怕病來磨」，銀髮族若天天被病痛折磨，靠吃藥打針延續活命拖到斷氣，臨終前為了繼續多活一陣子，就實施所謂的「竭盡所能治療」，形同盡可能讓你痛苦。這對臨終者哪有生命品質可談？把生命當作機器，拼命修理機器，忘了駕馭機器的意識才是生命的表現，如果機器已經壞了，生命自己會尋找出路。所以**錯認物質肉體才是生命，是這個時代的悲劇**。

還有，我常常到公園散步時，看見一群外籍看護，把坐在輪椅不方便自己行動的老者，像停腳踏車般排成一列後，就往一群外籍看護姊妹們晃過去，任輪椅上的老人日曬風吹，而她們一聚集就喧嘩大聲嚷嚷，互相拿智慧手機交換家鄉情報，長舌一出鞘，滔滔不絕，根本沒有把該照顧的長者看在眼裡。或許這是少數，但想想自己二三十年後，若也被如此對待，心冷掉半截了！

筆者該次演講的目的，不外乎**期望台灣有遠見、智慧的大企業家，能夠將「銀髮族健康照護」這塊目前公認的大餅，從現階段唯物機械式且以賺錢為主導的營運方式，提升到「身、心、靈全相式」照護的境界，不但大企業家可以累積深厚福報，於未來世到此世間時，除了金錢財務享用有餘外，更給自己未來靈性提升打下深厚道緣，讓未來世更容易親見善知識來開導，由明心見性而俱足解脫慧與實相智，早日開悟成道，完全自由自在，永遠脫離三界苦，更能回道世間救度眾生。**《病人自主權利法》既然已經三讀通過，對未來醫療團體會有很大的衝擊，長照法如何因應這個改變，讓銀髮族真的滿意，不再受醫師判斷的獨斷獨行。人性才是重點，但病人與家屬極需要對生命有正確的了解，才會作出明智的決定，本書的適時出現，也是給需要判斷到底要繼續痛苦的活或是莊嚴的死亡的重症病人，獲得一個最佳的參考。

筆者抱著這個期待，希望人人皆有福氣接觸真正的「身、心、靈」全方位完整無缺的療癒過程，**讓臨終前毫無恐懼，自己清楚了解下一站會在那裡，安安心心回歸自己靈魂的故鄉。**

台灣本來就有幾個地區具有非常好的能量氣場，同時也有業界具備開發穩定放大風水氣場的量子水晶儀等能力，如果把它用之於健康照護體系，絕對有益全方位的生活品質提升。我很希望**台灣一些好的風水能量區，能規畫為大型健康養老照護村，領先全球建立Ψ等級的全相醫護中心，這才**

是台灣金飯碗的所在。

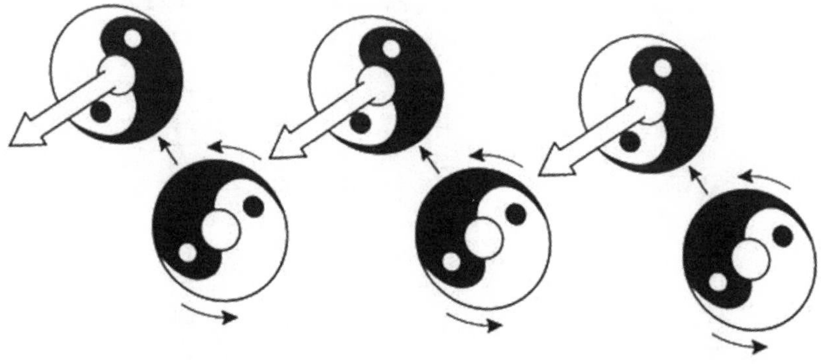

那時演講中有提到〈地球風水能量場解密〉一節，我特別指出一個大家不知道的秘密，就是【台灣位於地球太極水陸兩儀間的零皇極能量中心點】，這是施力文老師多年前指導筆者初窺「宇宙堪輿」概念時，提到的一個曠世異聞。

筆者早在二十年前也曾經以目前最前衛的物理學「量子論」與「超弦理論」為基礎，來構思地球能量場形成的理論基礎，從無形的陰陽交媾、黑洞白洞交流，一直到有形有像的山河陸海地緣對峙；所以演講中特別提到台灣在整個地球太極兩儀的海陸大區域布局中，占有極特殊能量位置。

地球表面的地殼分成兩種，大陸板塊地殼含有較多比重較輕但既深且厚的花崗岩，而海洋板塊地殼雖薄卻因為含比重較重的玄武岩而插入大陸板塊下方，陸塊地殼與海洋地殼板塊兩者受到中洋脊火山噴發推動海洋板塊向外推展相交碰撞，而兩個板塊間的壓力區，就會形成很強的應力區，成為斷層、地震、火山等，最後形成現在「零太極圖的S紋狀帶」架構。

太極運動時，中心部分是陰陽兩極壓力交媾融合（零能量）位置，經一段時間其能量累積後會進一步產生質變，躍升成更高一層次的太極，如此周而復始，進化無止，**台灣就位於這個「皇極」位置，你今天能到台灣確實有福德因緣，要珍惜呀！**

日本的電氣通信大學教授佐佐木茂美研究中國氣功，認為「氣」具有標量波的性質。這種標量波源於原子放射出來的「零」縱波，它是零點場的一種次波。在原子空間，質子、中子、電子進行激烈的旋轉運動，卻不產生能量和熱。通常的科學是如此解釋這一現象的：正的質子和負的電子相重疊，結果相互抵消而「消失了」。但是，既然有能量守恆定律存在，就不能貿然的下「消失了」這樣的斷語。它們應該是被「變換」為處於零狀態的另一種能量了。這種能量就是「標量波」，它與被包含在特定原子空間的基本粒子數成正比，無時無刻不從特定的原子空間放射出來。放射出標量波的特定宇宙空間變得稀薄了，於是，來自全宇宙的吸引作用便發生了，旨在填補那個稀薄的宇宙空間，那就是重力。可以說**重力和（作為重力波的）標量波是結成對一起發生的，也因此宇宙得以保持平衡。標量波以快過光速的速度前進，此波能改變時間與空間，造成時空場扭曲。**

如果將地球的地圖原本東西向的反時鐘旋轉成上下方來看，就會發現主要由「太平洋火環帶」所圍成的水半球，與歐亞大陸塊為主形成的陸半球，兩者彼此相互交媾，扭曲碰撞磨擦，就會出現一種「零能量」累積的對等應力區域。地震是地殼的強度無法支撐此強大應力而產生破裂、錯動，會造成由震央中心點四散的S與P震波，形成巨大災害。但是反過來看，中心地區彼此板塊擠壓所累積下來的位能則是很驚人（一次大地震就是幾千、幾萬發廣島原子彈爆炸的威力）。我們尚未有科技，能藉由緩慢的將此種巨大能量釋放出來產生可應用的電能，如果成功開發這種科技來發電，將取得新的巨大能源。

由中央大學主導的兩項國際合作計畫發現，**台灣島的面積雖小，中央山脈底下卻有著非常深厚的山根，和北美洲西部綿延四千五百公里的洛磯山脈之山根厚度接近，比橫跨歐洲多國的阿爾卑斯山之山根更深！**

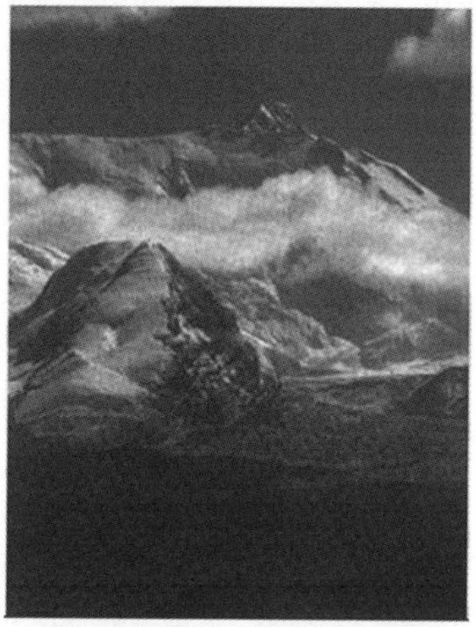

帕米爾高原是世界龍脈祖山

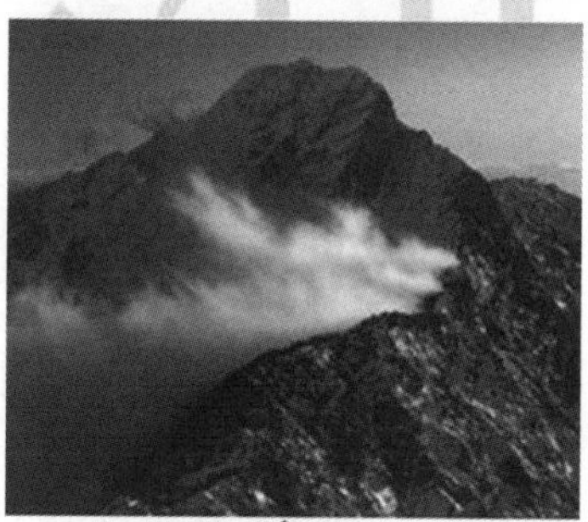

臺灣的祖山是玉山

而依照太極場的示意解剖，**台灣天生就坐擁這種地球零皇級的大地標量波能源庫，確實是得天獨厚，因為台灣是位於整個地球太極能量場的樞紐重心呀。**

如果把地球陰陽兩儀看成交互游動的兩隻小魚，就有兩隻眼睛於對角處出現，一隻眼睛突出在夏威夷島，熱點火山活動將地底岩漿陸續噴發出來，一個個島嶼陸續聳出太平洋；對角線另一隻眼睛則陷入位於非洲東部衣索匹亞境內，一道沿著斷層出現的裂口，正以前所未見的高速張裂，如果持續下去，百萬年後可能使紅海往南擴大延伸，令衣索匹亞東北部等地帶脫離非洲大陸，成為島嶼似的次大陸。兩隻魚眼的兩點連線，中間就是台灣寶島。

第二節 由太極原型對照台灣位置

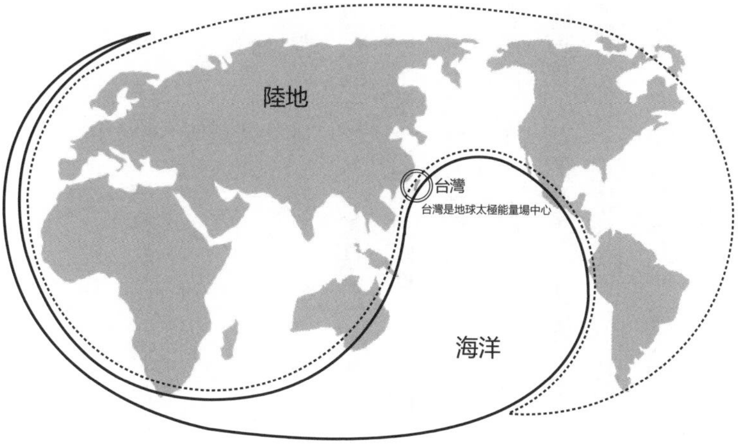

上圖中這個S型的中間地帶，以道家的觀念來解**說，意指這個娑婆世界宇宙充滿能量，不是真空一無所有的狀況**。古人把「無」泛稱之為「零」，把「有」稱之為「一」，「零與一」，也就是電腦位元的基礎。《道德經》云：「有物混成，先天地生，寂兮寥兮，獨立而不改，周行而不殆，可為天下母。吾不知其名，強字之曰道」。簡言之，道就是太虛，圖示之為虛體無相的「〇」，是混沌未知世界，也就是佛法講的具有真空妙有的「空性如來藏」。由此無形無相太虛空性因「無始無明」形成大霹靂，生出了有形有相的太極意識（其實就是黑洞）。太極其實是個「真空」與「妄有」生生滅滅的動態複合體；此由「空性無為→妄想有為」，就是娑婆宇宙出現之原始真相。

第三節 佛的空性、道的太虛、耶穌的聖父三教義理皆通達

此太極之境，是以妄我意識為中心的「小我（ego）七轉識」主導，欲創造出一個有形有相的世界來進行活動，但是創造需要有極強力的投射能量（識種流注性），必須應用到自性如來藏這股本質完全為「無私大愛」的能量。也因為如此，這個「無為、高我、自性」的無相真如，仍然有幸的縮藏於「七轉識」所創出的世界之中。我大膽的以「聖三一體」來推論解釋，並且在關鍵名稱下加入括號來作佛學補註，希望能讓基督徒與佛教徒彼此對信仰的真理內涵有更清楚的概念。筆者以**無形無相的「聖父」來代表「無極」（理體），所生出的「聖子」有形有相是「太極」原形（事相），外加上「聖靈」這個無條件的大愛能量（功用）——「自由意志」。這三位是一體不分的（體、相、用俱全）**，只有人在默感下隱微的高次元中才能悟出。伊斯蘭教就指出阿拉上主是無形無相，所以其回教寺院是不准有任何偶像出現的。只是眾生悟性極低，所以**現在寺廟教堂仍然需要神佛之像來讓信徒膜拜（藉假修真，由妄入真），而真正了悟修道者皆須知「佛、上主」皆是無形無相法身，為了度化眾生，不得不降低光譜頻率以應報身，應化身來接近低層六道眾生，所以修行者切勿以虛幻的神像、佛像當真（即使進入四禪八定所見神佛彩光之相也是幻相）**，不知「凡所有相皆是虛妄，若見諸相非相即見如來」實意，就會阻礙大家對實相真理的開悟。開始初學禮佛都會依憑「色」攀緣，接下來了解了佛法後，進一步「法」攀緣，當入了門，悟到一切法空無自性，就轉成「空」攀緣了。

在不同信仰裡可以用不同的方式來描述，印度教裡，創世眾神是梵天，毗濕奴和濕婆；基督教則是聖父、聖子和聖靈；《奇蹟課程》中，第三章第二節（5-4~5），指出：「上主之子是三位一體的一部分，但聖三本身卻是不可分割的一體。層次雖有分別，卻不至混淆，因為祂們同歸一心，同具一個旨意。」宗教信仰描述那些原型時把，祂們與那些他們所知的存有，當成同一原型的載體聯繫起來。

《奇蹟課程》指出人類都屬於聖子這一部分，因此耶穌要我們人類藉著他所彰顯的「自性」這個「基督意識」，當橋樑、道路（學習模範）來走回到天父的聖境（天堂、佛土）裡。耶穌要我們彼此相愛（慈悲喜捨），愛別人其實就是愛我們自己，因為我們在父裡的「高我本質」是合一的，只是瞎了靈眼（無明），迷了路（被慾念我執遮障）；就像浪子回頭故事的小兒子（小我、妄我等七轉識）離家出走，與「自性（如來藏識）」背道而行，直至匱乏到不行（有漏有為法），才憶起自己內心仍有個老家（如來藏）。當人在走投無路時，聖子耶穌卻告訴我們，天父（真如）仍然隨時攤開雙手（聞聲救苦）等我們回心轉意（放下我執、法執）回去分享天家的豐富（無漏無為法），因為天父從不定我們罪（幻覺、惡夢），祂只有愛（慈悲喜捨），天堂（無限豐富）我們仍然有份，只等無明的分裂因子一經切斷（我執、法執、法所執）後，就能回去了。筆者特別在此引用《奇蹟課程》第二章最後一節（8-5）所提到的「最後的審判」這一詞，特別是「最後」兩個字很容易讓一般基督徒聯想起「死亡」，該書就指出這乃是人們「顛倒妄見」最鮮活的例子，其實耶穌指的「最後的審判」是那一道邁向「永生之門」。最後又說：「而時間的目的純粹只是為了『給你時間』去完成這個審判；這是你對自己的『完美創造』所作的『完美審判』。」

《阿波奇》書中就針對「業力」作最簡白的解釋：**業力造成輪迴是因為小我要求在不完美的世界中追求、修正到「完美」；要擺脫業力，只有讓記憶空白，不執著於任何因為愛產生的經歷，其實物質世界本來「完美」，但是人的介入，就無法發揮本質光體最原始的大愛**。所以書中說：「這世界沒有（小）我會更美好……一切皆『完美』……因為神（光）永遠在」。神也告訴她說：「別找了，我一直在妳心裡。」這句話其實在《奇蹟課程》的學員練習手冊第三十課標題就說過：「上主就在我所看到的萬物內，因為上主在我心裡。」第十二~十四課說：「我煩惱，是因為我看到了一個無意義的世界。」「無意義的世界令人恐懼」，但「上主從未造過無意義的世界」。

佛陀曾經講過：尋求開悟必須先識取第八識阿賴耶本心如來藏，了知祂才是真正心的主宰，祂畢竟「空」也畢竟「有」，祂能生「七轉識」……了知祂能生一切法。如來藏心體絕不生滅，只有內藏的諸種子有生滅。高我自性如來藏所含藏的種子，其中屬於「因相」的是一切種識，「能藏」、「果相」的是異熟識「所藏」，依「緣起」法則而不斷的生滅流注不止，如此就使得如來藏能夠不斷的在三界中變現種種色身，一世又一世這樣變現下去；這其中還有第七末那識「妄我思量」的執著種子存在於「自相」阿賴耶識「執藏」裡，以上這三種「能、所、執藏」就統稱為「識藏」。如果能夠把這個識藏的名稱換了、滅了，那就是說「我見、我所、我執」等斷盡了以後，捨報入了無

第八識的解剖圖

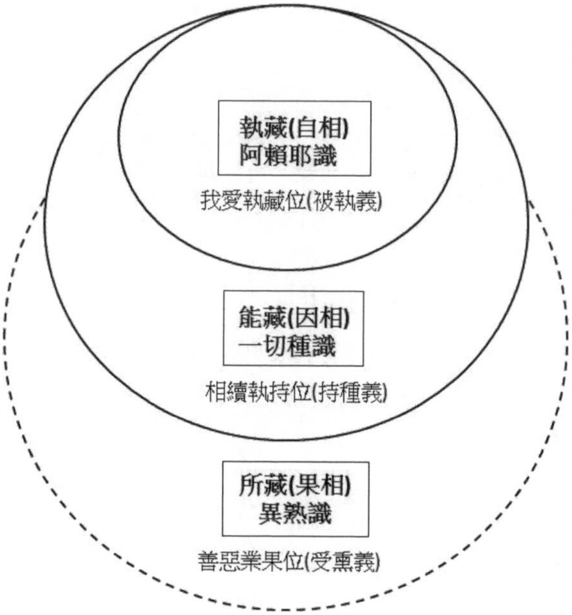

餘涅槃，那如來藏就沒有分段生死我執種子的生滅流注變異現象，就不再稱為「識藏」了。當我們把如來藏含藏種子清淨了，就可以捨棄這個「識藏」的名稱，到八地菩薩了，也就可以把阿賴耶識的名稱捨棄，改名「異熟識」；如果更進一步再將俱生法執捨棄，這第八識就成了清淨無染的「無垢識」，這樣才能逐步成就佛道。

第四節 湧泉穴接地電能調節經絡

由眾生如來藏中集體業識，在無意識所共同依照識種流注、大種性自性等集四大假合（電磁力、重力、強力、弱力）而投射出來的這個我等共業共生的宇宙，特別是眾生生活的地球，是宇宙中各種星塵粒子結合起來的大型實心球體，其中也蘊含巨大的能量（六乘上十的二十一次方公噸的蓄電池），而宇宙太空中則有無限多波粒二重性的物質充塞。人的腳下是實體陰中有陽能量，頭上又是陽能量充斥中有陰性實體星團，而風與水就在這兩個介面上扮演非常巧妙的角色。**人的腳底板有一個湧泉穴，是吸收地氣（地球陰性能量）的主要入口，往上接足太陽膀胱經，它是連接體內重要器官的乙太能量管道。人的雙腳底每平方英吋有一千三百條密密麻麻的末梢神經網路，接收地球的電能量來維持穩定人體的運作頻率。**

最近，由克林頓．歐伯（Clinton Ober）等三位作者共同寫的《接地氣》（Earthing）就指出：大地是最好的醫生，赤腳走路像是將人當成天線般，讓大地表面電荷流入體內，能修復體內抗氧化系統，中和自由基；他們認為人體的疾病、老化，有八成來自發炎，元凶就是自由基，當人類穿上具有絕緣體材質的合成膠底鞋子，就會與大地的電位自然平衡脫鉤，放棄了遠古以來**大地保護我們的自動消炎機制；有空到郊外草地，赤腳走走，平衡一下人電、地電，對身體健康是很有益的。**其實，大地另有一種潛在的「零磁場」標量波，人站在大地上，身體的氣會與之共振，而獲得極大的助益。一九九五年日本NHK電視劇《經世濟民的男人》中，第二單元演出阪急集團、寶塚歌舞劇團創辦人小林一三的一生。他的上司有眼光，指出小林就是位「接地氣」的實業家，代表他一直站在人性的角度，讓努力工作的每個人都有回報，事業都要讓客戶滿意，員工感到幸福。他鼓勵每個員工努力賺錢也要認真花錢，國家經濟就會良性循環。他曾經當過中日戰爭時期內閣事業（經濟）部長，因為努力阻止日本軍閥控制的內閣走向極權統治，而被逼下台，一生相信第一流的國家是「讓百姓認為能誕生於這個國家感到最幸福」，而不是以軍事、經濟、商業獨霸全球才是第一流。這是「接地氣」的另一個話題。

第五節 無中生有，生住異滅，復歸空無

把宇宙或地球的範圍化成一個圓圈，在中間用S曲線分隔左右成為「陰陽兩儀」，中間這一條S分界線，是「非陰非陽」、「亦陰亦陽」。說它「無」又似「有」，說它「有」又像「無」。**在此宇宙中，其實到處充斥著這種陰陽、真妄和合運作的現象。**

對於開悟成道的「道」，畢竟還是以老子《道德經》來做基礎比較好。老子的道德經上篇曰：「道可道，非常道；名可名，非常名；無名天地之始，有名萬物之母。」下篇則曰：「道生一，一生二，二生三，三生萬物，萬物負陰而抱陽，沖氣以為和。」

老子也談到天地是虛幻變化永不止息，而此就是宇宙的母體，母體的門戶是天地的根源，它綿延不斷，於冥冥之中永恆存在，且用之不盡。萬物時時刻刻在滋生，可以看到生命往復循環的道理；天地儘管變化紛紛，最後還是要回歸它的本源。返回本源叫「歸根曰靜，是曰復命」，能夠復命就是常，知常就是明。**尊崇自然，順應自然才是真的智慧。回到最源頭的思想，就是開悟，順著開悟之念而行，就能成道。**中國古賢，把這種陰陽合和現象，簡而稱之曰「道」。這種性質，在某種特定的條件下，會不停交互變化組合成為新的「太一」性質（誕生新的次元），其實這就是本質的進化，就是揚昇。道家言「無中生有」，其實就是這個意思。在一定的條件下，新「有」的物質又不

斷的分解消滅，稱之為「無」；而滅後的「無」又從中生出新的「有」來。萬事萬物就是如此「生住異滅」般，一而再，再而三的透過第八識如來藏的「識種流注性」，把業識種子像超高速四Ｄ影像投影般，永續循環不息的彰顯到娑婆世界，此業種不滅，輪迴也永不停止。

宇宙假如僅具備由重力形成的吸引力，那麼宇宙立刻會坍塌、消亡。只有**同時具備與重力結合成對發生的「標量波」出現的排斥力，宇宙才能獲得平衡、調和，處於安定狀態**。中國人有特別名詞「炁」，它不是空氣的氣，就是這種「標量波」，是一種波性旋轉對撞為零、卻是帶有信息的能量，對萬物有特別的功能；它廣存在於大氣中，而且會集結在水的分子能量中。在地球上，生物存在的指標是ＤＮＡ，ＤＮＡ呈雙股螺旋，由Ａ、Ｔ、Ｇ、Ｃ四種物質對對編碼排列，每三個編成一組，共有六十四組。它們有專屬的組合，配合成密碼鏈，上頭又有**調控蛋白來開關基因，生物是從環境取得標量波這種「零磁場」訊息，解碼後指揮ＤＮＡ去合成細胞所需的各種蛋白質**。這些蛋白質為荷爾蒙、酵素、生物組織與器官最重要的基本原料，一切生命現象都藉此步步為營，將「無形無相的信息」化成「有形有相的生命」之各種活動。

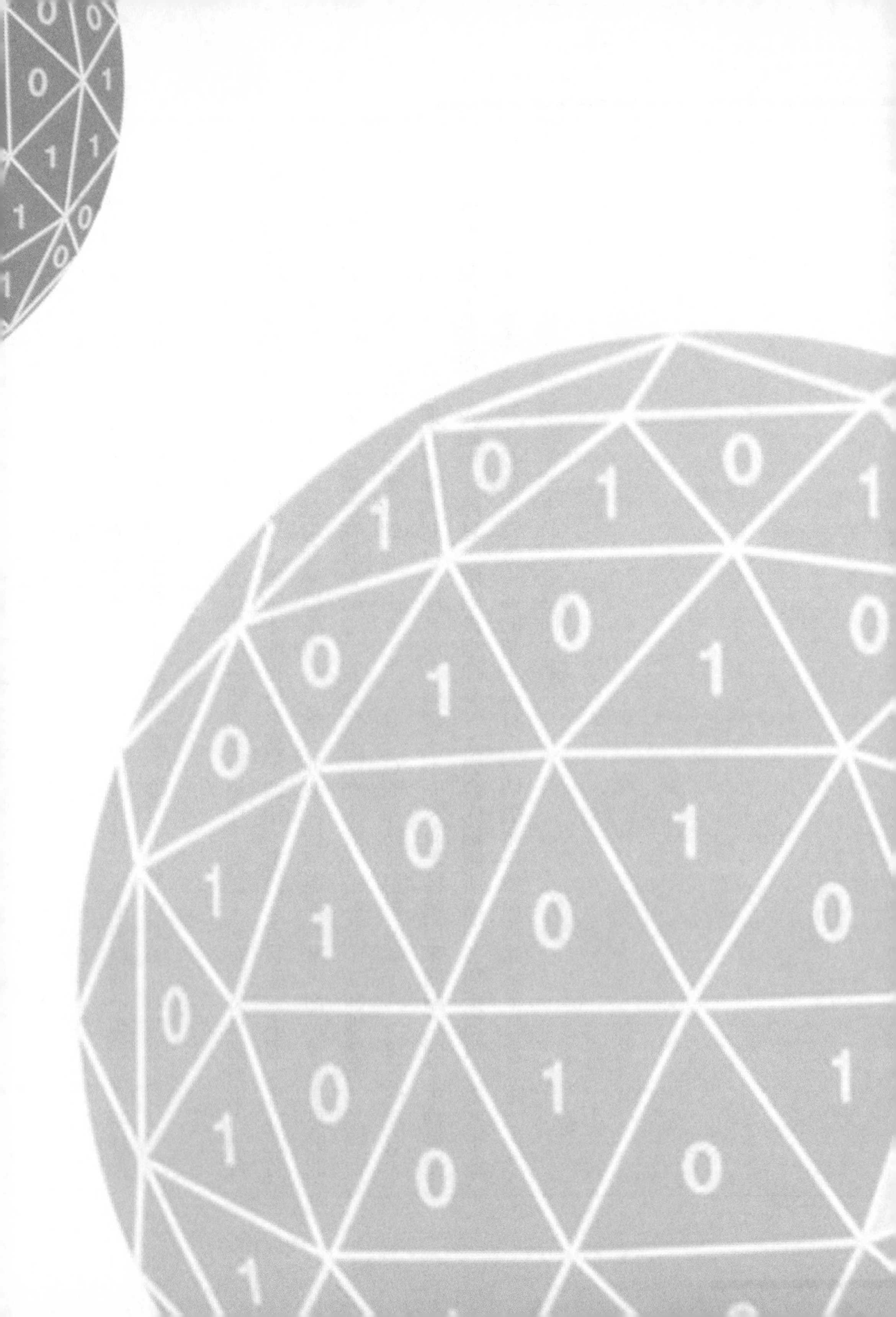

第四章

台灣集世界最特別的氣場、景觀於此身

第一節　台灣是中國崑崙山系地球主龍穴的正案山

台灣是一個很特別的地方，葡萄牙航海家給此地取名Formosa，表達出敬仰其自然雄雅美麗的意味。台灣本島雖然只有三萬六千多平方公里，卻擁有四川大白山以東的東亞第一高峰玉山，當做她的祖山。

台灣的地形景觀集世界之最，因為台灣是五百萬年前，先有南中國海板塊插入菲律賓海板塊，再由菲律賓海板塊以每年約七～八公分往西北擠到歐亞大陸板塊，這樣子擠出了台灣主要的山脈。而菲律賓海板塊向北又在龜山島至琉球群島南方插入歐亞大陸板塊。位在地球板塊相互交會的地區，地震當然頻頻發生（地底的靈氣也同時上升到陸地上來），這就指出**台灣活生生的還在繼續架構中**（中央山脈每年上升約一公分）。

如果從全球風水網路布局的角度來觀察，台灣是中國崑崙山系地球主龍穴的正案山。相對於主穴崑崙山來說，是左手大龍砂（左主幹網路）所包圍起來的遠大明堂（太平洋）的內屏衛護。而隔著台灣海峽的大中華華南地區，有四川盆地、兩湖盆地、江西盆地、東南丘陵地帶呈現一片半圓弧，做為中明堂。

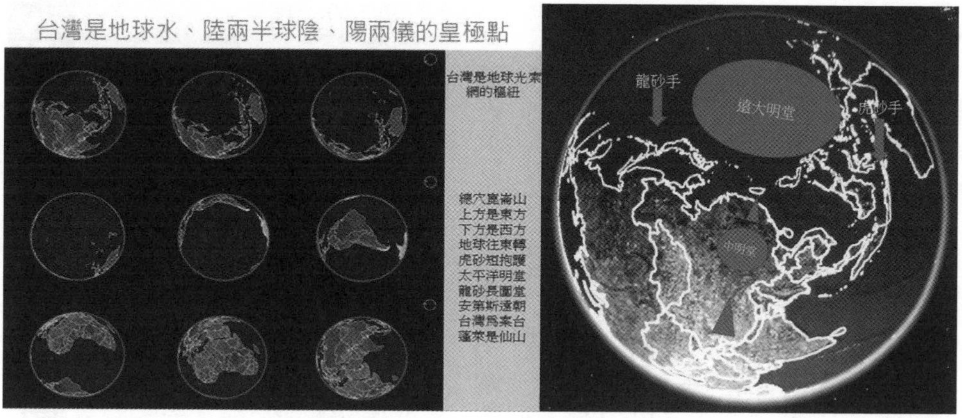

至於位於亞洲東岸的花綵列島，由俄羅斯的伊留申群島、日本列島、琉球群島，經龜山島附近入台灣，這一條風水網路骨幹則是左龍砂展開延伸至美洲後，回顧原穴之護手砂。而主幹龍分出來右側的虎砂網路則向南延伸，從馬來半島出新加坡，轉經印尼諸群島，北轉向蘇拉威西，再經眾菲律賓群島，由蘭嶼、綠島附近推進海岸山脈，是大右虎砂回顧本穴的護手砂。

太平洋對岸的南美洲，聳立的安地斯山脈更整齊的排列成金城橫列，包覆遠大明堂的太平洋成為最遠的朝拱巨案。

全部的地球完美風水布局，十二條氣脈由帕米爾高原往八方分散出去，俱足了主龍、正穴、正案、遠朝、長左龍砂、短右虎砂、近明堂、中明堂、遠大明堂等巒頭硬體，無一不具備。

第二節 東方心靈與休閒旅遊的世界級勝地在台灣

台灣百姓對全世界正傳的宗教一向來者不拒，悉認為遠來的和尚較會念經，對各宗教界的修行人更是敬之以禮，誠心供養之。不論是佛、道、回、耶、儒等宗教都絕不排斥。**台灣在日據時即被稱「宗教寶庫」，因此多種宗教在此地立基生根，台灣人包容多元宗教的文化特性，凸顯各派宗教在這塊土地上相互尊重、交流融合的珍貴價值。**柯P更想利用閒置的公家廳院來建置回教清真寺，廣納中東、印尼、馬來回教徒方便來台觀光與交流，是很有遠見與智慧的作法。

最近統計，在台灣境內傳教的約一百多種，主要的有二十一種。全台灣傳統寺廟有一二一〇六座，道廟九四八五座、佛寺二三五五座、一貫道二二二座、寺廟數量分布縣市台南市第一，次者高雄市，第三屏東縣；而外來宗教教會有三二八〇間，基督教二五一五間、天主教七一五間，餘天理教、回教等五十間，教會數量以台北市最多，次南投縣，再次花蓮縣。

我就曾經對很多觀光旅遊業者說：「台灣早就是全地球各種高次元仙佛神靈的度假勝地；為何不建設此地成為東方心靈與休閒旅遊的世界級勝地。」

中華文化精髓乃在於歷來中原的大思想家，能將佛、儒、道的理念融聚成一種相容且極為柔性、

理性的文化，能中和當下剛性擴張的西方基督文明，以及文藝復興後以資本主義為基礎的重商現實理性主義。而真正的中華文化主流有幸輾轉來到台灣，特別是世間法出世間法的佛法正脈，在中國政治鬥爭下的文化大革命、破四舊的摧殘後早已離開大陸，卻讓一條佛法正脈在台灣穩定發展開來，像常律法師、平實導師、慧律法師、寬謙法師……等皆筆者敬仰的佛法開示大師，漢傳佛教正統本來所在的大陸學法僧眾，莫不因禮失而求諸野，紛紛派學子來此修習正法。

所以筆者憑良心對各位讀者宣告台灣是真福地，有福氣的眾生不知累劫積了多少福德莊嚴才能生在此地，有這樣難遇的善知識能讓我等親近求法證道、悟明實相，千載難逢，「巷子內」的行者才懂這個密意。

西方研究佛法學者最受肯定的肯．威爾伯（Ken Wilber），是西方意識心理學權威，他的《萬法簡史》（A Brief History of Everything）中譯本筆者細讀過，確實很有深度，還有《意識的頻譜》（The Spectrum of Consciousness）等著作翻成中譯本約十冊左右，皆值得推薦閱讀。

威爾伯將意識分成十個層次，頻譜如下：

一、感官知覺層——對事與物之覺知領域。

二、虛幻的情緒層——情緒性慾幻相心智。

三、表現性心智層——符號、概念思維。

四、思惟規則層——具體的概念運算。
五、正常/反射心智層——理性的思惟。
六、視野/邏輯層——架構人際網。
七、心理層——內觀洞察力。
八、精微層——原型所在境界。
九、因果層——所形成的彰顯來源最高本我。
十、極限層——超級心智。

在西方與日本，威爾伯被視為是已證入最高境界之一派宗師，宗教史權威則認為他在整合西方心理學與東方智慧的貢獻上遠遠超過了心理學大師榮格（Carl G. Jung）。

威爾伯就認為佛法最高智慧乃無分別智（Nonduality），就是「離兩邊通，得中觀智」，包容超越上溯 Ascending 的空性，下及 Descending 的萬有，然而此無分別智只是道種智位的菩薩所證中下品的妙觀察智與平等性智，威爾伯書中未能把最深、最重要的「一切種智」之修證，詳細介紹給西方學者，尚有點遺憾。筆者認為他若能**將第八識（阿賴耶識）法界萬法的根本心、實相心等仔細寫出，讓上品的大圓鏡智、成所作智這般圓滿的「轉識成智」修證過程得以在其書中補充進去，就更盡善盡美了。**

話又回到佛法千百年來最盛行的東亞大陸，依照多家新聞媒體的報導：聞名全球的大陸河南少林寺，住持被發覺財、色醜聞一大堆，本來是佛門淨地卻被經營成斂財斂色的沃土，武僧們練武本來是以修身健體持忍德為本，卻演變成練舞表演的劇團一樣世俗化，佛門經典束諸高閣，持戒修行更變成口號，寺廟只有招牌是佛寺，寺內群僧苦練武功，藉著表演超人氣功、武術絕技戲法，賺取巨額觀光財，千年名勝古蹟寺廟變成專收門票的營利事業；但廟裡越有錢就越敗德，淪於欲海中翻滾而已。

宗教是帶領眾生由凡入聖的道器，盼望該寺能夠改頭換面，恢復以往弘法護眾的精神才是真正中華文化道統的價值所在。而台灣很多寺廟，都占到很好的風水氣場，特別是風景好、建物雄偉的大寺廟，容易吸引遊客參觀，但一變為觀光勝地，僧侶忙著接待香客、餐飲服務、販賣紀念品，錢賺多了，卻荒廢精進佛法的修行，這也是一種物質誘惑，如何拿捏頗要小心。

偶像崇拜也是現代人的一種難改的習性，人們不往內省，與自己本來擁有的內在光明神性連接，反而去拜那些人造出來的偶像。大家可能不了解，這些偶像也偶爾會有某些神奇能力會發生，乃因**偶像的能量，是藉由迷信群眾的信念餵養出來的**，這些信念就是信眾們想要獲得更多、更好的「慾念」。

當你發心發願拜拜祈福時，你的生命能量正逐漸消失，它們漸漸被偶像吸走了！許多電影明星經過媒體的炒作，粉絲見到他們就發狂嘶吼，看起來真的是現代版的邪門武功——「吸星大法」。一些政客們也開始引用此計，把自己塑造成明星偶像也好，甚至於瘋狂式造神運動也好，都是吸取我們人民意識能量的騙局！

現在社會中有一些人，腦袋很聰明，卻極端自私、唯利是圖，心理醫師將 Socialpath 翻譯中文稱為「反社會人格者」。我們台灣也有這種分子，位居政治權力核心及其左右，只圖利和自己掛勾的政黨與財團，置老百姓生命財產於不顧，西方最近也出了幾本書在探討人口占百分之一到四左右的這些 Socialpath，他們往往能掩飾自己，表面和善，獲得擁戴後當上高官領導人才露出真面目，而讓大家苦不堪言，**所以人分兩種，「只服務自我」或「願意服務他人」，你是哪種呢？**

資深媒體人孫樸園曾經為文談到「什麼人是台灣的大贏家？」他認為最貼切的答案是「宗教性詐騙集團」；這些集團使用的手法與政界或金融界之詐欺同業很相近，他們舌燦蓮花，口才絕佳，常令信眾虔誠受教，慷慨解囊捐輸鉅款，忠誠供養，有時除了獻金以外還要獻身，為何會如此？這是因為一些政治明星、金融鉅子、影視名人等大人物，在騙取眾生的信念贏得財富與權力後，由於內心感覺造孽深重，心懷內咎，恐懼下地獄，無法安心，於是就想辦法去皈依各派有名氣的大師，心甘情願乖乖的被修理論述一番，並將所騙來的財富捐出一部分來贖罪，買點功德「票券」或預購一些大師加持的「靈骨塔」，藉此取得大師的特別關照及祝福加持。如此看來，**宗教頭頭才是高人一等**，形同神明的化身接受膜拜，實在神氣無匹。

台灣一般百姓素來單純，喜歡拿香跟著拜！神到底有沒有造人，一直是個謎，但人一直在造神，這倒是真的。台灣的神超多，還能依信眾需求，創出新的神明偶像，最誇張的是它還能渡海外銷中外，是產值極高的萬年服務業，算是台灣人極有創意的發財行業！

第三節 台灣風景最美的是「人心」，最缺的是「信心」

我認為台灣要成為心靈提升與休閒旅遊聖地，乾淨的衛生環境、有機無毒的餐飲供應、嚴謹的治安與交通便利，是政府最優先的改善要務。做好這些，台灣絕對等同東方的瑞士。但是目前台灣社會人心的淨化、心靈的改善，尚有一段路要走！媒體應該好好提倡與開發和諧及仁愛的心靈空間，不要情緒化報導，喧擾負面的小道八卦，為了收視率，出賣新聞媒體人的良心。又因懼怕兩岸對峙造成軍事衝突，政客常擴大統獨對立意識爭執來博取選票；有些人出賣自家，討好對手，只為私人獲得特許，以買辦手法取得不當鉅額利益，所言偏頗，造成反效果，讓眾人鄙視憤慨之。**貪財敗德，現世雖榮華富貴，然累世福報耗盡，其來生業報如何，可想而知。**

如果台灣上空電視、廣播的無線有線電波頻道上，滿是對立、分化、恐懼、仇恨、嫉妒、淫欲、貪婪的信息頻率；司法審判結果常與全民意志相左，是非顛倒，人心憤慨，整體台灣的天空、地下就等同籠罩在一片烏雲慘霧之中。我預感這裡需要一次經濟大蕭條、政黨大輪替，如此才有可能整頓貪婪業的企業界與政界，讓台灣得以改頭換面，遠離邪行惡道。

全世界各地觀光客問卷調查皆公認**台灣風景最美的是「人心」，特別是「善良的心、熱情的心、好客的心」**。人們的信念塑造了他們的世界觀，決定了人們有什麼樣的行為，對其他人有哪些情緒反應。只是筆者認為台灣目前最大的麻煩是「信心」出了問題，急須要用「救心」的重藥。社會穩定第一要素是「信心」，雖然善良、熱情、好客的心很難得，卻也容易遭掩飾欺騙而上當。

第四節 末法時期，哲學成為宗教，金錢成為真理

當許多人心靈感到空虛沒有依靠，心中沒有主見，就容易胡裡胡塗的跟人盲目追隨一些自稱已開悟且通靈的得道「大師」，或追隨一些有名無實自稱自許的密宗「活佛」，奢求他們的加持、祝福、施法灌頂，商賈大亨們更喜歡花大錢供養靠媒體（不肖記者是共犯）宣傳拱出來的「宗教偶像」。**信士要具備「擇師慧」**，供養弘揚正法的三寶正僧（法師），本來可以累積自己福德資糧，為自己鋪陳將來解脫、成道的因緣門路，並無不對；但這些只知花錢供養別人，自己靈性不長進，忘了自己本有如如不動的佛性在心中才要更重視供養，不是只有向「身外求法」，不可能藉外力加持讓自己解脫，獲得成就。**若供養的是邪師，麻煩就大了，請神容易，送神難**，他會想盡辦法控制你這頭肥羊，要財要色（用雙修邪法），最後連你命也要了。

台灣也出現商業化政治化的大型宗教組織，致力於把宗教企業組織越搞越大，建立幾大山頭，腰囊萬貫，變得有錢有勢好辦事，有媒體、有高官政黨人脈，執法者遇到它們只好轉彎。宗教領袖頭頭，像影藝圈的人那樣作秀，非常高調，也非常虛假，信徒們也很情緒化地崇拜與維護他們的偶像，台灣民眾必須突破這一個盲點，否則永遠只能當神棍的跟屁蟲。**在末法時期，哲學成為宗教，金錢成為真理**，世風日下。一位基督教長老跟我說：「（台語）地獄黑嚕嚕，專關一掛長老和牧師。」法師也好，牧師也好，當心呀！

修行要有成，端在有好機緣受到「真善知識」教導，能夠「安心受教」。好的老師才能傳授正確的修行知見，讓學子們內觀清淨心，懂得自己淨化有染種子、習氣等業識，才能獲得解脫。大家也更能體悟自證真心自性如來藏本體，這個自性由於一念無明起心動念，宇宙的一真法界就瞬間扭曲變化，頓生出十法界成型，更有四聖六凡之分，各道眾生又依引業而分別轉生輪迴不止。**自性本無相，真空妙有，明心見性才能回歸無相**。

或許諸位讀者對筆者提出此看法覺得新奇或胡扯，只是筆者直覺上還是認為這十年期間，地球會經歷一些自然的巨大能量，清除累積多年的共同業力後，估計二〇一七~二〇二〇**年後，台灣將是寶島中的超級寶島**。我們台灣從一九四四年後，已經有無數的高靈（八地以上菩薩、光的大天使級）倒駕慈航來此降世度化眾生。這些真善知識們多年來以真知真見無私無悔開示如來藏實相真義，來此傳授無上正法度化我們，不用企業經營方式來謀求粗糙的宗教表相富麗莊嚴，也不求用老鼠會傳銷方式廣收徒子徒孫搏取名聞利養，超越表相膚淺宗教只修人天福報及只重視行善救苦的社福有限思維理念，善知識會直接開示眾生自己本有自性清淨真如佛性；但眾生必須擁有正確的學佛、學道知見，歷經聞、思、修等過程再來見道、修道、證道，唯有親自內證高我「唯我獨尊」自性如來藏，各住身中隨業受報，了知自心如來藏乃是離見聞覺知意識心，非五蘊十二處十八界所攝。第六意識會出現，乃有如來藏為因，以根塵相觸而起了別作意為緣，受第七末那識指揮，作思惟分別觀照，才有此前六識之果。**如來藏是空性無所住，是萬法所依的根本，有這樣正確知見，才能證真如佛性乃是自己本來不生不滅的真面目**。六祖所云：「何期自性，本無動搖。」這是如來藏的隱秩序，像一粒小小種子（小宇宙）。又云：「何期自性，能生萬法。」就是如來藏的顯秩序，從小小種子依緣起就能生成一顆具有根、莖、葉、花、果的大樹（大宇宙）。

筆者深深感到台灣確實很幸運，能遇到這些千載難逢的靈性指導老師，所以台灣有極殊勝的佛法修學道場，這裡的老師本身發宏願，持戒精進，以身作則，指導學子懂得提綱挈領，先了解佛法的精髓主軸，然後次第分證支支脈脈細則。「佛語心為宗，無門為法門」，只有藉自身修成的慧力、定力、福德莊嚴來證「實相心真如」，才算是入此「無門之門」。好老師除授予學子「解脫慧」，讓執著物欲的眾多學子，早日**放下我執、法執的錯誤觀念，而獲得心的解脫外，更提升自己對生命實相的認知**，傳授「般若智慧」，讓求道學子有正確的學佛知見，速速破除一念無明、無始無明，提升自己靈性頻率，早證諸法實相，讓大家更有智慧、更有慈悲喜捨，以無分別、無條件的愛心來彼此對待，這對全地球眾生，未來整體靈性的進化提升，將有極大的貢獻呀！

這幾天也看到一本非常令人驚奇的好書，書名是《喚醒多次元之心：從馬雅聖地到水晶龍線，啟動台灣靈性使命》，作者是兩位合著；一位是從荷蘭到墨西哥馬雅定居的水晶頭顱守護者，致力傳遞宇宙的智慧；另一位是台大畢業且留英的財金雙碩士，從外商銀行助理副總裁轉向心靈的追尋者。書中最特別之處，就是指出**台灣是水晶龍線起始的殿堂，地靈光柱（Vortex）數十處，台灣也是療癒中國的起點！**該書也提到，明白了台灣在新時代藍圖裡所扮演的關鍵角色後，才知道為何有這麼多大師稱許台灣是個能量寶島。而身為台灣人的我們，是如何榮幸地被揀選，走在這條覺醒的道路上，原來這正是我們ＤＮＡ裡的設定！

但是台灣由於人口老化，加上不合時宜的法令規章，對於外來人才的吸引力大大打了一巴掌。根據二〇一四年ＩＭＤ的全球人力競爭力報告，台灣在六十國中排名第五十，連中國都不如。國家無政策，台灣未來要的是創新，創新要人才，台灣游資太多，銀行放著太多爛頭寸，不是錢有問題，是當政者、立法者有問題。有了優秀人才到此，才能發揮天、地、人三合的運勢。從二〇一三年起，由於智慧型手機的普及，新的翻轉意識能量已經來到台灣，透過網路社群的擴散（如ＦＢ、ＬＩＮＥ、Twitter）又急又猛，從台北等都會區逐步影響出去，二〇一七年一開始就會很不一樣，全世界的人們等著看吧！

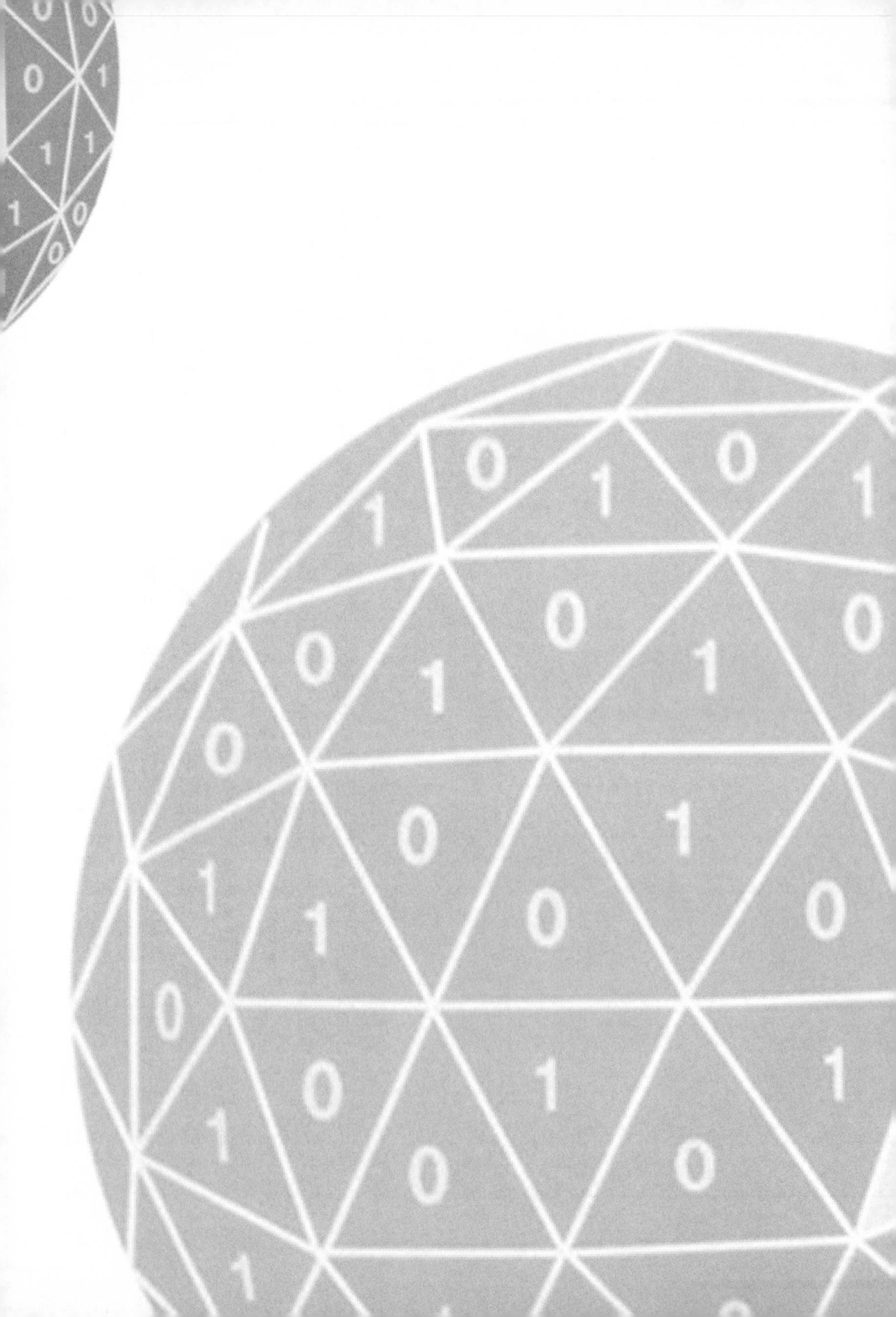

第五章
生物能量篇

西方在天主教統御的時代，數理科學逐漸發達後，就開始把宇宙當成自動機器運作，也出現心靈物質二元對立論，這就是法國著名哲學家、數學家、物理學家笛卡兒的哲學，也是主宰西方哲學思潮的基本結構；「我思故我在」就是他留下的名言，從懷疑一切出發，存在於「世界之外」的是我的「理性」，秉持由外部來觀察世界整體的態度，但個人的情感與身體，則存在於此世界中。總之：心靈歸心靈，物質歸物質，各走各的路。

當時伽利略由於主張和宣傳哥白尼的「太陽中心說」而被教廷定罪，笛卡兒明哲保身，放棄了出版天體運動與宇宙自然進化之論述且支持「太陽中心說」的《宇宙論》，而其《心物二元論》一方面既不得罪教廷，一方面也讓科學擺脫神學的制約走出一條新路。但後來還是出現了史賓諾莎的Two Aspect Theory論點，認為物界與心界乃一體兩面，兩者通通要合乎理性，此世界整個統合體便是「神」，又叫「自然」。自然是神，神也是自然；包括人類在內，世上萬物皆是神的一部分，這就融合點東方哲學口味了。

當前被公認是近代最偉大的科學家之一的愛因斯坦，坦然的把宇宙分成可知的「形而下」層面，和不可知的「形而上」兩個層面：前者是宇宙的外在表相、感官所及的物質世界，是知識的領域；後者是宇宙的內在精神面，超乎人的理解力，是藝術和宗教的領域。愛因斯坦更認為「常識」是人類祖先長期累積的經驗下產生的想法與觀念，所以常識是值得被尊敬的偉大智慧。然而在探討宇宙真理實相時，若拘泥於常識，就無法超越祖先的智慧而向前邁進。更何況，通往真理的科學神秘之門，只有在我們突破常識之際，才會打開。

談到能量，也有各種不同的層次，物質性的光電物理與生物化學反應，通通屬於形而下的能量層面，筆者在本章第一節就用外顯能量來做解釋；至於前面一章講述了許多台灣的能量高，這個能量是屬於形而上的精微能量（Subtle Energy），與一般上課讀物理、化學的外顯能量（Explicit Energy）是有不同的定義。

第一節　外顯能量——理化機械能量

一般我們接觸的是外顯能量，通稱為能量，它的觀念眾所周知，例如汽車的運動就是化學能（汽油）轉換成熱能（引擎燃燒），進而產生機械能（轉動輪子使汽車前進）的結果；而電燈就是電能與光能及熱能間的轉換。人類的科技文明進化，端賴能源的獲取與應用，目前還是很原始的第零級文明，可是人們卻在此互相鬥爭、破壞地球整體環境，讓地球有機體蓋婭母親很難受。**天、地、人的源頭本是合一的架構，人類卻傲慢自大，為了一群資本家的利益，將石化能源當成搖錢樹，過度開採而傷了整體性的和諧，好像不把石化燃料用盡絕不罷手似的。開採頁岩油氣，需高壓打入化學藥劑入礦脈，汙染到地下水層，這樣戕害地球，其反撲的力道可是很激烈的。**

至於核能發電，雖沒有溫室效應，但是如果管理疏失或災變應付不及，造成像日本三一一福島的核災，確實是百年無法彌補的大浩劫。人類在還沒有確實掌握如何處理核輻射的技術以前，必須限制核能開發的數量，以免出事而後悔莫及。

為了將視野擴大，特別介紹俄國科學家卡達什夫（Kardashev）對星際文明發展的解說，從零級到第三級如下圖示，讓我們知道地球人當下科技的處境，要謙虛的對待大自然。

第零級文明：也就是地球人類文明才剛開始開發行星的資源，缺乏控制能源的科技與方法。這

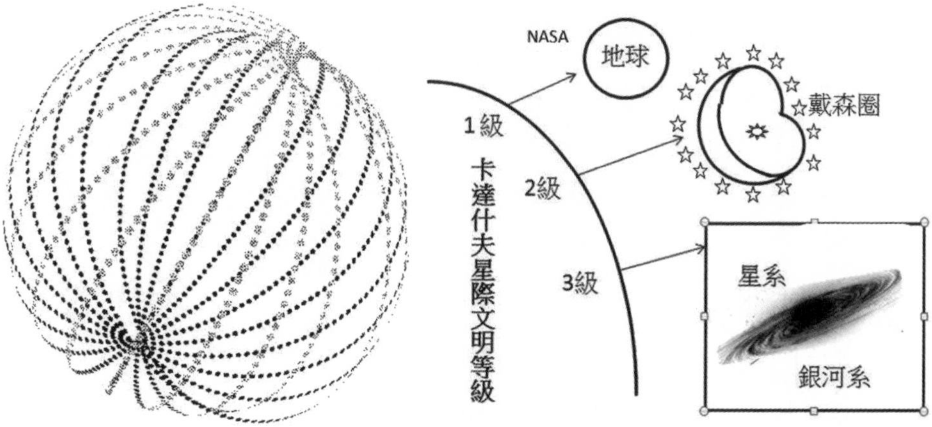

級文明只能利用石化燃料來產生能源，最大的電腦也無法準確預測天氣，更不用說控制天氣，但已發現九十二號元素（鈾）的連鎖反應，只是不會控制。美國開發**HARP**這種氣象武器，對生態破壞很大。

第一級文明：控制整個地球行星的能源，能控制天氣，預防地震，所謂行星蘊藏的能源包括在地殼深處採礦與採集海洋深處資源，這級文明已採勘完其行星所處的恆星太陽系（能源級數是十的十六次方瓦特）。**第一級文明要躍升為第二級可能需一千年**，因文明是「等比級數」的成長，一個文明所需的能量，必須開發太陽恆星的能源讓文明持續。這類文明開始懂得控制重力，也就是利用蟲洞來扭曲時空，首度取得旅行達到附近恆星的能力。位於瑞士日內瓦郊區的歐洲原子核研究組織（**EONR**），就努力尋找「反物質」，人類能控制它，才能邁向第二及第三級的文明。

第二級文明：能控制太陽恆星的能量，主動發掘太陽儲藏的能量，其消耗的能量極大，只有直接用太陽的能量才能供應需求，就如上圖戴森圈（Dyson spher）收集恆星能量的科技，這類文明指正要在附近的恆星系統所在的各行星上進行殖民（能源級數四乘以十的二十六次方瓦特）。**Dyson sphere** 出自戴森於一九五九年發表的論文《藉恆星源紅外線來人工搜索宇宙最大領域》。此文發表在科學雜誌，是滿先進的人類太空探索能力範圍的概念，其實也算是科幻小說（Fiction）的想法。

該圖指出，人類可以收集恆星所發出的紅外線能源當作動力源，該戴森圓球厚約三公尺，但外圍半徑一・五億公里（類似上頁左圖），有此巨大能源才足夠恆星系外面的最遠居住圈殖民使用，這就是始於第二級文明的範圍。

第三級文明：**達到控制著個星系 Galaxy 的能源，該文明也許能隨心所欲的控制時空**。我們零級的文明只能釋放氫融合的力量，卻無法控制，也無法控制天氣，要再一世紀人類才能晉升為第一級文明，我們還沒載人登陸火星，在太陽系內殖民更要等一世紀（能源級數十的三十六次方瓦特）。美國加來道雄太空物理博士看未來的星際文明，認為透過量子力學、弦論等超光速的科技開發後，我們將可以逐步走向高一級的文明，其視野確實很宏觀。

大一統是要統一宇宙間的基本力：電磁力、重力、強力、弱力。人類現在只有對電磁力有較深入的研究，至於最近發現的撓場力這種隱而未顯的力，還是不透徹，特別是能跨越多次元的泰斯拉標量波（Scalar Wave），研究中斷很久了，ＥＴ有本事來地球，可見操控能量力場的功夫是很厲害的，善意的外星人不用教我們太多，只要教一點如何安全穩定控制核融合的技巧，那人類的文明就能向前跨大一步，不用燒石化燃料來污染地球以獲取能量。簡單做比較，一公斤煤燃燒是三百萬焦耳，核分裂一公斤是二百五十萬倍，太陽內部核融合約二千萬倍，而反物質與物質碰撞產生的熱能達到三十億倍。

其實除了這些有感的能量（光、熱、聲波）之外，物質間的引力、動植物的生長（生物能）等，都是能量的具體表現。人體當然也不例外，無論體內細胞的生成、組織的再生或器官的運作，都需要ATP能量的維持；簡而言之，人體就好像是一個小型的能量交換中心，能量的生產、傳輸及消耗無時無刻不在我們身體內部進行著。

也因為人體是個全時能量交換中心，所以能量的高低及能量交換效率的好壞，就反映了人體的健康情形。而在引用能量理論探討人體健康情形的時候，我們發現幾個有趣的現象：第一，人體的能量分布是依器官組織的需求而不同（生產ATP的粒腺體在每個細胞的數量大大不同），所以我們不但需要檢查各器官組織的個體能量，還要測量個體和整體能量間的關係；第二，藉由人體能量狀況的全面性檢測及比較（特別是生產ATP時，附帶產出過氧化物這種破壞基因體與細胞體的自由基含量），我們可以提早發現人體系統內的異常，把握及時治療的時間；第三，**能量若不穩定，常有高低起伏時，照多年經驗表示有腫瘤之異常徵兆，需特別注意**。

看到這裡，你是否覺得這些有趣的發現有種似曾相識的感覺？想想以前看中醫的經驗，是不是中醫師曾經告訴你哪裡氣虛要進補，或是哪個部位火氣旺要排泄；有時你背痛，中醫針灸卻把針扎在手上。繼續看下去，你就會有所明白。

第二節 內隱能量——精微能量

中醫說的氣，就是講形而上的精微（Subtle）能量。事實上，能量醫學可以說是一個跨學術界合作下的智慧結晶，它綜合了中、印、西方醫學、藥學、生物學、數學、傳統物理學及近代物理學的理論，發展出一系列的學說及應用技術。其實能量醫學的濫觴並不在近代西方國家，我們的老祖宗早在數千年前的中醫理論中，所提到的「氣」、「經絡」及「穴道」的概念，才是真正能量醫學的鼻祖，其中**「氣」就是精微能量，「經絡」就是傳導精微能量的管道，而「穴道」則是精微能量轉換的節點**，用這個角度來結合中醫及能量醫學的關係，就非常淺顯易懂了。

全世界將氣應用到中醫經絡研究最徹底的，就屬王唯工博士了。他將黃帝內經講的三部九侯，以上六、中四、下二等諧波共振，來講解膽、肺、腎經的氣血循環好壞。特別指出三焦經與第九諧波共振，王博士認為所有的病皆起於缺血缺氧，多動頭頸和手臂、多動雙腳走路，會使全身氣血循環好起來，一些病也就會跟著好起來了。其研發的脈診儀與所寫的幾本書，《以頸為鑰》、《河圖洛書新解》、《以脈為師》、《氣的樂章》、《水的漫舞》、《氣血的旋律》、《氣的大合唱》等，都是極有創見、融合西方醫學理論與中醫經絡的巨作。最近寫的《河圖洛書前傳》，用科學眼追蹤還原中華史前文明拼圖，更是一絕。該書提到王博士用現代科學數理知識，將一萬年前留下的河圖洛書等數位文化整理出來，把中華古文化做一個徹底的整理，如中醫、中藥、易、河圖洛書等。但他認為更重要的是，讓我們重新認識自己。我覺得王博士最棒的是解釋了「擊鼓進攻、鳴金收兵」的道理：因為鼓聲低頻，氣血往下走，情緒激動，可衝鋒陷陣殺紅眼；鳴金高頻，氣血往上升，理智主控，不再衝動而回神。暮鼓晨鐘的成語，辭典解釋是指佛教的規矩，寺裡晚上打鼓，早晨敲鐘。比喻使人警覺醒悟的聲音或言語。筆者特別在此點出，寺院白天的鐘聲讓你絕對清醒來思維佛理，辛苦精進後，在夜裡要放鬆就擊鼓，氣血下行，讓大腦休息能完全恢復，暮鼓晨鐘這是有道理的，若顛倒就不利修行了。他還提出很有特色的醫學見解：**想補腎，多用雙腳走路；血壓高，腦部或有傷害**。

現代科學已經確知，每一個生物體都有電荷分布，當然也包括人。根據現代生理學的了解，人體內的生物電分布在每個細胞內外或細胞之間，當細胞遭到損傷時，這個細胞上所帶的電就會產生變化，現代西方醫學界早已利用人體內這種電荷變化的原理，發展出一些精密的診斷儀器，如心電圖、腦電圖及肌電圖等。

乃至於核磁共振攝影、掃描儀（ＭＲＩ）也是由人體內電磁分布的原理發展而成，只是產生的數特斯拉巨大磁力很損身體。目前的科技研究已經了解，這種電在人體表面有固定的分布軌跡，亦即固定的傳導路徑；同時，在體表的這些傳導路徑上，還有許多的特定測量點，電阻低，可以反映體內不同器官所帶電的變化。這與傳統中國醫學經絡理論不謀而合，也就是中醫所指的氣，在人體經絡中運行，事實上就是生物電的分布與流動平衡的現象。

第三節 生物能量醫學是研究生物體能量變化的信息醫學

至於如何偵測生物能量信息，西方最早開始有系統記錄人體這種生物電特性的是德國傅爾醫師。他發現，利用電子電路將極低的直流電壓（約一．二伏特、十微安培）輸入人體時，會產生極微弱的電流，從穴位循經絡進入臟腑，引起一連串人體對電刺激的反應，而產生一種對抗的電機能，以電機能的大小及穩定與否的反應，可以顯示經絡或臟腑的問題。

接下來他又與德國工程師拿納合作，在一九五五年設計出第一部可用以測量人體穴位的電針儀。國內早在一九八二年，榮總傳統醫學中心也開始應用現代科技，**鍾傑醫師更發展出更具功能的電腦電針儀**，稱為「秦值測量儀」，至今仍陸續研究出更新機種。這一類儀器皆稱為「穴診儀」（ＥＳＤ，Electro-Dermal amp; Screening Device），非常受到中醫與西醫體系的歡迎，像是**聞名中外已屆九十高齡的崔玖教授，就是此界的高手。她發揚生物能信息醫學不遺餘力，願意為世人找出未病即先預防的醫學架構，令人欽佩。**

台灣在這區塊力挺全相醫學的還有潘欣祥、馬芳傑、許瑞云等醫學博士，以及劉大元、張文韜、楊紹民、荊宇元、黃鼎殷等醫師們。

中西藥物或食品與人體在同一迴路時，透過穴診儀傳遞，電子波受藥物調度相位以載運信息，與人體生理系統共振，吸收藥物信息波，此藥物信息波會干涉生理系統造成信息波，因此檢測此波與人體特定經絡穴位，即可知此藥物或食品適不適合受測者，會不會造成過敏，傷害肝臟或腎臟，亦或可了解對人體是否有效，並作定性定量測試，找出最適合的劑量。而此方法之延伸可運用在化妝品及日常用品，減少對有害物品之接觸。

科學家已證實，任何生物體和物質都會發出精微能量的光場。生命光能的探索，可溯自五千餘年前，從歷史的圖形和文字遺跡，即發現有許多不完整的留存和傳述。早期生命光能的記述和宗教信仰、宗教靈力、永生的隱喻、身心能量的詮釋、生命的修煉等，均有密切相關。**佛法中最高境界是佛界的「常寂光淨土」，祂永恆常住、不生不滅、不增不減、自有永有，且是能生萬法的無量無邊無始無終的光場。**

現代科學研究證實，宇宙間生物和物質其生命的存在、生命的生滅、生命的聚散，均源自於「光」。光場現象可被定義為生命存在的現象、活動狀態的現象，甚至應用於解讀生命健康的現象，以及醫療過程和結果的現象。

第四節 光場現象可定義為生命存在的現象

二十世紀初，俄羅斯研究員亞力山大．古里維奇（Alexander Gurwitsch）檢測到所有的細胞都發出極其微弱的光。後來另一位研究員 V.P.Kazmacheyev 宣布這光似乎對細胞間的通訊有影響。德國物理學家弗立茲－亞伯特．波普（Fritz-Albert Popp）可以證明，這個被他稱之為生物光子的光是連貫的，類似於鐳射，它引導著人體的生化過程。

在二〇世紀八〇年代初約翰．博希溫克（Johan Boswinkel），一位對各種生命現象做出了非官方研究的荷蘭人，讀了波普的一篇關於生物光子的文章。**波普認為，在我們體內的光引導人體的生化過程，光輻射干擾導致生化系統的干擾，這是我們疾病的真正原因。**

一九三〇年代，東西方的醫療科學已認知了人體生命和健康源均自內在的能量；所謂內在能量就是人體內具有生物電磁能量場（Bio-electric Magnetic Energy Field），而生物電磁能量場以電磁光譜波頻呈顯，並可藉由儀器測知。繼而一九四〇年代，蘇聯工程師克里安夫婦（S. D. Kirlian）發現生物光能的攝影技術，促進了歐美生命科學界和醫學界對生命能量光場（Aura）的研究和驗證。**台灣目前就有淳貿企業的徐老闆，十多年來用此種技術，給客戶作「氣場分析」**，讓客戶了解當下個人實相記錄。筆者十年前就做過一次，前幾天也再過去拍一張，三百元超便宜（還可抵購買水晶等款項），顯影後我的解說員謝先生對此相片解說很明晰、確實，值得對靈性世界好奇的讀友過去試一試，讓你「眼見為信」。（參考 www.blancoage.com）

一九七五年美國加州大學（UCLA）進行所謂羅芬研究，發表了使用光頻儀器和超覺感應所測定各種人體健康與疾患狀態。受療者和治療者的身體在治療過程中會顯現不同色彩的頻波，而不同色彩的頻波幾乎都表達了當時身心的知覺和狀態。這項研究為能量光場的醫療運用，做了肯定的註腳。

至今，現代醫學不但確認人體光場的存在，也肯定了人體能量光場和健康醫療的相關性。在以消除疾病導向（Cure Oriented）的醫學方面，陸續設計出：心律檢測儀、電子心電圖機、正子攝影機（PET）、核磁共振儀（MRI）等檢測診察的儀器。而在強調健康療癒（healing oriented）醫學方面，也紛紛設計出電磁、電容、電流、電阻、電導等的生物反饋（Bio-feedback）、生物頻率共振（Bio-Rasomnace）、量子醫學（Quantum medicine），甚至遠紅外線（Far Infared）照射、聲波、光療等的各種健康診測和治療儀器。

未來醫療的發展，將不再侷限於個別疾病症狀的去除，而會著重維持人體身心健康的全相（Holistic）療癒理念，強調健全或提升人體的自癒能力和免疫能力。全相（Holistic）療癒兼容各種有效的診療方法，包含預防保健等各種措施。

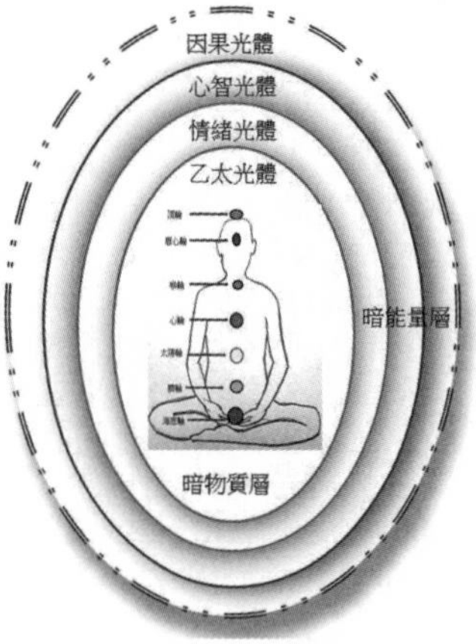

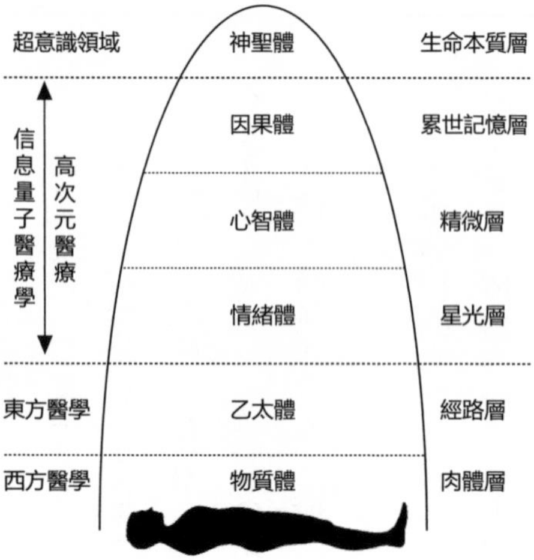

超越人類視覺範圍的高次元醫學

像能量光場顯示器這類儀器，就揭開了身心靈能量科學及生命現象的奧秘。產生光場現象，可視為生命存在的顯相以及人體細胞活動狀態的現象；總合各類資料分析，甚至可應用於解讀生命健康現狀，還可以用這些光場能量產生的自療過程和結果，當作前後身體狀況的對比與參考，指導對方選擇正確的能量組合，達成最佳效益。

一些這類的能量光場顯示器，其檢測功能可輕鬆提供並滿足從事能量物件行銷及能量醫療專業人員的正確訊息需求及專業服務，用來輔助現在西醫主流對抗療法的不足。其實健康能量源自於人體內在的陰陽五行能量平衡，而所謂內在能量，就是人體內具有生物電磁能量場；生物電磁能量場可以用電磁光譜波頻呈現，藉由能量光場顯示器測得明瞭及呈現。

右上圖就是未來全相醫學的概念圖示，**療癒是跨越人的生前死後不同身世**。乙太與肉體層與這一世關係密切，星光體層與情緒非常密切，所以花精療法很有效；心智體層與寶石、靈石等水晶療法有關係，最高是累世累積的因果體層。**修行的重**

點，屬於解脫關鍵，需對心靈意識有正確知見，這裡也是「自我療癒」最根本的模板藍圖光體所在。

至今，現代醫學不但開始確認人體光場的存在，確認光場是一層貼著一層像洋蔥一般，量子醫學更進一步肯定了人體能量場和健康醫療的密切關聯性，這類光場技術配合保健醫療的推廣，目前在俄、德、奧、法等國特別發達。

你可以用不同等級的眼界來看這個全相醫療，最下層屬肉眼層次，是目前只觀察肉體變化的西方主流醫學對抗療法，也是純粹唯物觀點。再往上一層的天眼，則是屬暗物質區的乙太經絡層，這就是東方中醫針灸漢方的醫學層次。接下來再往上一層，就是慧眼以及法眼等能覺察到的星光體層（這層又被歸為情緒體層）。這層以上算是暗能量區，還有心智體、因果體層。很多致病前因後果，甚至牽涉層面到輪迴的另一世，屬於高次元醫學，就無法在眼見為信的西醫唯物體系被承認符合硬科學。像是以色列內科學與院內感染專家雷歐納多・李柏維奇（Leonard Leibovici）教授，在二〇〇一年的《英國醫學期刊》（British Medical Journal）將「我們對時間、空間、禱告、意識與因果的成見」顛倒過來的實驗結果公諸於世，說出時間非單向，可觀的科學數據闡明念力會顛覆因果假設，逆時間去改變過去，就可以產生「逆向因果性（Retrocausation）」。像我學習過的ＩＤＦ光子密碼儀，以及第二十二章所詳述的探浪者（TimeWaver），就可以回溯到事件發展最源頭的致因時空點。**了解「因」，當下馬上修正改變心識，因一切法由心想生，真心一改變，業因、業果也會改變，業識經由意念誠心悔改消除了，就不會起現行，那時生命軌道走的路線會從該點轉移到另一**

時空軌道，病也就被自發啟動療癒了（Spontanous Healing）。

筆者個人經驗認為，若不了解對方因果法則，就收費而隨便幫人用消災術法來治病解厄，施法者下場會不好（擔別人的業力反撲），因為這樣做是破壞了宇宙因果業報的法則。**人會有病與災難都是個人累世深遠業力引起的「自壞作用」，病災反而是此人這輩子的人生修習課題，病災要藉此來彰顯人性，由病災的「苦」來反省「集」因，並由修「道」自悟而「滅」除業識，以深切了知此「四聖諦」讓真理彰顯出來。**故藉由法力與方術來治病災並不圓滿，務必讓人深入真理，體認一切法皆空無自性，病災皆是幻相，等心靈修正了，病災自然消失無蹤。

讓意念產生效力的機制，也許是人體釋出的微量光。一九七〇年代中葉，德國物理學家弗立茲——艾伯特．波普發現，從最簡單的單細胞植物到最複雜的有機體（如人類）等一切生物體，會持續放射出微弱的光子流（光子是光的粒子）。他稱這現象為「生物光子放射」，又力主這是生物體用來跟自己身體各部分及外界通訊的工具。三十多年來，波普主張人體所有細胞過程的真正協調力量不是生化作用，而是上述的微弱光放射。光波是通訊的最佳形式，可以時時把信號傳達到人體的所有部分。用光波而不是化學物質來解釋生物體的通訊機制，將可解開一個基因學上的難題，亦即我們是怎樣從單細胞長成這最後形狀的。此外，它也解釋了身體的各部分是如何同時協調運作。**波普推斷，這光就像是主音叉，能設定某些頻率，讓身體的所有分子追隨。通過DNA的量子場，身體各部分能即時的共享所有信息。與外界的信息交換也是通過DNA的量子場，比如人類之**

間所謂的直覺，就是你的生物量子場和其他人的生物量子場相互交換了信息而產生的。

你的量子場可以和動植物等大自然的量子場產生信息交換，就是為什麼你能和大自然談話的原因。**你和宇宙之間的通訊，就是你的量子場和宇宙「零點能量場」之間的信息交流**。當你知道連接你的生物體的各個部分的亞原子粒子的共同電磁場，你就可以與 Merkaba 場通訊，要求 Merkaba 場把所有的亞原子粒子調整為全體和諧的狀態，這樣你的生物體就回復了健康。這種治療方法也稱為量子相干調整法（Quantum Coherence Modification）。

第五節 「零點能量」與「如來藏識」的體性一致

在宇宙學上，真空能量被視為宇宙常數的來源，和造就了宇宙加速膨脹的「暗能量」相關。在量子物理學上，充滿宇宙的能量被稱為「零點能量」，它沒有形式，速度比光速快，而且遍布在全宇宙中。**這種「零點能量」具有一切存在的潛能及創造完美形式的智慧，這表示「零點能量」確實具有無限無形無相卻具備訊息場雲端資料庫的性質，像是佛法說的「如來藏識」，也類似《阿波奇》書中所講的「光子體」白色意識。**

速子（Tachyon）是一九六七年，美國的費因伯格（**Feingerg**）提出的論點。當速度達到光速時，長度變為零，表示物質粒子消失於某一個點，就是「零點」，物質粒子化為能量中的「零點能量凝結體」，形成一種持續的能量流，稱為「能量恆續體」，又像是佛法中自性如來藏的「識種流注體性」。當「能量恆續體」往下移入接近光速的垂直流動時，這個不具形式，也不會振動，而且比光速還更快的能量體便被收縮到速子（Tachyon）裡面，速子又稱快子。

於是，**「能量恆續體」便與精微的有機能量場（SOEFs）交互影響，並開始創造出建構所有身體形式的能量模型，佛法也稱此為「大種性自性」**。由於「能量恆續體」的源頭是「零點能量」，所以其中便包含了「萬事萬物的潛能和智慧此種無形無相的生命信息指令」，這又跟佛法指出的「一切法由心想生」、「三界唯心，萬法唯識」很有共識。簡單的說，**「能量恆續體」是「零點能量」從沒有形式的無限膨脹態（三界以上無形無相的法身），流向有限形式的收縮體（三界內有形有相的應身、化身）。**

當個人**「能量恆續體」中發生阻塞時就會生病**，於是我們得把這些阻塞清除掉，以便重建「能量恆續體」的垂直通路。本質上，所謂「阻塞」就是在「能量恆續體」中發生混亂失調的情形，因而導致能量缺乏（就是說，從如來藏種子依緣起現形，而識種流注像瀑布般將訊息與能量流向身體氣場）。**這個在「能量恆續體」中的阻塞，是發生在某個「特定頻率」的形式中，最後終於造成了生理上的疾病（每種疾病都有對應的負面波動密碼）。**

了解「能量恆續體」後，我們就可以明白生病是「能量恆續體」出現阻塞障礙的結果。透過這個了解，我們就有能力重組自己，回復健康和諧的自然狀態（調整、平衡各種光子密碼頻率的振幅達最佳狀態）。藉由向「能量恆續體」之流敞開，就像它從零點能量經過速子旅行到有機能量場一樣，我們的存在得到能量，同時得到調整重建，所以我們可能創造出負熵或抗老化作用（人體各層次光場調合）。

由於速子能量（識種流注能）是能量的總源頭，所以它能使有機能量場組織化（將四大假合聚合）而且充滿能量，供給電位（個別訊息波動密碼振動頻率的振幅）去重建和諧健康的頻率，

創造出負熵（由無序化轉成有序化）結果的速子能量，將無次序的情況加以組織化。它重新組合建立了有機能量場，使其恢復成井然有序且平衡的自然狀態，而創造出良好的存在或健康狀況。

藍幕莎（Ramtha）的《白寶書》（White Book）就指出思想是無法計算速度的，世界的東西是思想所創造出來擴展到光速的產物，可以說是由白洞跑出來的物質。而**每個人都有光體，裡面有著神性的光，祂是你和自性、聖靈一直連結著的明證。**十八世紀瑞典的天才科學家伊曼努爾．史威登堡寫的十幾本書中，指出他在進入靈界之後，還可以跟遠古時代或世界各地的靈體自由交流，毫無語言方面的障礙，而且心念一動，超過光速，馬上就能到達想去的地方。

筆者認為未來醫學的長遠發展，將不再僅僅於是去除肉體疾病症狀，而會著重維持人體身心靈光體的健康與和諧，並注重自我啟動療癒的理念。所謂未病預先自療、健全光場能量或提升人體的自癒能力和免疫能力等，通通包容各種有效的診療物件及方法，以及推動預防保健的各種方法措施。**全相預防醫學才是健康長照達到完善境地的指南針。**

第六節　以人體肌力學來評量生命能量可靠嗎？

一九六四年，整脊醫師喬治·古哈德（George Goodheart）嘗試進行徒手肌力測試，測不同物質對身體肌力的影響，發現負面的思想下，肌力顯然變弱，然後採用整脊療法使之強化，彼此有明顯相關性。因此，他成為肌力反應測試的發明者，並命名此技術為「應用人體工學（Applied kinesiology）」。接下來，為了評量生命能量來解開意識層次的層級，大衛·R·霍金斯醫學博士（Dr. David R. Hawkins）經過二十多年數千案例的研究，發現**人的肌力會隨著精神狀況而有強弱的起伏**。這樣的報告出現於現實唯物、科學實證主義當家的西方世界，是非常令人興奮的事。

筆者在《意識地圖心靈能量》中文譯本還沒有上市前，早獲得知名的部落格「宇宙說啥？」版主王絪（Sunny Wang）老師送了一本英文版《Power vs. Force》來閱讀，內容豐富，其中說到人的意識能量被定位在一～一〇〇〇的範圍。王老師在她自己的部落格有很棒的內容，特別是她有一種特殊能力（他心通），對每個人由於累世所積下的業力產生各種情緒上的偏差表現，感應特別敏銳；經其指導如何表達情緒壓力與如何紓解，都很詳細的寫在「宇宙說啥？」的網站上。她也設計一些很有創意的能量產品，大家可以上網去參考（sunshiningmind.blogspot.com/）。書中說明能量交換等內涵，很值得推薦。王絪老師認為：**在形而上界的阿卡西記錄裡，每一項貨品或是每一個人提供的不同服務，都一定有其特定的「能量籌碼總數」，並且會因為買方每個人獲益量的不同，而有不**

同的「**能量交換籌碼總數**」。宇宙進行能量交換時，一般人看不到具體「獲益量」，所以是最容易被忽略的。但是如果你學習觀察「獲益量」，並且不時的與宇宙統合意識連結，詢問你自己在某個「交換」裡的「獲益量」是多少，在開始做這練習的時候，你應該會常常覺得非常驚訝。至於她自己所編寫的意識地圖，以其神學博士的專業，以及在整脊診所的實務體驗，精彩無比。筆者特將之納入書中，分享如下：

任何導致人的振動頻率低於二〇〇的狀態會削弱身體，而從二〇〇到一〇〇〇的頻率則能讓身體增強。霍金斯發現，誠實、同情和理解能增強一個人的意志力，改變身體中粒子的振動頻率，進而改善身心健康。時時**保有真誠、仁慈、友善、寬容的心，才能提升一個人生命的能量尺度**。死人的頻率沒有意義，邪念會導致最低的頻率；當你想著下流的邪念，你就在削弱自己。從最低點開始依次是惡念、冷漠、痛悔、害怕與焦慮、渴求、發火和怨恨、傲慢，這些全都對你有害。但信任位在二五〇是中性的，信任有益於你。再往上的頻率依次是溫和、樂觀、寬容、理性和理解、關愛和尊敬、高興和安祥、平靜和喜悅在六〇〇，開悟（enlightenment）則在七〇〇～一〇〇〇。

霍金斯遇到過最高最快頻率是七〇〇，出現在他研究德瑞莎修女（一九一〇～一九九七，獲一九九七年諾貝爾和平獎）的時候。當德瑞莎修女走進屋子裡的一瞬間，在場所有人的心中都充滿了幸福，她的出現使人們幾乎想不起任何雜念和怨恨。一〇〇〇被稱為是神的意志或精神，這是絕對力量的頻率，甚至更高。傳說耶穌在村子出現時，能量籠罩全村，讓圍上來的村民心裡除了耶穌以外，其他什麼都沒有了。霍金斯在長達二十年運用人體肌力學的原理進行各種的臨床實驗中，隨機選擇測試的對像橫跨美國、加拿大、墨西哥、南美、北歐等地，含括各種不同種族、文化、行業、年齡的區別，累積了幾千人次和幾百萬筆數據資料。經過精密的統計分析之後，發現人類各種不同的意識層次，都有其相對應的能量指數，茲摘錄其主要項目如下：

1. 開悟正覺：700~ 1000
2. 安祥極樂：600
3. 寧靜喜悅：540
4. 愛與崇敬：500
5. 理性諒解：400
6. 寬容原諒：350
7. 希望樂觀：310
8. 中性信賴：250
9. 勇氣肯定：200
10. 驕傲輕蔑：175
11. 憤怒仇恨：150
12. 渴愛欲望：125
13. 恐懼焦慮：100
14. 憂傷懊悔：75
15. 冷漠絕望：50
16. 罪惡譴責：30
17. 羞愧恥辱：20

霍金斯博士在這本書中提出的主題是：**人的心靈就像是計算機終端連接到一個巨大的數據庫，該數據庫是人類意識本身存在全人類的集體意識下，所記載的無限量資料，盡皆存在數據庫中**；現在已經證明它可以在幾秒鐘內，由任何人在任何時間和任何地方隨時解讀使用。「運動肌力測試」是一個簡單的過程，有關身心連接，可以由兩個人執行。霍金斯博士和他的研究助理，已經完成了數以千計的測試程序可靠性。換句話說，霍金斯博士提出了一種創新的方法，使用「運動肌力測試」，可以從集體潛意識獲得一個準確的答案，任何問題（預測未來除外）的答案分成「是或不真或假」來探討人類的總和經驗。這是任何人都可以自我評量各種能量的簡易方法，最重要的還是要早日開悟，提升能量到七〇〇以上。**開悟就是認識「自己真正是誰（高我自性）」的一種體驗**。這**是與你自性的重新連接**。開悟不是說你完全超脫了所有人性、情緒、思想和信仰，開悟只意味著你更深入地了解自己，繼而你生命裡的每件事裡總有「自己是誰（高我自性）」的覺知，永遠不會再失去這種覺醒。這就是開悟。

一些老師都跟學生說：我們大家都要努力維持在二〇〇之上喔！正面能量是可以互相傳遞與相互影響的。如果時時讓心靈的信念維持在正向角度，不僅可以幫助自己，也可以幫助身邊的人，而且這樣的能量源源不絕，永遠不會有用完的時候，反而越使用正面的能量與信念，能量越強大，遇到困難也就越容易解決，擁有強大的力量可以修復自己與幫助自己。**信念的力量無窮大，心存善念、相信自己的信念，我們都可以改變自己的人生，念轉運就轉！**

第七節　腦中有天線才測得準生物能量

筆者對此另有看法，這種「運動肌力測試」與使用「尋龍尺」、「尋水杖」、「靈擺」、「〇環測試」等一樣，就是要以自己的身體敏感度接觸環境中的精微能量場，進行偵測反應。筆者認為這些反應通通要讓表面意識與自己的無意識腦（腦波呈現δ波）產生良好的連結（有大的α波當橋梁）才有效果。如果本身對這方面缺乏正確的知見，毫無了解、又不相信靈感等看不見的事物，完全用自己清清楚楚的前六識（β波為主），而任憑主觀想法刻意去擺動，一定會錯得離譜。曾坤章博士就指出，先天上本來具有靈通、對異次元敏感的人，腦波形態有特徵，其EEG的鳥瞰圖會在一赫茲或是二·五赫茲處出現一條天線的尖峰（Peak），這種人經過練習後偵測的結果才最準確。

至於使用Ψ現象光子密碼等量子波動儀器，也需要高我無意識的配合。遠端數千公里外的陽宅，要評量其能量等，皆要大腦有一個「天線」松果體（第七氣輪），能夠接受外部訊息場的情報，再將之由右半腦圖像轉到左半腦，解讀翻譯成可以解說的意思，並將信號由運動神經表示出來。像是**「靈擺」、「卜杖術」等偵測的轉動，皆從Ψ現象引起高我無意識對案主目標的直接感覺，經運動神經指示肌肉，從指間微細振動開始**，然後擴大起振幅形成順時針或逆時針的擺盪，或讓L型的銅棒或Y形榛樹枝移動，這些絕不是江湖術士說「靈擺」、「卜杖」器具本身會依照氣場能量動起來（拍攝背景若有固定參考點就騙不了）。

來世 轉生 因果 層面	靈光 能量 顏色	許衡山的 靈光能量 （萬度） 最高 1200	精神進化度 1,0000 等級 鹿溪星籽 暫定待修正	David Howkins Power vs Force Energy Level 能量等級	The Evolution Level of Consciousness 意識地圖 生命觀點	(註解) 法界 參考點
佛界	金黃色加彩虹	1000 以上	1000 以上	1000 以上	Enlightenment	佛陀、菩薩基督等意識
佛入門	金黃色	900~1000	996~1000	900~1000	Enlightenment	阿羅漢
先天初階	黃色	800~900	991~996	800~900	Enlightenment	天人界
先天入門	淡黃色	700~800	985~991	700~800	Enlightenment	開悟、覺察
精神領袖	紫色	600~700	978~985	600~700	Peace	600 頂輪 社會稱聖人
富貴人家	藍色	500~600	973~978 970~973	540~600 500~540	Joy Love Spiritual Botton	540 能幫人療癒 500 心輪 慈悲心現
小康人家	白色	400~500	961~970	400~500	Reason 理性頂點	頂級科學家(人本主義者)
平庸俗人	紅色	300~400	955~961 948~955	350~400 310~350	Acceptance Willingness	凡夫俗子
胎生大動物	綠色	250~300	940~949	250~310	Neutrality	旁生類
胎生小動物	墨綠色	200~250	930~940	200~250	Courage	200 太陽輪 基本存活
卵生大動物	灰色	150~200	924~930 917~924	175~200 150~175	Pride Anger	低於此生命力弱 受黑暗力控制
卵生小動物	黑色	100~150	910~917 900~910	125~150 100~125	Desire Fear	
		100 以下	887~900	75~100	Grief	
			870~887	50~75	Apathy	
			848~870	30~50	Guilt	
			830~848	20~30	Shame	

以上圖表是筆者對數百位經光子密碼測試其精神進化開悟能量（仍然是有為法），再與霍金斯的肌力測試法作為一種參考值，更進一步借用許衡山大師的靈學能量光譜作為對比，絕對準確性雖尚未成熟，卻可以作為自我檢討的一種參考數值。

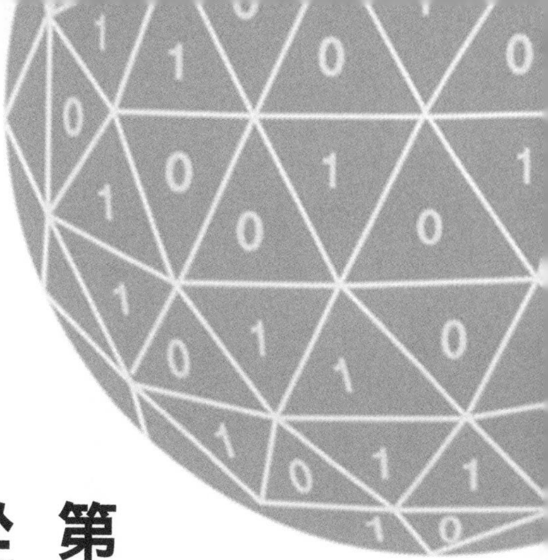

第六章

從「普渡的祭品能吃嗎？」探討生命根源

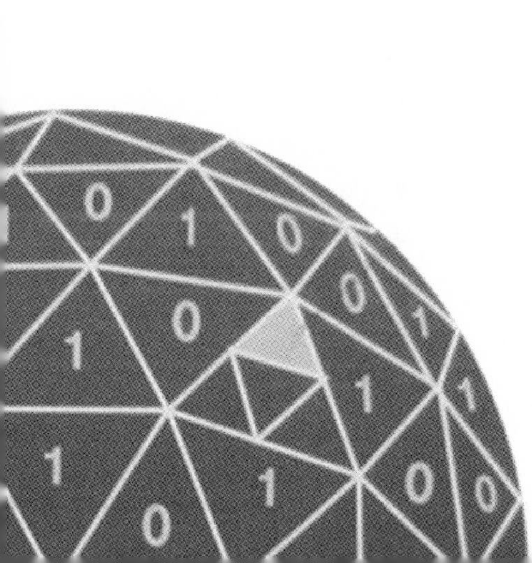

「一切有情皆依食而安住。」《契經》

「一切眾生皆仰食存。」《長阿含經》

「不要為那會腐壞的食物操勞，要為那存到永生的食物努力。」《約翰福音六：二十七》

我十年前在一家醫療診所，做過幾次祭拜品在儀式前後的光子能量（屬精微能量）實驗。儀器是一種光量子波動儀，以生物光子能量的共振共鳴振幅大小比來做對照。

第一節　鮮果的生物能量高

實驗前，測中元普渡祭用的新鮮水果，總體生物能量（光子密碼九～四九）皆很高。一般光子能量指標約九八左右，代表生物能有六成強度。這些祭品經過公司的會計拿出去到騎樓拜拜，等燒完香、酒過三巡後，我再測該等水果，其光子能量只剩下指標八〇。數值是指數表列，九〇表示能量剩下十分之一，祭拜後水果等測出能量八〇，表示能量只剩百分之一。

第二節　好兄弟吸走祭拜物的生物能量

宇宙也堅守「能量不滅定律」，那麼其他百分之九十九的能量怎會平空消失？一定是被某種生靈吸取消耗了，這就代表我們常常祭拜的好兄弟，確實有享用到我們祭拜的食物，那這些好兄弟是如何吃了我們看不到的生物光子能量呢？我也好奇試過插香的米粒，祭拜前能量本來很高，但是祭拜後連插香用的米粒也會失去本有的光子能量。

也就是說，我們超渡祭拜的亡靈並不消耗物質體（色蘊）的水果祭物，稱重量不會少（其實有極微失重）。亡靈兄弟們（特別是落入餓鬼道的），還有過度於前生與後世間的中陰（亦稱中有），另有一種稱呼叫尋香，只能夠吸取水果食物中的生物能量（受、想、行、識蘊）而已，特別是食物、供花的「香氣」，當它們揮發出香氣時**有電子電位溢出，能馬上被陰靈吸收使用，也就是諾貝爾獎得主聖哲爾吉曾說的：「生命不過就是一個電子不斷地在尋找棲身之所。」**

第三節　靈界陰間也要遵守法規不能偷竊

天神不會接受人間的供養，依照民間信仰，有人殺畜生要供養玉皇上帝、供養諸位天神，但天神是不吃這些東西的。天神在天界所享受的食物，遠遠比人間的食物甘美；所以，你用人間的這些食物來供養，是不會吃的。若想要得到玉皇大帝、玄天大帝、四天王天的天王們來眷顧你，你只要行十善業就可以了；因為這些天神都是行十善業而升天的，所以當祂知道你在人間行十善業，就會很眷顧你。因為祂知道，你未來世必定成為祂的眷屬，你會升天成為他的眷屬，所以你在人間的時候，就會盡量幫你忙，你不用殺生來拜天神。那鬼神呢，鬼神雖然有福報，但是不像天神，你拿酒肉來供養祂，祂就需要這一部分，所以鬼神需要人間的供養，這也是祂的福報之一。天神跟鬼神是有差異的，你拜的神會來吃你的供養的，那就是鬼神，不吃的就是天神，這是天神與鬼神的差異。由於這些水果必須由信士有意願獻上供養，否則陰靈是看得到、聞得到卻吃不到的，就像在人間的超商店裡，你還沒有付錢購買，就私自拿起商品來享用是犯法的，陰間也有律法管理，沒有陽間供品所有人的同意授權，看得到卻吃不得，未經陽間所有人授權同意（點香通知、口頭邀請），陰靈是無法自行取用的。

陰靈須透過陽間人拜拜請神之儀式後，才能接受此供品。冥界的法則，須尊重陽間人類的自由意志，你的禱告（呼叫收貨人）與點香（亡靈聞香振動信號）祭拜，就是我們與另度空間的生靈打信號，通知祂們到線上來享用，祂們不請自來是違法的（犯偷竊罪），冥界也有其行為法則要依循。

第四節　「中陰身」的東西方說法

人看得見的肉體只是那看不見靈體穿戴的器皿，是靈體使用的工具而已。現代人幾乎都認為自己是靠肉體活著的，但讓肉體活著的真正主人卻是居住在裡面看不見的靈體。那裡面的靈體又是怎麼樣產生的？把肉體當成是靈體的衣服，脫去肉體這外面的衣服之後，我們就會變得有所不同嗎？就算脫去了肉體衣服，也一樣是個完整的人，而周遭的生活環境也只是從物質界搬到靈界而已。在物質界，人們認為靈體離開肉體就是死亡，但其實這個生命並沒有消失，甚至「我」的本質也不會因而改變，靈體才是真正的自己。

佛教就指出人的壽命享盡之後開始往生時，除非活著時修到四空定或造了大惡業，死時就無須等待因緣必要，當下沒生出中陰身就直升無色界或下地獄，其餘一般人死亡後，經過三到四小時，讓意識漸消逝而「中陰身」慢慢生出來。通常往生者會從腳部開始往上冷卻，接下來由頭頂再往下冷卻，**大多數往生的人，都是在心臟附近第四心輪的上五下三輪這三個中間脈輪最後才冷下來，往生一定會重返三界再輪迴，依照業報因緣法則被六道同類頻率吸引，而去投胎轉世**。多行善卻執著福報，念念不忘此者會升欲界天；身口意不一，陰險狡辯者，中陰依業風所吹，藏於暗處最終生於毒蛇之腹；持五戒不妄語，有中陰，會看見來世父母和合，而起顛倒想入其胎中為人身。

如果你是有修行而達到明心見性的聖人，三毒已斷，則無中陰，或升色究竟天宮，或者因為勤修淨土，修達「中、上品三生」，則經過中陰，蓮花化生，生諸佛淨土，只要一念無明沒有斷盡，捨報必受後有，必有所依。這些有修行的人，往生時頭部頂輪會是身體最後才冷的部位。

三界中的無色界眾生是活在定境中，沒有色蘊，所以沒有中陰身。另依《大寶積經》第五十六卷〈入胎藏會〉所說，滿業後，由地獄眾生而轉的中陰，容貌醜陋，如燒焦的枯木；由旁生（畜生）而轉的中陰，其色如煙；由餓鬼所轉的中陰，其色如水；欲界的人及天界所轉的中陰，帶有金色；色界眾生所轉的中陰，形色鮮白。因此，**中陰身的形狀有兩手、兩腳、四腳、多腳，或者沒有腳，都是隨著牠們生前的形相，而顯出同類的身相**。又根據《俱舍論》第九卷說，欲界中人的中陰，身量像五、六歲的兒童。欲界菩薩之中陰則如壯年人的身量且相貌傑出，當其入胎投生時，必有光明照耀。而色界天人的中陰，則形量圓滿和其生前相同。

《聖經傳道書》十二章五～七節，談到**人向著最後歸宿地去的情境是，「那時銀鍊子（生命光索）斷了，金燈台（腦後光暈）破碎了，井裡的吊繩（中脈氣輪）斷了，水罐（光體）在井旁砸爛了。我們的身體（色身）將歸還塵土；我們的氣息（靈魂）將歸回賜生命的上帝。」**然後傳道書作者**總結生命是「空虛、空虛……一切都是空虛」**，生命本無所得，**肉身只是幻相一樁**。但該書作者卻具天眼，能看到死亡過程靈體的變化，確實是具有靈性智慧的人（聖經學者指傳道書是最有智慧的所羅門王在老年時感嘆人生如夢，而寫下此醒世之作）。

《告別娑婆》一書暢銷世界各國，它的作者葛瑞雷納，繼第二本書《斷輪迴》後，最近又寫了《愛不曾遺忘任何人》已有中譯本。這本書中也提到「中陰身」，西方將此翻譯為 in- between life，一般西方稱此為身後世，其實只是一個過渡性質的身分，葛瑞說這只是從一個夢中人世過渡到下一個夢中人世之間的階段而已。葛瑞的書，對研讀《奇蹟課程》的西方修行者，有協助快速入門的功用，書中充滿輪迴的佛教觀念，讓一直認為人生只有一世，信主就得永生，死後就回到天堂的基督教徒們有些難以適應。但**越來越多的證據，證明輪迴轉世是真有其事，人生常擁有無數次**，事實如此，無法狡辯。書中指導靈白莎是作者未來成道前的一世，而作者的前幾世竟是跟隨耶穌的十二門徒之一，那位疑心最多的湯瑪士律師（多馬）。照佛法解釋，白莎那一世已修到不動地菩薩以上階層，能以意生身來度化累劫的眾生，包括自己本身。看此書必須具破除「我相、人相、眾生相、壽者相」的我執、法執觀念，才能看出真正的門道。

其實中陰身只有七天壽命，死了再生，最多七次循環，也就是四十九天內，就會投胎去了，拖越久投胎的層次福報越差（台語說撿呀撿，撿到賣龍眼）。中陰本身有小五通（缺漏盡通），依照異熟果報，能夠展現有限度的神通，快速感應有業緣父母（不一定是人類）而入其胎。同時中陰又稱為尋香，此階段只能以香（帶電荷小分子）為食，所以供養中陰等陰靈時，香花、鮮果兼含「識食」光子能量高，生鮮花果對受供養的陰靈得以延續其生命很不錯。若改用罐頭或密封塑膠包裝的加工食品，光子能量本就已經差一些，又如果祭拜時密不透風，不打開讓香氣（帶電荷小分子）外漏，拜起來效果就會差很多。說來也是無奈，這類本來缺能量的罐頭，祭拜過後再開啟給人吃，也就沒再降太多光子能量了。對於這個訊息，信者自信，不信者也不必在意筆者看法，因為這種形上的學問，無法用物質科學的方式證明。

有福報的鬼魂與中陰身是以好的香氣為滋生的食物，無福的鬼魂與中陰身是以惡臭的氣味為滋生的食物。凡是中陰身都有神通，能夠見到肉眼所不能見的事物。

佛經提到三界中能長養肉身（色身）的食物稱「世間食」，內容有「段食、觸食、思食、識食」；而長養悟智（法身）的食物則稱「出世間食」，內容有「禪悅食、法喜食、願食、念食、解脫食」等。

第五節　佛陀細說三界九地有情眾生的飲食方式

我們人類的肉體色身為了繼續生存，必須從環境中取得生物化學的能量與物質來維持。它們以醣類、脂肪、蛋白質為主，還有一些礦物質也很重要。為了分解這些物質取得肉體所需與產生熱能，我們必須透過酵素的轉化，才能順利完全吸收利用。但是已經修到阿羅漢境界的人，因為妄想很少，肉體能量消耗很少，一星期才吃一餐也能維持生存；修到僻支佛境界的更厲害了，半個月才出來化緣吃一餐也夠用，因為祂們長駐於定中，禪悅中獲得的生命力比肉體需要的化學能更重要。

佛陀稱上述這種吃的方式叫「段食」或「摶食」，是欲界眾生們有色身的通通需要的維持生命必備方式。**食物要有顏色、香氣、味道，更要有嚼勁的豐厚觸覺，如果每天只能吃無味無素的單調食品，那可痛苦啦**，吃一次後會連再去吃的食欲也沒了。所以佛陀說摶食中的吃還有「觸食」，透過接觸食物產生情境而讓情緒有感，像嘗薄荷感覺清涼有勁，色界天人雖沒有摶食、段食，因還有身樂可以覺觸，故有禪悅的「觸食」，所以常常保持喜悅，就是擁有一股極為美好的能量。接下來佛陀還說有「思食」這種吃的方式，是以「希望期待」作為食物，假使一個人對於活著已經不再有絲毫的希望，此人絕無法活下去。有希望，才能使人振作起來，生存下去，而無色界天人因為只剩微細意識，所以只依「意思食」跟「識食」來維持意根與意識存在所需的定境相分。

佛陀還說，遍三界九地，每一種生命最重要的食物，還是這個「識食」，其中的「識」是指「有取識」，「識」是維持生命延續、幫助身心發展的力量。「識緣名色」，為佛法中重要的教義；「識食」則是依如來藏之「心行為食」，此乃真正執持命根不會滅掉，可以說是供給靈性生命最要緊的光子能量，此「識食」是通三界九地最重要的精微能量食物所在，個人認為光子密碼所檢測的生物能量，其實就是「識食」這個生命能量。

佛法稱陰靈的**中陰身又有一個名字，叫作「尋香」**。**這是因為中陰身是靠著吸取香氣作為食物的，所以我們供養亡者的供品，最好是新鮮美味的飯菜，或者是有香氣的水果，這些供品會散出「電磁化香氣」小分子於空間，讓中陰身靈體容易吸收利用**。如果祭品是密封包裝的餅乾或是罐裝飲料，這些加工品化學添加物多或加了防腐劑，筆者測過其光子能量一向就低很多。所以祭品除了新鮮美味的飯菜，或者是有香氣的水果，中陰身來攝取祭品取得能量，往往受用不易，只有乾瞪眼的份。筆者認為，即使是往生的陰靈也跟我們一樣，需要具備優良光子能量的食物，擁有好的「識食」，才可以維持好的「生命品質」。植物的葉片，接收了太陽的能量，將二氧化碳與水變成葡萄糖，供應自己的能源系統，更能再以此原料，分解出有機酸，變成各種固醇類，進一步跟各種胺基酸繼續一連串的化學作用，產生各式各樣芳香酯類物質與刺激味覺的東西。**這些芳香化學物質與植物的種類有很大的關係，品種不同，產地不同，也有很大的差異性。植物的香氣，含有從宇宙中心經太陽傳來的精微意識能量，是一種天界無私的「大愛能量」，與該地氣場蘊藏的「孕育能量」，兩相融合的特殊光子振動頻率，包覆在其香氣精微能量體中。**

各種香氣的化學結構是不同的，其官能基會與鼻中嗅覺細胞的表面受體，結合產生電磁性的振動頻率，像是交響樂一般。友人廖本源醫師，前些日子聚會時，就提到他收集能量好、對人體健康有益的數十種植物，其富含高精氣能量物質，他以螯合方式收集包覆之後，置入他開發的儀器來發揮波動釋放效果，對提升人體的微循環有極明顯的功效。個人也用光子密碼儀測試該儀器的波動能量，發現確實對心血管的精微能量有好的提升。人的氣血循環對健康是很重要的！微循環則是抗老化排毒的重要作用。

第六節 量子物理學大師薛丁格說「生命要靠信息來餵養」

中元普渡，熱鬧無比，三牲四果，祭品擺得滿滿整桌，酒過三巡，燒過普渡金、眾兄弟金等庫錢（此部分筆者認為皆純屬民間信仰，紅包文化、買路錢的想像臆測，造成資源浪費與空氣汙染），大功告成。接下來，就將祭品分給大家享用。筆者因為做過祭品光子能量試驗，了解到吃祭拜過的食物，就只剩「段食」這部分化學能量體還留著，已經缺了隱密其中最重要的「識食」光子能量。**祭物吃久了，你會因為缺乏執持命根的光子生物能量，開始感覺越來越沒持久的體力與對疾病的免疫抵抗力，身體精、氣、神會弱化，人生運勢也就不可避免的越來越差。**如果你常吃拜過的祭品，你的意識「光氣能量」會越發缺乏補充，此時趕快吃新鮮蔬果，喝高能量礦泉水補充，這一點很少有人提起。有些神棍不明此理，還說吃拜過的東西神明加持有保庇，弄得一堆信徒為祭品搶翻天。你想，高次元的神明還需要我們供祂食物的能量嗎？祂們本身能量飽滿，只需要你的一柱清香，你的誠心意念彼此相應，哪會跟你做買賣。會跟人類討價還價的都是四D幽界的「鬼類」為主。拜拜，你要當作一種布施，無相的布施，祭品若有需要填飽肚子的人想要，就送給他，不是更好嗎？

至於不吃食物而能維持生命的瑜珈修行人，只要修練到能吸收得到大自然「識食」的能量，就能繼續維持生命。印度一位大叔就數十年不吃東西還能存活，軍方與醫學研究單位請他配合住院，在全天二十四小時監視器看管下，確實是不吃不喝也不排泄，查不出所以然而認為是奇蹟。答案是**他能隔空取得看不見摸不到的「識食」為能源**，筆者認為或許分析其ＤＮＡ，從其基因序列或許已經有改變，特別是人的腸道，有數量不輸人的數十兆細菌類共生，它們品種或許能轉化空氣中維生物質供給宿主能量，這算是屬於另類能量系統。有的宗派認為他是黑暗靈界供給能量，這還需要證明才能確定。

約翰福音第六章三十五節，耶穌說：「我就是生命的食糧；到我這裡來的，永遠不餓；信我的，永遠不渴。」四十九～五十一節：「你們的祖先在曠野吃了嗎哪，還是死了；但是那從天上降下來的食糧是使人吃了不死的。我（耶穌）就是從天上降下來那賜生命的食糧；吃了這食糧的人永遠不死。」前面有**佛陀說的長養肉身（色身）的食物「世間食」與長養悟智（法身）的食物「出世間食」兩種**，耶穌講的也就是祂後面接下來的一段話：「吃我的肉、喝我的血會有永恆的生命。」其實這是充滿禪意的「出世間食」譬喻，但這段話也是後來基督教聖餐儀式的由來之一，這個食糧其實是指「聖靈與耶穌告訴門徒的訓誨」，因為六十三節說得很明白：「**給人生命的是聖靈，肉體是無濟於事的；我告訴你們的話就是賜生命的靈**。」當我們的靈性還幼稚時，認得眼睛能看見的食糧（世間食），才相信是可以維持肉體生命的食糧（世間食），卻看不到**耶穌教導的無私大愛信息才是永生不滅靈體的生命食糧（出世間食）**，怪不得耶穌在第九章三十九節感嘆說：「我到這世上來的目地是要審判（驗收成果），使瞎眼的，能看見（天堂的靈性宇宙）；能看見的，反而瞎了眼（對靈性宇宙視而未見）。」

生命現象是由雜亂中建立秩序，這種過程是反熱力學的 Entropy 定律，此定理是指大自然的物理現象，乃單行道式的往亂度增加，以及能量往越降越低的方向移動；但生命現象則相反，它是混亂無序的物質，藉由各種化學反應來凝聚成一個有形有像的身體，還從外界繼續不斷取得物質來獲得能量，此乃簡稱「負熵」。所以諾貝爾物理獎得主的量子大師薛丁格曾說：「**生命是靠信息來餵養。**」意思是指**生命由無序到有序，是有一套無形的「生命信息」指令，經由場的效應，傳輸到每個人的生命裡**。偉大的物理學家博姆（David Bohm）也認為，物質是濃縮凝結的光：「萬物皆由能量形成，依能量而存。能量以電磁波的方式來傳遞，我們身體所有的功能靠這種方式輸送訊息。人體與外在的輻射能密切交流，因為人體本身即是個一直在散發能量的系統。**人體不僅靠吃下去的食物獲得能量，也由四周環境中，也就是從宇宙與大地吸收能量與訊息，這是我們賴以維生的根本。**」

物質是被我們創造出來，以服務我們意識層次的光體本質；健康食品仍然是物質化的工具，純物質的東西能量還是有限，**最上乘的保養品是我們本身內在本質的喜悅與大愛的能量，祂才是我們生命最後要結合的終極源頭**，是無限免費的聖愛波動，企盼大家早日開悟，契入這個根本源頭的光子場，不只是肉體健康，情緒、心靈的光體能與生命終極源頭更緊密結合，肉體老化損毀，更能提升到天人以上境界，那才是真正的幸福。

西方科學家也提出人體的架構類似液晶，是三D的LCD。但人一死，肉體就會離散分解，如果不分解，只會乾掉，就成了天然木乃伊。如果這個人是佛教大師，會被信眾包上金身，成為活佛接受供養。如果是個普通人，因為吃太多防腐劑與抗生素，無法分解肉體，就成了蔭屍。執著肉體色身永存人間的修行方式，我想並不是要離我執、法執的修行人效法的。**單純的物質，是沒有思維情感的，它們算是生命信息的載體而已。只有在有意識的觀察下，物質才有意義；當然，若沒有這些物質當載體，生命的信息與意識也無法在這個世界彰顯出來，一切宜順乎自然中道而行。肉體色身是生滅相，勿刻意弄一些有漏有為法，執著肉體不壞而阻礙了自己正法的修持。**

一些修行者執著於肉體色身不滅，發展出一些術法來苦練，也就是所謂的仙道，像道家煉丹術、西方鍊金術等，以佛法而論屬於外道。

第七節 生物光體在生命場呈現七個層次

美國NASA的工程師巴巴拉．布雷娜（Barbara Ann Brennan）二十年前曾出版《HANDS OF LIGHT》一書，對生命的光體氣場描寫得很清楚，透過她先天就有的天眼通，指出人類的光體有七層，層層包覆著，圖文並茂，最近中譯本剛上市。

她認為生物光體在生命場（BIOFIELD）呈現的存在體現象分成多層次：最外、最微細的是第七層光體，屬於精神因果光體（Causal Body），與人神性內我的潛在性開悟、宇宙意識、成道意願、及自由意志有關。再往內的第六層光體為天人光體（Celestial Body），它與潛在的態度、信仰、經驗、想法有關。第五層光體為星光模板藍圖光體（Blue Print Emotional Body），與潛在的慾望、感覺、性情有關。第四層稱星際光體（Astral Body）層，是連結五、六、七高層次與三、二、一低層次的橋梁，屬於多元平行宇宙間，各種超距通訊與溝通的管道存在此層次內。第三層光體則屬於意識心智光體（Mental Body），是思維、判斷、企劃、創造能量的光體層。第二層光體是情緒光體（Emotional Body），我們的感情、動機皆與此有深切的關聯。第一層光體是乙太光體（Etheric Body），這層次緊貼著人的肉體，與氣輪（Chakra）及經絡（Meridian）的傳導跟運行有關。

最底層就是物質化的肉體（Physical Body），是人體的物理化學性細胞組織與器官，與內分泌及神經傳導系統的表現有關。**星際光體屬於第四次元，可以簡約的說是三次元空間與五次元空間的橋梁，負載著進入輪迴個體生命的模板藍圖，以及未付諸行動的因果**。這一層有二元極性，所以善與惡就是在這層次分別開來。正與邪的外靈，常讓一些通靈人士分辨不清，星際光體層是讓他們過不了這關的複雜層面。

光體的最底層為肉體，再往上面二層次為情緒與心智體，死亡時若太執著物質界的金錢、名望、地位，美色、權欲時，中陰身往往無法順利經由第八輪（ID Point）回收入星光體層。通常一般人往生會被高層守護靈或指導靈接引，或受到有緣的來世父母在交合時被吸引過去投胎。有七個七天的中陰身幽體，依報直接於六道中去轉生。**若死後還是非常死硬固執，放不開人間種種恩怨情仇，中陰身留在地球表層就會成阿飄了（又稱地縛靈）**。由於游魂阿飄這類，缺乏星光體的橋樑中介，不能通往上層次的第五到第七高能量模版光體（有的簡稱此三層為因果體，Casual Body），若無法將這些高生物能量充電（Charge）到底層的情緒與心智層，游離魂魄能量體會日漸萎縮，所以要依靠人間法會供養。尋香吸取供品之識食生物能量，以延續幽體不繼續萎縮下去。總之，這是個體的無明所造成，特別是那些執著物質享受、金錢財富或癡情貪欲的人們。

第八節 「凡所有相皆是虛妄，若見諸相非相即見如來」

修行可以當成是一種心靈的藝術，它帶著四分的想像力、三分的敏感性、兩分的喜悅再加一分的幽默。只有**「為無為」、「無所住」、「無所得」**這種**「一無所求」之際，才能進入祂的「無門之門」**。有些朋友非常虔誠的禮佛，做禮拜，但都是有所求的：求平安、求健康、求學業進步、求事業成功。為達到目地，向神佛許願、談條件，走入執著與滿足欲望之途。當有這種市場需求，就會產生供應者，這些供給者就是擁有神通、靈通的真假修行者，許多宗教組織就是藉這個市場機制而斂財坐大。如果早日通靈，擁有神通預知未來，就能夠出名顯耀，接受鉅款供養。看在這麼好的報酬，一些人就拼命努力苦修，花錢拜師父求灌頂加持，但這種事是不能強求的，不計代價的結果有人就會因精神失控無法承受，最後只有走上看精神科治療一途了。

總之，「凡所有相皆是虛妄」，一切皆幻相，皆為眾生一念無明，執著二元分裂下「小我（妄我）意識」的變現而已。有形有相的色身，不論美醜，都是生滅相，青春無法長駐，因此**有生之時，要親近真善知識，了解靈魂精神之內涵**，了悟人人皆有佛性、神性，要及早開悟明心，堅定走正路，死前至少要知道生命本源之基本道理！更重要的是藉由正確的修行，或解脫煩惱出三界，且更深一層精進了悟佛菩提道，勤修六度波羅蜜，修到無生法忍，回到生命源頭淨土故鄉，才是一生中的要務啊！

《新約聖經》哥林多前書第十三章十二節，大使徒保羅寫道：「我們現在所看見的是間接從鏡子裡看見的影像，模糊不清，將來就會面對面看得清清楚楚。我現在對上帝的認識不完全，將來就會完全。」

「人」本身是非常尊貴的生靈，如果讀者能以更寬、更高視野來解讀這個章節，會恍然大悟，**死後靈魂脫離這個臭皮囊，就能看得清清楚楚這個世界的真相**。但是當你還活著時，卻常常執著於這個看得到、摸得到的世界，欠缺對自性高我真相的完全認識，其實是你忘了自己就是創造這個假相世界的本尊！

身為基督教大使徒的保羅，也透露出他認為這個世界只是個間接意識（小我、妄我）所投射出來的影像（鏡中假相），**當肉體（有形的色身）存在時，真相（無形的實像）是看不清楚的**。我們只有透過開悟（明心），認清真相（見性），只有藉寬恕、愛心（放下、解脫）來與神聖的高我自性連結，才有可能脫離這無盡世代的輪迴，跳脫幻境，與這些假相說再見！聖經哥林多後書四章十六節：「雖然我們外在的軀殼（肉體）逐漸衰敗，我們內在的生命（靈體）卻日日更新。」「看得見的（物質）是暫時的，那看不見的（靈體）是永恆的。」

從聖經的觀點來看靈魂，需要有這樣的包容精神：**人們來到世間，最重要的是精神進化的學習，不是報復，不是控制，而是要透過寬恕一切，才能趕快悟出自性靈命，並活出愛來**。聖經的箴言四章二十三節說：「所思所想（起心動念）要謹慎，因為生命是由思想定型的（一切法由心想生）。」當愛的力量（能捨）出現在生命裡當家做主，才能突破業力的牽引，改變生命的藍圖；當自己生命進化了，同時也幫助所有人類生命的進化與地球意識的進化（地球升級為人間天堂）。

人類一生的命運是已程式化的行程表，也是進化的旅程；換個時空，回到舊約聖經的詩篇第一三九篇，它描述詩人感嘆造物主的意識高深而無法度量，第十六節：「我出生前，你已經看見了我，那為我安排尚未到來的日子，都已經記錄在你的冊子。」基督徒都知道，天上有每個人的生命冊，記錄我們一生會面臨的一切，與我們一生對此反應的心思意念及所作所為（生命冊就是下節說到的阿卡西記錄）。

近代西方公認的心靈大師克理希那姆提也指出，人自從數百萬年來就已經是被程式化（**Programmed**）成為具有生物性的智慧獨立個體，心智上、情緒上、心理上都被設定的程式一次又一次的重覆運作著，也就是不止息的輪迴。但只要你把心智、感覺與全體人類的心靈達到「同理」的地步，你的完整存在體，就能看穿這個事實。克理希那姆提指出，在這個當下，你會寬恕一切，你就破解了這個操縱人類數百萬年的程式，開悟解脫了，不再輪迴下去。以上克氏所談到的這些，跟佛陀講解的二乘「解脫法門」很類似，能夠**去我執、法執，中陰身不受後有，當然就能獲得解脫而出三界入無餘涅槃，不再輪迴了。**

第九節　阿卡西記錄是宇宙靈魂超大記憶庫

新時代通靈的大師們都說：宇宙有一個「超級圖書館」，稱為阿卡西記錄的「宇宙靈魂超大記憶庫」，它將一切個體與集體的意識資訊，不論過去所有已經成就的，或當下的一切，及未來將發生的事件，都登載於其中。當然這個記憶體仍然存在於有時空的範圍，所以仍然是「有生滅」的假相，但我們眾生懵懵懂懂都在它的控制下，無法自拔。只有看穿它、更超越它，才能進入解脫與完美純一之境，完全不受其程式化左右，也就是進入佛陀說的涅槃境界了。**涅槃境界有四種，真正大涅槃的唯有佛境界的「無住處涅槃」，才是「究竟涅槃」**。

阿卡西記錄（Akashic Records）是由梵文 Akasha 衍生而出的，意喻「蘊涵知識」。首先要知道什麼是「訊息」，**訊息就是能量、光或意識。每一顆粒子、微粒子、微微粒子、一切的一切，都以「意識種子檔案（簡稱為「識種」）」的形態存在著**。既然所有的一切都互相以「識種」的形態存在，那麼，對於任何人而言，這些訊息都是免費和無窮無盡，它存在五次元以上的時空場。

所以阿卡西記錄儲存了整個宇宙所有一切發生過和未發生過的訊息，包括宇宙／銀河系／太陽系／地球／其他所有的歷史、知識、科技、自己的過去和未來、別人的過去和未來等等。因此，我們也可以把阿卡西記錄稱作「宇宙的圖書館」。

由於我們對訊息傳遞的思維很死板，所以很難想像阿卡西記錄以什麼樣的形式存在，我們又以什麼樣的形式得到訊息。就像剛開始所提到的，訊息就是意識、能量或光，所以我們從阿卡西記錄取得訊息的過程並不會以對話、簡訊、郵件或任何的物理性方式獲得。而是直接藉由能量、感知、心靈感應等的方式傳輸。

進入阿卡西記錄，就像進入一個新的神聖領域，一座神聖的光子圖書館，需要有較高的自身振動頻率。同時，你也必須清楚知道自己為什麼要進入阿卡西記錄。

例如，是要查閱一些關於地球的歷史訊息，或是在「別人同意」之下幫別人查閱他們的過去和未來等等。那怎樣才是較高的振動頻率呢？要知道較高的振動頻率，就必須先了解這二點：「渴望」和「熱情」。只是渴望閱讀阿卡西記錄，你是無法成功的，因為「渴望」是對於一件事有興趣，但這件事並不是最重要的事，所以缺乏熱情所帶來的能量。**擁有「高度的熱情」才是能成功閱讀阿卡西記錄的關鍵**。

當你有著純潔的想法，在放鬆、信任、無條件的愛、尊重等狀態下，你便處於最高的自我，也是最高的振動頻率，而熱情也是其中之一。因此，也可以**把阿卡西記錄看作是一個「Google 過濾器」**，把所有未達規定的最低頻率的存在體都排除在門外，這也是為何不斷持續提升自己振動頻率是必要的。

阿卡西記錄一般都以不同的形式出現在你面前，這完全因人而異，根據每個人的能量體系和振動頻率而不同。有人說是一本巨大的百科全書、一座巨大的圖書館、一個雲端大數據庫，反正就是巨大到你可以查詢非常細微的事。**每個人都擁有獨一無二的個別檔案，記錄靈魂累世的記憶**，一生中每個思緒、每個行動、行動結果以及造成的影響等等。

進入阿卡西記錄後，你會遇見一位守衛（防火牆），以光的形式出現在你面前，詢問你來阿卡西記錄的目的。不用擔心，因為他們是在守衛阿卡西記錄，大多數情況下，都會幫助善意的你和指引你（依照你的身分識別碼）。但要注意的是，**在進入和離開阿卡西記錄時，都要給予尊重、祝福和感激。還有，當你要幫助別人閱讀他們的過去和未來時，必須先得到他們的個人允許才行。**

遙視（Remote Viewing）和查閱阿卡西記錄不同，遙視是被構架好的，所以非常侷限。也就是說，在做遙視當下的那個時間點所看到的畫面（低頻是無法見到高頻的一切），只是當下眾生集體無意識所呈現的投射而已，但是未來並不是固定不變，而是會隨著個人或集體的無意識不斷跟著變化，所以也就說明為何許多人遙視的預言都不會實現，甚至看不到某個時間點之後的畫面。而阿卡西記錄的形式比較自由，能自由控制對訊息的索取範圍。同時，遙視完全是在無意識的狀態下進入阿卡西記錄讀取，並寫下你想要知道的主題訊息。簡單來說，遙視更像是一種無意識狀態下的感知，沒有感情的參與，同時也不需要較高的振動頻率。當我們在有意識狀態下進入阿卡西記錄讀取訊息時，可以獲得更多、更廣、更深的訊息，而這些都不能藉由遙視取得。

另外提醒一下，當你曾經給過某位老師算命或者讓對方觀想遙視你未來的一切，這就是讓對方得到你的允許而進入你獨一無二的阿卡西記錄庫個別檔案，然而許多人卻忘記做一件事，那就是鎖上自己的阿卡西記錄檔案。**如果你未上鎖，對方就可任意進入查詢你開放中的阿卡西記錄檔案，甚至藉此控制你**，就像是你將家裡鑰匙借給對方卻沒收回來一樣。雖然自己的未來本來就會因個人的思維而隨時改變，但不明白的人很容易受到有心人士的暗中操控，甚至沉迷聽信於某位通靈老師，而任人予取予求，這是很危險的。**有些具備神通法力的邪師，都利用這點來控制信徒，大家要小心為上。**

那該怎麼做呢？剛剛提到訊息皆是能量，所以你只要透過意念發出下面的指令即可。例如：「未經我XXX允許，任何人（或是對方的名字）都無法閱讀我個人阿卡西記錄的資料。」當你講完同時就會生效，意識的世界就是這麼簡單，好比你之前複製許多大門鑰匙給別人，現在一次全收回，只不過這開啟的鑰匙不是物質型態罷了。所以，不要再讓他人有機會控制你了！

第十節　《心經》說自心的如來藏識「不垢不淨」怎麼解釋

如果要破解阿卡西記錄這一點，等閱讀到佛陀講解大乘法的方廣諸經就有提到，也就是眾生的第八識如來藏識最深邃的道理。因為心經說自心的如來藏識本身「不垢不淨」，「不垢」是自性如來藏本體清淨無染，但卻因為能夠貯藏眾生染著的業識所結的染污記憶種子（所有的一切阿卡西行動記錄），表示祂又是「不淨」了！由於有染種子「不淨」，眾生才會依緣起法而淪落到六道中輪迴不止，跳不出來，只有**透過不斷的修行，在歷緣對境中除去妄想、分別、執著，逐步清除累世積下的汙染記憶種子，才不會讓污染種子一遇到緣起又發芽起現行，不停的繼續輪迴造次，留下無邊無際的業種**。

佛法大乘《唯識論》觀點解釋：依照《大乘起信論》，眾生乃是由「根本無明」啟動「真」如，而開始現出「生滅流轉」之「妄」法（迷之現象），其相狀有三細與六粗（九相）之別。所謂細者，無「八識心王」與「五十一心所法」之分，其相很微細難測；粗者，「八識心王」與「五十一心所法」彼此相應，其作用之相就很粗顯。至於六粗相即：（一）依境界相妄起分別「染淨」，於淨境則有愛，於染境則不愛，稱為「智相」；（二）依智相分別，於愛境則生樂，於不愛境則生苦；覺心起念，相應不斷，稱為「相續相」；（三）依前面之相續相，緣念苦樂等境，心起執著，稱為「執取相」；（四）再依前面之執取相，分別假名言說之相，稱為「計名字相」；（五）依前面之計名字相，執取生著，造種種業，稱為「起業相」；（六）繫於善惡諸業，有生死逼迫之苦，不得自在，稱為「業繫苦相」。我們的修行若欲抵達悟境，須由粗相逐步向細相邁入。凡夫之境界為粗中之粗（六粗後四相），菩薩之境界為粗中之細（六粗前二相）及細中之粗（三細後二相），佛之境界則是細中之細（無明業相）。

目前，絕大部分法師們（小乘六識論者）對「不垢不淨」依文字相解說成：空性如來藏像虛空一樣，沒有污垢也沒乾淨可言。這豈不就是把真如法性變斷滅空論了。另有一些大師解釋說：心要像蓮花一樣，出淤泥而不染。這些都只能算是在文字表面上作文章，談不到這部《心經》體、相之真內涵。**「真」是指祂體恆常住，恆而不壞，性如金剛，無法毀壞。「如」是指祂對六塵「我所」、「七識心的我」皆如如不動，因為有此兩種體性，才能稱為「圓成實性」**，有此無分別、無執著性，才有資格含藏記憶一切有污染的種子，而第八識所含藏的，才會有清淨無漏或是有染污有漏的種子，皆能並存彼此無礙。

《大寶積經》云：「瞋性本寂靜，但有於假名；瞋恚即實際，以依真如起。」《勝思惟梵天所問經論》亦云：「貪慾是實際，法性無欲相故；乃至愚癡是實際，法性無癡。」正覺講堂的平實導師就詳述此乃「貪、瞋、癡」等體性本來寂靜，是指它們所依的法體是真如心體，實際上是寂靜的法體，因為裡面有「貪、瞋、癡」等不乾淨種子流注到五蘊十八界來。五毒的本性是寂靜，只是種子藉緣起法起現行而有生滅相。五毒是會生滅的假相，眾生內觀，發覺到透過假相卻能看穿背後是真如實體的實相，才是心經「不垢不淨」真正的密意。如果佛經離開了真如心阿賴耶識的話，五毒、涅槃等實際、法界的實際等理體，就會變成無法可說的地步。所以在這個末法時期，真正能解佛經真實義的善知識非常不容易遇到呀！

只有**悟到這個不生不滅**（**無相實相**）、**不垢不淨**（**真妄和合**）、**不增不減**（**本自具足**）**的自性如來藏**，所顯出來真正的佛理，願意生生世世不停清理這些與如來藏同時存在的七轉識所生出阿卡西記錄的污染記錄種子，不再有我執、法執，就不會再使七識心繼續生出而流轉生死。我們不但要自悟，更願意幫助有緣眾生了悟這個法則，一起來回歸佛的正道，這才是真正「菩薩道」的作為。就是佛陀說的：「甚深如來藏，與七識俱生；取二法則生，如實知不生。」

第十一節 基督教「靈知派」的奧義與大乘佛教「唯識論」互通

舊約聖經談的是人與神的分裂，知善惡樹的果子代表二元性對立分別的罪咎體系，帶來審判與恐懼；新約聖經耶穌告訴我們要人與神合一，生命樹的果子代表智慧寬恕合一的大愛體系。**舊約認為人有原罪，要獻祭要贖罪；新約只講信、望、愛，要愛鄰如己。**

《約翰福音》第十一章三十四節耶穌說：「你們的法律不是寫著上帝曾說『你們是神』嗎？」從西方基督教信仰的角度來探討，筆者認為我們的「自性」與聖經說的「創造主」不曾分開過。聖經《詩篇》第一三九篇十七節：「上帝啊，你的意念多麼深奧！你的心思多得難以數算，我要是數算，比海砂還多；縱使數算到底，我仍然『跟你在一起』。」這一章節精彩在最後一句，**人類追查研究「創造主」的根源，最後竟然是我們自己本身與「創造主」同在一起；也就是說，我就是寫生命程式的人，我也是創造世界的一份子。**如果用佛陀講解的「法身即是如來藏」，又說「眾生界者即是如來藏」，所以「眾生界者就是如來藏」。筆者認為，**當各宗教的領袖們認知「創造主」其實是眾生自己時，還殺戮爭執什麼呢？**

古代以色列修行團體在死海附近西北岸的艾賽尼派（Essens），還有位於埃及亞力山卓瑪瑞歐提斯湖濱的席拉普提派（Therapeutae），都是淨身禱告靈修團體的一群人。施洗約翰與耶穌都屬於靈修這一派，他們以外的教派另有猶太教的法利賽派（Pharisees，講戒律為主，由經學士、律法師組成）、撒都該派（Sadducess，保守派，祭司、貴族、富商組成）。基督教到中古世紀，有一修行派系Gonosis，依希臘文字義是領悟神的靈知，故目前有翻譯名簡稱為「靈知派」，他們認為人人內心都有神聖的火花，但只有極少數人有此靈知，因為有勇氣探究內心的人，世間罕有，其他都是向外求的多數民眾，他們只會盲從聽別人的話，人云亦云，更乖乖遵循別人訂的規範，尤其是順從威權的神祇、國王或祭司們。這群無知的民眾是尋求牧羊人的羊群，必須接受別人的引導或驅策，這個「靈知派」當然和既得利益的教廷與政客們相衝突，一直被打壓成異端邪說，所以，**當你一跳出盲目信仰之際，你會看到被洗腦的人民越無知，神棍與政客們越是受惠。**

「靈知派」的奧義，其實是向內尋求知識的本源，就是「萬物歸宗的本性」秘訣在「傾聽」，認識自己真面目就等於認識一切了！如果筆者將此奧義與佛法的「自性如來藏」做對照，讀友一**定會有恍然大悟的覺醒，東西方的靈學其實有共同的基礎，只是一直被神棍們誤導。**Gregg Braden是位量子心靈作家，出版過全球暢銷的幾本書，翻成中文的有《解讀末世預言》、《無量之網》，也解釋西方基督教與東方佛教觀點的差異其實是歷史事件，羅馬帝國將基督教改為國教，卻將基督教原始的神聖文獻修改與毀棄了近半，只留下能夠合乎其統治理念的部分變成西方的聖經，漏失對人類的起源、文明的進化極為珍貴的歷史文獻，所以東西方聖哲其實都是在闡述人類一體合一的全像觀。

時候到了，筆者也乘機會將這個訊息與讀友們分享。這個基督教分支所傳的法，才是接近「唯心、唯識」的正法，「靈知派」明確指出：「要認識到神（如來藏）就是本源，神靈（自性）就是自己，祂永生不死（不生不滅），永不受損害（不增不減、永不動搖）。神（如來藏）非唯一（非一非異），神（如來藏）是合一（不垢不淨、真妄和合運作），人神本無區隔（五蘊乃如來藏所生出），推動宇宙萬物（四大假合）生生不息（識種流注投射不斷生滅）者，其實就是我們的眾心靈（有情眾生如來藏），不是那個外部的神（妄念投射）的心靈（意識心）；神（自性如來藏）是一切（能生萬法），一切都是神（自性如來藏）。我們都存在（不生不滅），也都存在（不生不滅）於神（自性如來藏）的心靈中，我們就是神（自性如來藏）的心靈。」

耶穌在新約《路加福音書》第九章二十四節說：「因為那想救自己（小我、妄我）生命的反而要喪失（高我自性）生命，為了我喪失（小我）生命的，反而得到（高我自性）生命。」二十五節：「一個人就是贏得全世界（滿足小我欲望），卻喪失或賠上自己的（高我自性）生命，有什麼益處？」

我們就是自己命運的主人。我們來做個拆字謎：「主」是「王」字上面加一點，了解這一個高處一「點」就該通了。高我（自性如來藏）就是「小小創世主」。了解這句話的真意，你就很容易開悟了。

其實用開放的心靈來讀聖經，也有不一樣的心得出現。新約的約翰一書五章中還有一段說：

「我們已經知道上帝的兒子來了，而且賜給我們理解力，好使我們認識真神（自性如來藏），我們在真神（自性如來藏）的生命裡。」我們人人已經在真神（自性如來藏）的生命裡，卻還要用眼睛向外面去找虛妄的神，認假當真，這也是很奇怪的事！

人類修行也好，信仰宗教也好，終極的目標要把自己內在的「高我自性（如來藏）」明明白白的覺察出來，佛教也稱此為「明心見性」；當夢醒之時，你就會悟到自己是創造一切的「上主（自性如來藏）無限網路的一份子」；**大膽的說，你自己的「高我自性（如來藏）」就是具有佛性的「神」；當第八識由仍含藏有漏種子的「阿賴耶識」證到沒有有漏種子的「異熟識」後，再進一步證到究竟清淨的「無垢識」，就成佛了。**

佛陀與基督都一再指出每個人根底都具有「神性、佛性」，所以你要敬重每一個人（包括自己）都是擁有無比珍貴的「神」或是「佛」在深藏的自性中。而前面介紹的《阿波奇》書中，最吸引我的一句話就是：「我（光體）無所不在，以愛和真理的想像，創造出真實來，這是最本質的喜悅，不是欲望的實現。」宇宙是個無限的進化場，而我們寄住的這個娑婆世間地球的風水場，也是我們集體無意識（眾生自性如來藏）共同創造出來的器世間（六塵境相分），好讓自己原本具備神性、佛性的本尊，在離佛土天家出遠門時，內在靈體得以遊戲與學習，是用來改正累世所積不良習氣、業種的一個特別場所而已。

我們每一位都像是出來旅行的過路客，千萬不要忘掉自己的老家是一體純真的天堂、佛土，而迷失在小我虛妄之念所設下的幻境裡！**整個娑婆世界，可以解釋成藉由無限的光子密碼組，所寫出來的程式資料庫，它們架構出一個超級巨集網路遊戲場所，讓每個人來此探索遊樂**。進到這個虛擬幻境，我們有點像劉姥姥進大觀園，若沒有覺察，可會流連忘返不知歸處。

基督教舊約強調的是人與神的分裂，亞當吃「知善惡樹的果子」，代表著二元對立的「恐懼罪惡體系」中分別、執著心念；認為人有罪不值得神愛，只能殺羊流血帶己贖罪。新約則大不相同，耶穌宣告神愛世人，人一直活在神的愛中，藉著愛鄰如己，人與神就能合一，在不可分割的大愛體系下，分享「生命樹果子」，是一元的無分別實相真理；所以耶穌說祂是道路，真理、生命，其奧祕就在此。

第十二節　表觀遺傳學（Epigenetics）讓達爾文「進化論」退位

二〇一三年是新生物學時代的開始，人類的意識從對立的二元性觀點升級跳到全相性的觀點，這就是一種自發性進化（Spontaneous Evolution）的模式；是第一步重新建立人類自己對自己的認識，我們不是遺傳基因的奴隸、受害者，未來是很正面的，二〇一三年開始，我們就會逐漸了解**意識與思維才是身體的主人**，這個觀念由最暢銷書《信念的力量》（Biology of belief）作者、美國細胞生理學大師布魯斯．利普頓（Bruce H. Lipton）博士來闡釋，確實是最恰當不過的了。

《自發進化》（Spontaneous Evolution）這本書是他和喜劇作家STEVE一起寫的，說明人類意識在歷史的波動與社會主流思維，將物質與心靈這兩個面向做出一個比較表，由西元前八千年的泛靈論到西元前兩千年前的多神教，經過很長的一段時間於西元八〇〇年一神論主導一切，接著物極必反，於西元一五〇〇年出現宗教改革，一七七六年笛卡兒二元論接著出現，將宗教與科學化成兩個不相衝突的領域，一八五九年達爾文進化論出現及一九五三年DNA雙螺旋的發現，此際，新達爾文主義就走向唯物的極端，但二〇〇一年HGP人類基因組解碼後，發現**基因背後又有另一層信息在主控**，如今進到二〇一三年就再次有全相理論的彰顯。

幾千年來，人類意識就在唯心與唯物兩個極端間擺盪，筆者認為傳統生物學架構在三D牛頓力學的偏頗理論，若以最新的五D高維量子理論重新審視，大家將會發現這是一種堪稱劃時代的演變，可以說是藉由基本生物學理論的進化，打開人類一直被一群利益集團所控制的思想模式（認為生命只是一團機械的運轉），所有**醫療皆要接受藥物的控制，而醫藥則由一群大資本家與國際金融業者在背後控制全球幾家大藥廠**，透過FDA極難跨越的專利門檻，將醫療事業在全球所搜刮的鉅額利益，全部放入自己的口袋中。

由於新生物學在表觀遺傳學（Epigenetics）方面的突破，指出架構於基因的上層有一套能夠左右基因「表現或沉默」的開關機制。發現這個機制的來龍去脈是這樣的：早在一九九六年，一位倫敦大學重要的基因研究學者潘博利博士（Dr.Marcus Pembery），就有一篇不算鮮明醒目的表觀基因論文，刊在義大利基因醫學期刊上，幸好被畢格林醫師見到了。這一篇論文在當時造成議論紛紛，還曾被大部分知名期刊拒絕刊登，但現在翻身了，已經被大家公認是表觀基因學理論最源頭的起始論文。

潘博利博士是達爾文委員會的委員，論文標題是簡述可應用的表觀遺傳科學（Epigenetic science），它超越達爾文的構思：認為在工業時代形成巨大的環境壓力及社會變遷，會開始要求人類的基因反應、進化腳步快一些，而DNA要開始進行改變，則不只要經歷好幾代甚至是百萬年之久。但根據潘博利博士這篇論文的說法：或許，單個或數個世代，就可以達成！

因為要求基因自己改變是無法在短時間達成的，但想去著手改變位在ＤＮＡ上頭的表觀基因記號，卻可以很快達成而獲得適切的結果。

二〇〇〇年三月，人類基因組終於完成解碼，當時共花了約三十億美元。如今，表觀基因組的規模可是前者的五十到一百倍大，這解碼工程確實浩大無比，基因工程師認為需要更強計算能力的超級電腦來配合才行。我們可以想像未來的世界，人類很容易修補ＤＮＡ，把它扭轉成我們想要的基因型式。但遺傳工程家和倫理學家們還是得花很多年來研究它，以及要如何去應用它，不過有件事已經確定了，就是**表觀遺傳學的時代來臨了**。

隨著表觀遺傳科技的突破，美國細胞生理學大師布魯斯．利普頓博士，更有創見的在演講中指出**細胞的基因只算是身體的記憶碟（Disk），它接受更高意識體操作者（Operator）的運作，所以更高意識體才是我們生命的真正主宰**，透過更高意識的運作確能改變基因的運轉模式。（筆者在此特別補充利普頓博士所說的更高意識體操作者，其實是指高我自性如來藏的功能）

以 Epigenetics 的字面意思來解釋，epi- 字首為之上或之外的意思，現在通用「表觀基因」來稱呼，台灣也有醫學機構直譯為「外基因、外遺傳」，意指所有對基因的修飾機制，並不會造成基因序列本身的改變，而只是其「表現的外觀」有所差異而已。**基因外的修飾包括「分子的增加」，像是增加甲基群或乙基群到基因的骨架上**。

DNA分子長度遠遠超過細胞核直徑，必須經過精密纏繞與高度摺疊，才能有條不紊的納入細胞核中。DNA是負電荷，組織蛋白（Histone）屬正電荷，兩者才能交互纏繞堆疊成複合體的染色質Chromatin，而擔任甲基化「寫手」與「橡皮擦」的酵素是HMT與DMT分子；另外乙醯基化「寫手」與「橡皮擦」的酵素是HAT與HDAC分子。組蛋白上的離胺酸（Lysine）位置很重要，HAT促使乙醯基化時，離胺酸改變電荷後，該處會改變染色質的鬆緊度，讓該處基因的啟動子處鬆時轉錄易行；反之，HDAC移除乙醯基後，染色質變緊實就不利轉錄的進行。另外，精胺酸（Arginine）與離胺酸的甲基化、去甲基化跟轉錄也很有關係，通常**甲基化扮演抑制基因表現，而乙醯基化扮演解開基因表現的角色。**

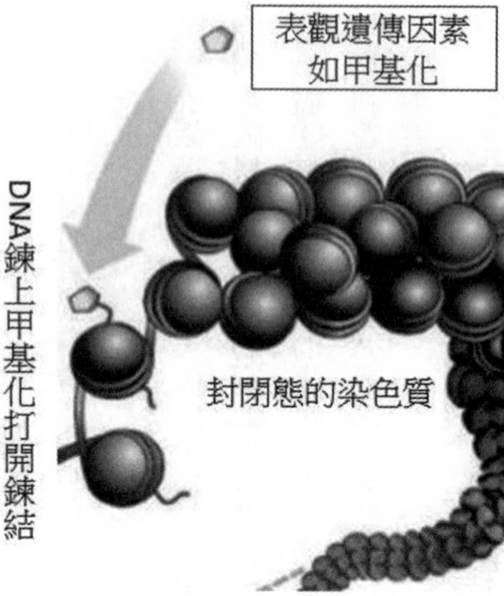

所增加的這些分子將改變基因整體的結構與外觀，因而影響基因在細胞核中與重要轉錄因子之間的交互作用。可任意調節修飾基因的調控蛋白質分子，以甲基供給體（methyl donors）以及乙基供給體（Acetyl doners）做為主要「開關把手」，食物裡的膽鹼、甲硫胺酸、葉酸、乙醯膽鹼、有

機酸類等都是孕婦要充分補充的營養素，對胎兒的發育極為重要。而污染物、壓力、飲食以及其他環境因子能造成染色體不同組合的外遺傳標記，並出現持久改變，以此影響細胞及組織的表現。讓人訝異的是，有些**後天發生的改變還可能傳給後代**。農藥、噴射機燃油、驅蟲劑、雙酚A（BPA）等都會造成不孕、早產問題，維吉尼亞大學醫學院的沃斯登·霍姆研究指出，BPA還會影響基因活性，抑制了催產素與血管加壓素的分泌，這兩種激素會影響人的社交行為。

個人在大學時跟幾位教授學習各種胺基酸發酵工程，菌種的篩選就要靠人工誘發基因變異（Mutant）來增加成功機率，而基因工程也在近來變成生物工程的顯學。以前我們都知道有用的基因組只占全部DNA的二～三%左右，其餘的都被稱為垃圾（JUNK）基因，如今垃圾變成黃金，這個物質化的科學，常常開我們玩笑，不是嗎？

人體器官內有近四百萬個所謂的「調控蛋白質」，扮演類似「開關把手」、可影響正常與異常基因的角色，左右罹患疾病的機率，這四百萬個調控蛋白質，約有二十萬個活躍在任何特定細胞內。此一研究的三十份相關報告，已經發表在《自然》、《基因組生物學》與《基因組研究》等期刊上。

美國麻省理工學院暨哈佛大學合設的博德研究所所長蘭德形容，之前完成人類基因定序的人類基因組計畫有如在太空中拍攝地球，讓你知道地球的位置和形狀，而最新的研究就像是「Google地圖」，告訴你地球上每條道路或餐廳的資訊。這項發現不僅將改寫教科書內容，為疾病生物學帶來全新觀點，對醫藥界來說，更提供了對抗疾病的全新路徑。

第十三節 信念能改寫基因體，我們將進化到高維的量子生物學領域

寫下暢銷書《信念的力量》的布魯斯．利普頓博士提出生命的新觀念是：

「信念掌控行為（**Perception controls Behavior**）」，

「信念掌控基因體（**Perception controls Genes**）」，

「信念改寫基因體（**Perception rewrites Genes**）」。

有了信念能改寫基因體這種觀念的突破，我們地球人就能夠逐步進化到高維的量子生物學領域，這也代表了人類已經準備接受更高次元的思維振動頻率，醫學上不再完全受制於唯物物質化藥物的控制。人的心識、情緒、意念提升到正面的思維、信念體系，就能自發的啟動自癒能力，改變基因體的解譯，提升肉體的健康狀態。所以二〇一三年開始，連最基本生物學只是機械式齒輪般運作的觀念，也要提升進化到五D的量子時空場來看待更豐盛、更有變化的生命本身，確實是很令我們興奮的一件事！

而這位利普頓博士就是這個領域的先驅者、推廣者。新的表觀遺傳學，開啟人類一條新的療癒之路，這就是他在書中一再說明的**信念及心識會改變基因表現、控制基因解碼，甚至改寫基因編碼**，

人類只要真正改變信念、思維，就能改變命運，特別是人類更要與整個地球生態環境取得和諧，因為環境與基因兩者是息息相關的，這是跨入新時代水瓶座五D級的生物量子思維。至於基因改造食品要不要購買，筆者還是提出一些看法。對基因改造食品，我們尚無法了解其經過分解消化後，裂解的基因片段會以哪種方式與腸內的細菌產生交互作用？以及吸收食物營養的腸黏膜細胞長期與它們接觸，到底會有什麼影響？因為至今尚未有明確的結論，所以還是慎重為要。

第十四節　基改食品仍然有未知風險，少碰為宜

科學家建議禁止基因改造食品，直到證明它們具有生物安全性。最新學術研究指出了基因改造食品除了在飼育過程能有效扼殺入侵的蠅蟲，使其無憂生長、收成外，同時會毒害人體、改造人類細胞、誘發器官病變等等，時間可能是四年、五年、十年或二十年見效，經過幾代的變異後果如何，無法臆測！到二〇一四年止，基改作物種植面積已經超過一億七千萬公頃了，主要作物是玉米、黃豆、棉花、油菜等，種植面積以美國最多，超過七千萬公頃，巴西、阿根廷、印度、加拿大緊跟在後，都超過一千萬公頃。中國比較特別，除了棉花以外，木瓜、番茄、甜椒等的種植面積也超過四百萬公頃了。

基因改造生物對哺乳動物是有害的。研究人員發現，**食用基因改造食品的動物會失去繁殖能力。**實驗選擇農業中廣泛應用的、含有不同比例基因改造成分的普通大豆，餵養具有快速繁殖率的坎貝爾倉鼠二年。另外一組比對倉鼠，餵以在塞爾維亞難以發現的純種大豆（因為世界上九五%的大豆是基因改造大豆）。實驗最後發現用基因改造食品餵養的倉鼠沒有生出下一代，牠們失去了生育能力。這是否由於賣出基改食物種子的生技公司，為商業利益，加了絕種基因以便獨家專賣此種子，引起副作用，尚待探究。**台灣現在進口做為飼料使用的黃豆，卻被商人全數充為食用級作成加工食品，只有少數是非基改黃豆，**市面上也只看到「義美」與少數品牌的豆類製品有特別標示。市

面上的沙拉油、玉米油，以及從加拿大進口耐高溫的菜籽油，這些油所使用的原料，也大部分是基改作物，安全性真的還有待檢討呢。一九九三年美國食品藥物管理局FDA通過「基因重組牛科生長賀爾蒙」（rGBH），此種人工賀爾蒙可提高泌乳量五~二〇%，但早在一九八五年就證實違反自然的產乳量會耗盡牛隻體內貯存的脂肪及其他營養，並對生育率造成影響，「倒牛」發生率極高，有的成為「唐納牛」，完全無法以四肢站立，乳房發炎。另外一些則因太多的鈣質堆積在體內，以至於「連牠們的肩胛骨都變成了波浪狀，彷彿是波浪狀的洋芋片一樣。」美國乳酪農民為應付rGBH帶來的損失，依照非常美國的個性，他們不停用rGBH，而開始加重抗生素劑量，牛乳中的抗生素是否傳到人體內呢？我絕對相信有，你可以相信沒有。在此同時，rGBH被發現會造成牛隻體內「類胰島素生長因子」（IGF-1）過量增長，最終溶解於人體血液中，這會干擾人體的內分泌系統與免疫系統。

很多新科技發現初期，對可能發生的結果不得而知。例如五〇年代殺蟲劑發明之初，被認為是對付蟲害的好方法；但後來發現其使用結果引起鳥蛋殼破裂，人類致癌，蟲類也會產生抗體而降低效果，這些都是始料未及的，因此一般消費大眾有必要要求廠商提出是否有基因改良的產品標示，多一重選擇權力與健康安全保障。

對於辨識是否為基改農產品，**國際間用PLU四位碼**，將編號排在三〇〇〇到四九九九之間，以來識別傳統農產品。而第五位編碼是用來識別有機或是基因改造農產品。識別的方法很簡單，就是把這第五位碼放在傳統農產品的四位數字編號最前面。當最前面號碼是「9」時，代表它是有機農產品，**最前面號碼是「8」代表它是基因改造農產品**。所以我們到大賣場農產商品架，會看到進口的水果表皮上貼有標籤，上面有阿拉伯數字的開頭：

傳統的水果標籤：四個數字，數字開頭為3或4。

有機的水果標籤：五個數字，數字開頭為9。

基改的水果標籤：五個數字，數字開頭為8。

譬如，你在商店碰巧看到一顆蘋果，如果它的標籤是4131，數字4開頭，代表它是使用除草劑和有害化學肥料種植的。如果它的標籤是99222，數字9開頭，它是有機的，可以安全食用。如果它的標籤是89222，數字8開頭，那就不要買！它是經由基因改良過的（GMO）。

台灣很幸運的在二〇一五年十二月十四日，立法院院會終於三讀通過「學校衛生法」部分條文修正案，明訂供應膳食者的各級學校，全面禁止使用含基因改造生鮮食材及其初級加工品。因此，未來包括基改黃豆、玉米及加工豆腐、豆漿等食品，都不得在校園販賣，對於基改安全的防護措施，總算走出了第一步。民進黨立委林淑芬表示，台灣每年從國外進口兩百三十萬噸以上的黃豆，其中有九成是基因改造黃豆，若以基改飼料黃豆加工製作成營養午餐，對學童身心影響甚鉅。她呼籲修法後還有很多問題要解決，衛教、農政單位都要嚴格把關，才能讓修法成果真正落實。中國國民黨籍立委盧秀燕則說，當基改食品成為營養午餐的主食，正值發育期的學童便無可選擇的暴露在基改食品風險中，基改食品要退出校園才能讓孩子吃得更健康。

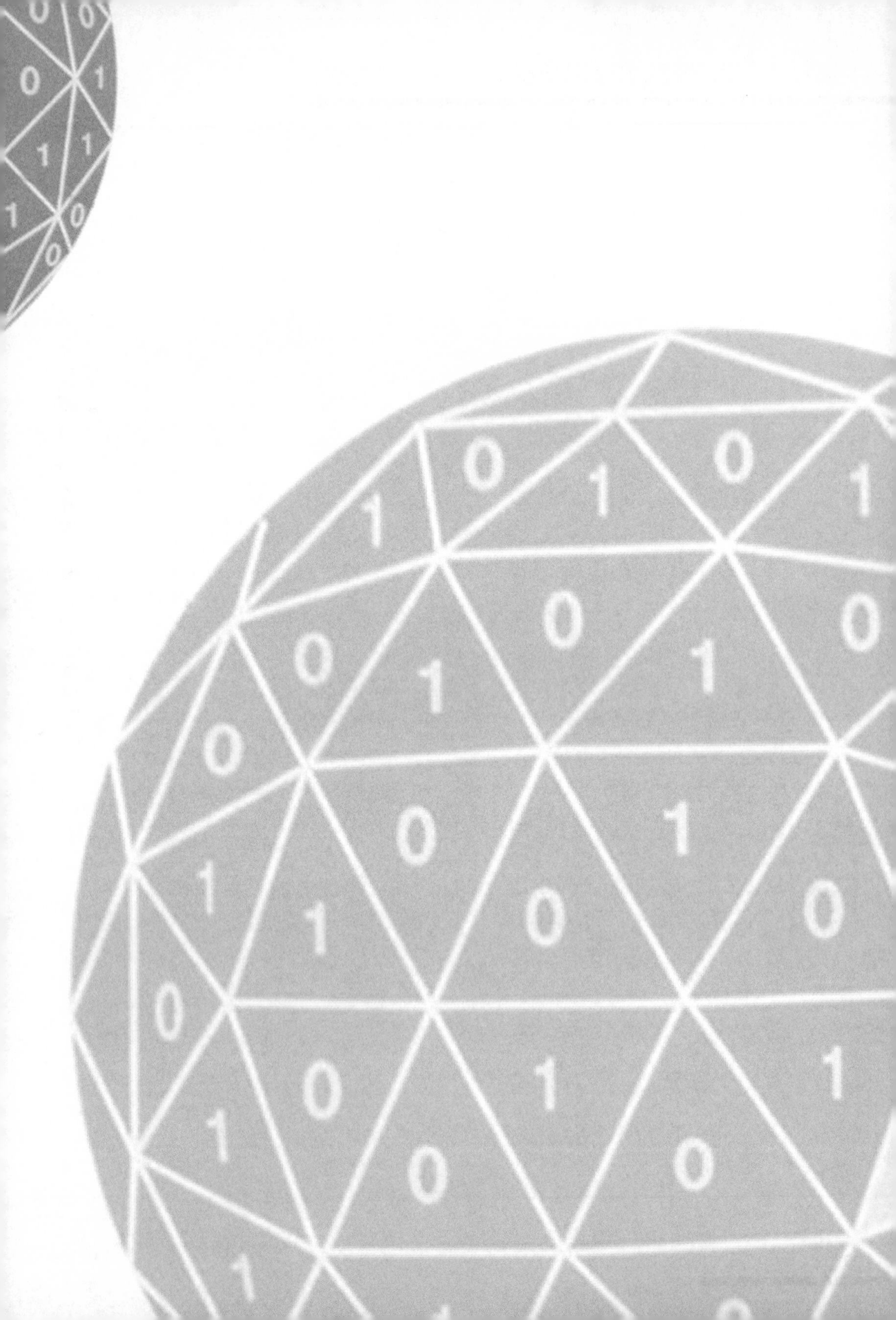

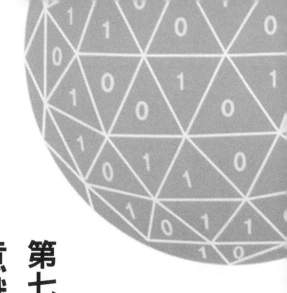

第七章

意識科學與靈性篇

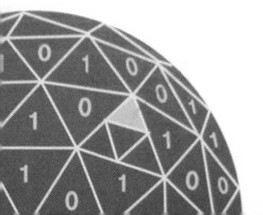

第一節 二甲基色胺DMT是巫師通靈的秘方

美國新時代年輕作家David Wilcock寫的《源場調查》（The Source Field），中譯本第二章第六十七頁，就提到DMT（Dimethyltryptamine），David Wilcock特別談到它具有壓電發光的現象，讓松果體充滿壓電微晶體，令這個第三眼吸收更多的光子而看得見。

因此，DMT可說是人與靈界交流的神經化學物（星球內共振的語言分子），一些亞馬遜河原始部落的巫師，透過它和大自然對話。現在，巴西一些教會也使用它來讓信徒的精神靈性很快就能回歸大自然、融入大自然中。

巫師們認為DMT會讓使用者的意識產生時間膨脹（Time dilation）、時光旅行（Time travel）、神遊超自然境界（Journal to paranormal realms）等Ψ超常現象。

DMT可以說是一種自然界生成的強力迷幻劑，化學結構頗類似於麥角酸二乙醯胺（lysergic acid diethylamide, LSD）。因為它是自然界的產物，性質較LSD溫和。DMT分子核心的吲哚環具有阻斷腦部血清素（serotonin）的功能。本劑的迷幻作用約於注射後五分鐘開始，可持續一小時左右。DMT在精神分裂患者的體液內可見，且可以藉化學法合成。

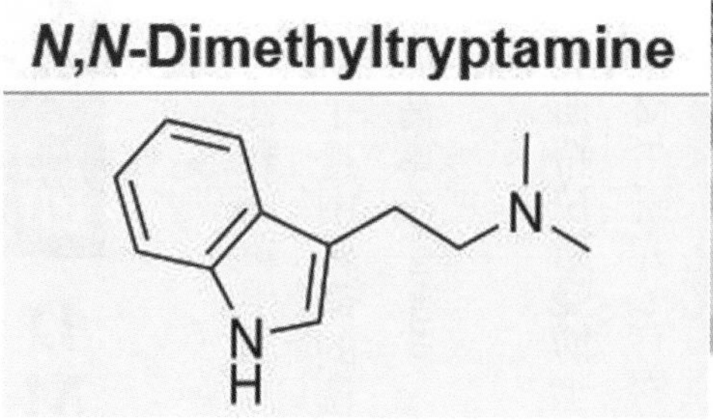

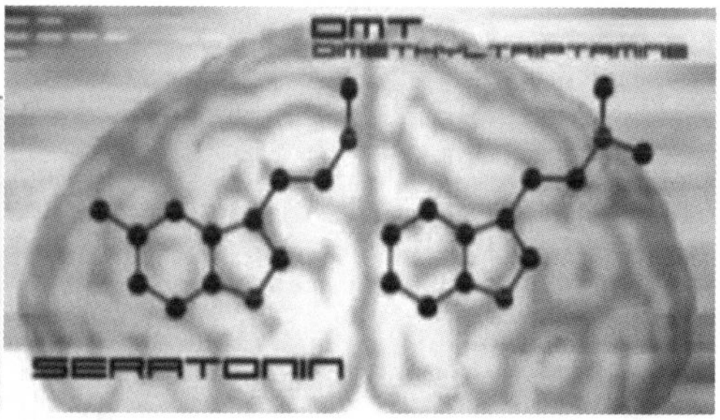

柯合巴（Cohoba）是西班牙拓荒早期南美奧利諾科平原（Orinoco Plain）和千里達島印第安人愛吸的一種迷幻性鼻煙，一般相信裡面亦含有DMT。**人體內源性的DMT，產生於人腦松果體**，有些人認為DMT參與了一些心理和神經狀態的運作。其中之一是自然做夢狀況下的視覺效果，好比做夢看到什麼的。DMT另一個參與的就是人的瀕死經驗，還有宗教的遙視（預見未來）。

醫學研究人員賽馬卡拉威提出一系列的DMT生化機制，一九八八年他提出DMT可能是連接夢境與視覺現象的介質。在他的研究中，做夢時會有DMT週期性的濃度上升，誘發做夢時的視覺Ψ效果和其他可能自然出現狀態的意識。

他的一個新的假設是，DMT除了參與夢境意識改變，內源性DMT亦參與正常的清醒狀態意識。他認為，正常的意識覺醒狀況可以被看作是一個DMT作用下的迷幻狀況經過控制後的正常狀況。也就是說，一般人正常狀況就有DMT介入，但當DMT控制不夠好，或者控制這些DMT的系統變得鬆散，他們的行為就不再聯結到外部世界，此時意識Ψ變異狀況就發生了。

第二節 DMT的醫學實驗與NDE瀕死體驗

任教於新墨西哥州大學的里克．斯特拉斯曼（Rick Strassman）醫學博士，在其著作中，認為DMT是由神奇的松果體所產生，而產生DMT的酵素methyltranferase就在松果體內。（DMT和血清素serotonin、褪黑激素melatonin的化學式很相關，而血清素和褪黑激素又和睡眠有關）。

斯特拉斯曼博士把DMT稱做靈性分子（Spirit molecule），於一九九〇年在新墨西哥大學進行DMT研究，有六〇位自願接受DMT注射的人參加。結果顯示DMT在死亡或瀕臨死亡經驗現象（NDE）前，會被松果體大量分泌出來，造成所謂瀕臨死亡經驗現象。此際會看到神、看到光、看到佛或是先人等，這也是種Ψ現象。

有趣的是，**DMT在人還是胚胎時的第四十九天就開始分泌**，因此有人認為這時才是靈魂在體內活動的開始。從他的一些測試對象報告，發現受試者都可感覺到瀕死體驗式的聲音或視覺幻相。

另外有些受試者甚至說接觸到外星人，像爬蟲類Reptilian外星人，而且被這些外星人所探索、測試、操縱、肢解、教導、做愛，甚至被強暴。看到這裡，大家可能會想說那些所謂的通靈，或接受再聯接療法（Reconnective healing）後，說看到光、神等現象之類的，都是DMT造成的幻影，是這樣嗎？

最早某些北美及南美巫師要通靈時，會吃一些含ＤＭＴ成分的藥草，來協助快速達到通靈。ＤＭＴ的影響在兩分鐘內就達到高峰，並在二〇分鐘後效果開始減弱。對血壓、心率、體溫、瞳孔放大的影響皆大幅上升。

第三節 死藤水的成分就是DMT，是亞馬遜河流域諸多部落治病的草藥

數千年來，亞馬遜河流域的諸多部落一直在用死藤（Ayahuasca）治病。根據當地的傳統風俗，死藤是神聖的象徵，只有部落的薩滿或草醫懂得製備神奇飲料死藤水的方法。在南美洲印加人蓋邱亞族語中，Ayahuasca 意思是「死亡或靈魂之藤」，簡稱之為「死藤」。它是亞馬遜河流域熱帶雨林中的一種藥用植物，它和其他幾種植物混合起來煮的湯藥，具有祛病提神、強身健體的功效。採集和製備死藤也是很神聖的事，要通過專門的宗教儀式來進行。

死藤水煮物的有效成分就是二甲基色胺DMT。**DMT作用與LSD很像，但作用時間短，副作用比較少**。六〇年代時，以飲用死藤水進行宗教儀式的教派，一度從南美傳播到北美洲和歐洲。後來因為各國政府的取締禁藥行動，而被列為禁藥之列。後來該教派也轉入地下活動，繼續使用死藤水。不過巴西政府的研究發現，飲用死藤水不但不會上癮，飲用過的人也不會變成毒蟲或精神病患，反而更健康、積極、開朗，甚至還可以用來戒酒、戒海洛因。所以死藤水在巴西是完全合法的。

到了九〇年代末，包括美國也開始開放LSD、MDMA及其他迷幻藥物的學術研究，死藤水在精神治療上的用途才又開始受到注意。這些藥物起作用要有生出內相分的背景，其背景就是你修

行累積的程度（幫助你探索Ψ現象有關靈性世界的助劑）。當你進入另類時空視界，還是一句老話：「凡所有相皆是虛妄，若見諸相非相即見如來。」

有關此類迷幻性化學物質，大部分的國家與社會皆排斥研究，但跳開保守與恐懼的想法，來省視大自然為何有這類產物讓人類進入另一層次的Ψ現象意識情境，值得我們反省，而不該只是一味的限制研究。當然，在還沒清清楚楚證明其無害身心，以及確知安全劑量是多少以前，大家還是不要輕易隨便嘗試吧！

第四節 松果體分泌DMT與禪定中的幻覺有關

斯特拉斯曼博士的研究發現，在某些情況下，松果體不分泌褪黑激素，轉而分泌DMT。七〇年代初，他也開始研究佛教寺院的打禪僧侶。許多僧侶也與他分享自己冥想後所看到的非現實世界景象。修行後松果體分泌的DMT濃度上升，會造成冥想中遇到Ψ現象「幻相」。

然而佛教寺院要他停止繼續研究下去，因為這會冒犯佛教的修行者，讓人誤以為大家靜思冥想都是在幻想。受到院方的阻力，基於醫療道德的原則，博士最後只好停止實驗。至此，認為DMT確實是能夠影響心靈層面、引起Ψ現象的一種化學物質。他研究的最後結論是：**DMT確實會影響大腦接收外部信息的能力，但不會造成大腦產生任何幻覺**。

他還認為，**DMT可以使我們的大腦增強接收宇宙暗物質訊息**（宇宙有一大半的組成是暗物質Dark matter），以David Wilcock的觀點，就是源場傳過來的光子信息。人體內源性的DMT乃是在調控腦內松果體晶體天線的接收管道，就好像調控電視天線方向、對比、聚焦，這樣就可以連接到不同平行宇宙。

DMT可以讓人連結到Ψ現象的非物質世界，斯特拉斯曼博士的個人觀點是：冥想打坐看到的東西可能和DMT有關，讓人可以連結更高層次元的世界；但靈魂出竅看到的又是另一回事，**OBE（靈魂出竅）和腦部的顳葉有關。**

第五節　跨次元視覺的肉、天、慧、法、佛五眼神通

東方佛教對於讓人的視野擴充到另外次元的空間，就有五種層次，也是Ψ現象之一種；細分為**肉眼，天眼，慧眼，法眼，佛眼等**。對與錯還值得研究，筆者只是將收集到有限的資料提供參考。有句話說：「**眼界決定你的高度。**」眼界代表你觀察事物的角度，背後就是你的意識覺知心。當大腦的松果體與視丘提升其振動頻率到某種程度，這個靈界天線與解碼器就會開始發生Ψ作用，你的視野與見聞覺知就會邁向不同的領域。

許衡山大師《靈學寶典》書中的靈光能量圖表，把卵生、胎生、人生、神佛的主魂靈光能量，以幾百萬度來分級，透過修煉的「天眼」，可以由光體的顏色以及彩虹的層數來標定能量等級，有別於陰陽眼的色彩分類。該書對靈魂的定義表達很特別，就是三魂：主魂、覺魂、生魂。（個人用最初淺的概念來講，就是指「靈、魂、體」背後的主導能量團）

「主魂」來自「天界」，往生後也回「天界」，無形無相（是法身）；主魂為先知先覺，不生也不滅（高我自性）。外靈（其實是自己妄念所生）則是有生有滅，干擾入侵時可藉自身主魂真氣化解，或藉內道靈修排除。主魂真氣藉睡眠無意識時循環全身，能量便得以提升，然補充腦意識覺魂所耗損能量、化解外靈與濁氣亦耗損能量，是以常人平日生活欲增加能量，務須降低顯在意識，

固守竅門，如此主魂平日增加能量，除日常耗損外方能有餘，這就是修心養性之重要。「天眼通」**是屬於主魂的層次，隨心所至能開閉，人人天生具備，是「良心之眼」**，無私無求，但要經系統調整才能顯出。只是現代人卻一直認為大腦第六意識的覺魂才是生命的主角，其實它只是後知後覺。筆者就認為覺魂也可以說是小我意識的表現，「陰陽眼」的神通就屬於大腦第六意識修練出來的結果，有累世修為的先天賦與性（有記業識），非人人本靈所具備，但它屬於具有野心之眼。只是這種陰陽眼無法由當事人隨心所欲的開啟或關閉，而使具有此神通的人，生活常會受到干擾。

柯雲路所著的《人類神秘現象破譯》上、中、下冊這三冊初版於一九九四年十一月，雖然已經出版十五年多了，筆者讀來仍然感到其內容很精闢，書中談到一些具有特異功能的大師們，如何透過請神或請了神秘力量，而獲得特異功能的各種不同方法；有藉冥想方法、氣功方法、巫術方法、占卜等古代方術方法、自我暗示方法、祈禱的方法、各種宗教求神的方法、身心受打擊下及理智崩潰時等等。說穿了，所有的辦法就是要透過放鬆，脫離常規邏輯理念的控制，就是上面所說的**關掉大腦第六意識覺魂，當進入「恍恍惚惚（Silly）」的狀態時，那個神秘力量就可能出現**，其實就是回歸主魂的潛意識來主導。這種狀況在剛開始時**腦波檢測主要是呈現 α（阿爾發）波，也就是進入恍兮惚兮的狀態**。新時代探索意識者，追尋「變性意識狀態」以利於進入一種放空虛無的情境，簡單的來講：「當理智失去控制及約束的情況，就是進入『變性意識的狀態』。」特異功能師父都承認氣功態下會與神靈接觸；大陸研究人類神秘現象最深入的柯雲路就曾說過：「特異功能，氣功高功夫，都涉及一個非常深刻的、體質的、神秘的問題；即有一個我們人類現在未知的神秘力量在後面撐著支配作用。」我依照多年來由孟羅的雙腦同步各種音樂的親身體驗，認為這個未知神秘力量就是「宇宙意識」。但是進入潛意識的領域，我們就只能夠用心去領會高於三次元物質體的四到五次元宇宙氣場了，用腦是無法觀察它的變化的。四次元是星光體的範圍，各路的靈體到處尋找可以共鳴的頻道來依附，所以貪求特異神功很容易著相，就在此因。

透過具有天眼通的師傅，判定是否真正通靈，就是透過天眼觀察是否有能量由頂輪進來。當**通靈人在接受多次元宇宙外來訊息時，頭上的頂輪（第七輪）一定有光或是能量進入**。如果沒有，就表示此人在假裝通靈。中國氣功研究會推舉的特異功能師張香玉及張維祥，都聲稱是被高級生物操縱的神靈附體。而另外兩位非常著名的特異功能「大師」嚴新及張寶勝又如何呢？依照柯雲路的說法，嚴新喜歡夜晚到墓地練功，以調動死者的意識力量。而另一位被冠以「超人」稱譽的張寶勝，就認為有一個「神」，也就是白髮仙翁會緊跟著他，當他表演特異功能時，也要取得白髮仙翁的同意。

新時代的修行者認為，透過「冥想」等方式能夠進入「變性意識狀態」，就能夠獲得「特異潛能」，又能夠開始「通靈」。人越想獲得特異功能，越要「倒空」自我。特異功能越要運用自如，則本身靈體的能量也要變得越來越大；也就是說，要讓覺魂的腦意識退居後位。但是如果完全放任主魂去運作，毫不觀察其變化是否走向偏頗的方向，人本身也可能變得越來越不受自我控制，有可能走火入魔。所以**「變性意識狀態」**、**「特異功能」**以及**「通靈」是三而為一的狀態**。總是要先建立正確的思惟後，無私無求下，才能安定不受干擾的進入真正的通靈。反之，只求神通來受人供養，想由信徒求問而收受金錢紅包，這種所謂「成仙成佛」的行徑，其實是被一些不知來歷的靈體附身，甚至是自己的意識被外靈支配及控制了而不自知，靈體光能逐漸下降，若變成灰暗色就不妙了。

其實這肉、天、慧、法、佛等五眼，通通還是屬大腦第六意識境界，都不離七轉識的見分，不論是「定境」中或「定境」外，皆不離六塵。色塵是眼根（浮塵根）所觸外相分，傳至腦部（勝義根），此時如來藏便生出顛倒的內相分似色相，再由末那觸內相分色塵起了別作意，眼識的見分就隨內相分生出來，接下來生出意識，分別長短方圓美醜姿態神韻等，就成了法塵內相分，但這些仍然是假相而已。

D是代表相的空間次元，一種基於量子論下的希爾伯（Hilbert Space）空間，是種無限向量空間（vector space）論。大衛．希爾伯在這個向量空間上加上一個額外結構，叫做內積（inner product），使得線性代數的角度及長度等能被計算，此稱「內積空間」，內積空間有很多種可能的空間，希爾伯特空間是其中的一種，它是一個「完備的」內積空間，可以將平面幾何推至無限維，而無限維中的每一個元素都可以被一個態向量描述。

至於此章以及後面所述說的佛經中各個欲、色、無色界空間，乃至三聖等地的D次元，是指相對論下所談的D次元，那是黎曼空間（Riemannian Space），又稱 Moduli space，指空間三維加時間一維，超過十一D以上的次元，是佛的境界，無限擴展、無限縮小，我們人類的有限思惟無法想像與理解。根據美國NASA太空物理學家的說法，**黑洞中的時間與空間可能互相替換**。這意味著空**間可能變成時間的樣子，時間可能變成空間的形狀。所以絕對獨立的空間與時間俱不存在，只是人的錯覺（妄想）所造成的**。愛因斯坦的廣義相對論告訴我們，引力並不是真正的力，而是反映空間扭曲的一個幾何現象。對一個考察者來說，他身處在這個空間裡，是無法直接體會到空間扭曲的。但是他可以透過測量自己所處的空間，來判斷是否存在空間扭曲，測量的標準就是所謂的度量。度量是內蘊性質，具有度量的空間就稱為黎曼空間。多出來的D，是以弦論十D來解釋，**超弦中有六D是壓縮在極微細的普朗克空間裡，完全跳脫此十D就出三界外，更進到實相宇宙的常寂光淨土了**。《華嚴經華藏世界品》一段：「無有始終，若覓始終，如空中求跡，如影中求人」。現代科學家已承認的十一維空間，也都是妄想執著的錯覺。在放下妄想執著的當下，就沒有了時空的界限，而入不思議的境界。正如中峰禪師說的：「打破虛空笑滿腮，玲瓏寶藏豁然開。」

（1）三D肉眼的定位

一切神眼都要從肉眼開始，否則一切的眼睛訓練成功之後，都會被破壞，無法維持比較持久的能力。我們視神經所接收的信號，先傳到最後方枕葉，然後再轉到另外幾個部位解譯，如送到頂葉來分別這東西離我多遠、位置所在；送到後顳葉，了別這是什麼東西；最後再彙整送到前額葉，分析整體意義何在。**肉眼清淨是訓練五眼的初步要求**，電腦電視很普遍，資訊過多對肉眼來說都是一種傷害，刪除有害的資訊、有毒的文字資料與圖片，對肉眼非常重要。會讓肉眼中毒的，例如色情、暴力圖片與影片及偏激的宗教觀、錯誤的引導技術等，都是有毒的材料。我們必須保持單純，讓信號流通無阻才行，若容易引發情緒體的反應，高層心智體就無法接手處理。而**葉黃素、維生素A、E，Ω－3油脂、Se酵母等，對眼睛視力保護極佳**，愛滑手機的年輕人，以及中年以上多耗眼力的人要常補充。

（2）四～五D天眼、鬼眼的定位

天眼位於眉心輪前額的位置，道家稱為玄關之所在。天眼其實是一個會移動的部位，沒有開發的停在鼻梁山根上，開發後，部分人上移至眉心，部分人會下降到山根下的鼻梁上。以兩眼連線的水平線為分界標準，**山根下者為鬼眼或陰陽眼，在山根上者為天眼**。沒有禪定的證量，天眼也跟鬼眼一樣，開眼所見，都是鬼類為主，這種人白天愛睡覺晚上卻好動，不易入睡，屬夜行動物。至於天眼看到的靈異之物，則以天界諸神居多，多屬欲界諸天的天神。天眼能夠感覺到暗物質（乙太）的波動頻率，天眼多屬先天，不一定是透過訓練所成，先天容易被開發，接觸任何一種氣功或宗教都可能被引導打開。**天眼能看到的境界，是依他禪定的境界高低而定**，有天眼通的，一定能夠看到人在往生後，中陰身出現的過程，如果看不見，就是假的。這些人容易進宗教界而出名受到吹捧，但不當的天眼能力所帶來的是災難而不是幸福。

（3）五～六D慧眼的定位

慧眼在正常的肉眼上下，有更多的眼睛，天眼是單數，慧眼卻是複數，可以幫助肉眼搜集和研判資料，功能優於天眼。天眼只是速度上比較快，所觀察到的都是平面的圖片或文字，無法譯出其中意義以及內涵；天眼是用看的，而慧眼並不需要看就已經獲得答案。**慧眼以上就能感覺暗能量的波動頻率**，**高階欲界與色界天界已進入暗能量區了**。有慧眼可說已進到初住位了，如果需要精密的觀察或者更詳細的資料分析，慧眼的人必須依賴天眼的人。慧眼修成，就能「眼見佛性」，世界如幻觀達成了，能見性是修佛菩提道「十住位」很重要的一個階段，禪宗有看話頭的功夫，修好「動中定」力，加上福德資糧夠，慧力夠，更重要的是有真善知識指導才能達成。若有天生就具備慧眼，筆者認為他的累世修為一定很高，這次來娑婆世界，肯定是乘願而來度人的。

（4）六～七D法眼的定位

天眼、慧眼可以前後白天黑夜都看見，法眼更能夠看前後三世，而佛眼可以觀察累世。五眼的依據和能力，與當事人的眼睛在先天上採用的光源有關。使用太陽為光源者，太陽下山後，天眼就進休息狀態，如是使用星、月的光源時，則白天的視力功能並不理想，要太陽下山後，能力才會明顯出來，這種人半夜經常難於入睡，白天卻想睡大頭覺。**真正的法眼是用來觀察五～六D欲界最高層天魔的種種反應**，當功能被埋沒時，會被封鎖在身體某一個位置上，獲得開發時，它才會進入額輪出現，顯現出一個很大的獨眼來看靈界。天眼視察四D低階欲界天為主，無法看到六D色界天以上。天眼所見有放大的功能，因此如果沒有天眼的輔助，法眼的人是看不見欲界變化的，只現出有如一堆螞蟻樣的小東西，無法看清楚欲界天的真面目。**法眼在額頭之上**，**體形相當大**，比肉眼還要大，觀察與法界有關的種種線索都可以追溯其源頭，所以前世今生的追蹤能力比天眼強，不容易被蒙騙，也不容易被他人封印，有足夠的戰鬥能力，可以應付許多法界的攻擊和參與靈界的戰爭。至於無色界天，因為已經是無色塵的存在，只有極微細意識，就沒有能看見此界的內相分出現。

（5）八～九D以上屬佛眼的定位

佛眼已不在人體之中，是處在高空中一顆高能量團，佛眼的成就必須要天眼、慧眼和法眼圓滿完成，最後才會現出它的原形，算是最終的修持標竿。如果佛眼尚未出現，即表示相關的修持功德和功法都尚未成熟。佛眼的功能，雖然是冠於一切眼，為五眼之主，但是有了佛眼並不表示你的修持已經全部成就，佛眼只是讓你更能夠發揮本體的能力而已，日後的種種作為才是真正的修行依據，因此佛眼被打開之後，還要考察它的顏色和試驗它的功能。佛眼真正比一個星球還要大，它的真實位置其實是存在宇宙之中，要用的時候會展露出來，平常可以隱藏在太空之中，誰都找不出它到了哪裡。

佛說：「凡所有相（五蘊七識所成）皆是虛妄（我相、人相、眾生相、壽者相皆不真），若見諸相非相（不住於以上四種相的無相如來藏）即見如來（無去無來、如去如來無相的真如法身）。」「若以色見我，以音聲求我，是人行邪道，不能見如來。」所以世尊在《金剛經》上說：「我見人見眾生見壽者見，即非我見人見眾生見壽者見，是名我見人見眾生見壽者見。」

見是「能」，相是「所」，以上世尊說法的內涵幾乎沒有被師父們解釋得清楚，在此特別將之用現代語法的觀念破解之：「我見、我相」者是你個人的人生主觀意識，「人見、人相」者是所處國家、社會的集體觀感意識，「眾生見、眾生相」者是此際全宇宙整體生命呈現的宇宙觀，「壽者見、壽者相」其實是講我們全宇宙古往今來的全相歷史觀。我們絕對無法用有限的語言與文字，清楚明白的解釋這些背後無限的真相。

第六節　我們意識的天線就是松果體

松果體（Pineal gland）與眼睛的視網膜 **Retina** 間有很強的生物關聯性，只是人類目前這個天線是被封閉（封印）的，特別是娑婆世界的統治者深恐人類了解此宇宙真相，祂們在欲界勢力範圍的統治版圖會縮水。

松果體是人類的第三隻眼，是一個微調的壓電鈣質水晶體，有點像是石英的樣式，為一種頻率的屏幕，像過濾器之類的。**松果體會依據思想或情感的頻率，看管何者可以進入神聖心智的創造性門戶**。這是一種非常機能性的保護機制，可以防止一些消極的想法被顯化出來，也可以防止任何思想進到負能量場中。消極的想法包括恐懼和懷疑之類的，但要明白它在兩方面都會運作。因此，任何你所強烈或細微懷疑的意圖，都無法進到信念程序設計之中。

一手掌控全球金融的資本銀行家們，很早就透過政府媒體的錯誤訊息傳播，不但藉此消化掉其集團生產化工產品衍生的有毒氟廢棄物，將之應用於飲水加氟素、牙膏加氟素，又因此讓**松果體結石鈣化，破壞其本有晶體天線結構**，封鎖無知眾生的靈性天線，斷送松果體接收靈性宇宙訊息的功能，使人類靈性一直無法進步，而容易受統治集團操控於手掌間，讓財團繼續哄著大眾賺大錢。氟化松果體這一招，真乃一箭雙鵰之舉。

松果體周邊血管沒有ＢＢＢ（大腦屏障保護），本就容易受到有害有毒物質的汙染，導致靈魂的天線接收信息模糊不清，所以常喝純淨且能量高的天然礦泉水，或透過精良的濾水器材，杜絕喝到受重金屬、環境荷爾蒙等汙染的飲食用水，對潛心靈修的人們是很重要的。喝的時候心存感謝，而且最好勿間斷，慢慢稀釋低能量水不停的排出體外。各位可以參考本書最後頁附錄「各種礦泉水的能量等級」。

還有，**產生懷疑，也是一項阻止你願望體現的障礙**，如果你懷疑、不相信，Ψ現象也就熄火了。懷疑時會在大腦中啟動一種生化反應，它會從腦下垂體送出流向松果體的某種神經元傳導載體，阻止「門戶天線（松果體）」打開，因為有疑問就表明你並不相信。

小我人格大腦的生存層面設計，會在二元對立性中利用「恐懼」當作預警系統。然而，在二元性層面中，那脫序的恐懼之劍雙面刃，可以推進到更多負面的情緒裡，包括抑鬱、懷疑、仇恨、嫉妒和自我蔑視。這是小我分裂的根源，恐懼的消極層面在能量場中產生停滯，導致能量的流洩。一個有裂縫或被破壞的能量場，是無法在創造法則Ψ現象中達到「最佳運作」的。

松果體是將隱微信息推向實際顯化的媒介，**第七氣輪的松果體與第六氣輪的腦下垂體一起運作，是打開物質和非物質、大腦和心靈之間的橋梁及門戶，產生Ψ現象的要角**。自己相信的任何知識只能透過松果體才能成為實際，進而打開神聖的實相通訊大門。它藉由解讀高頻思想的振動，化為熱生化電流而流經整個身體，那種喜悅非筆墨能形容。大腦會將你每秒鐘所產生的思想，轉換成數以千計的神經傳導物質而建立新的神經網路結構。

新的神經網路，代表你有了新的思維、意念，外境的所見所聞，對你而言，起了跟以前完全不同的反應、作意，如此你的業識就不同以往，一步一步自淨其意，也就是不斷的自淨其業。

《首楞嚴經》云：「諸法所生，唯心所現，一切因果，世界微塵，因心成體。」在你的生命中，沒有一件物體或經驗，包括Ψ現象，莫不是由你「心」這個自性如來藏所創造出來的。這還包括你的物質形式、你的色身肉體。**所有你一切不同年齡的身體影像都是你自性如來藏製造出來的**。事實上，如果你能察看不同世代輪迴時的自已，你會驚訝於你在連續性輪迴的人世中，創造了多少類似的身體特質。佛陀在《楞嚴經》上舉個比喻說得很好，把「心」、「自性」比喻作智慧大海，把十法界的眾生，佛、菩薩、聲聞、緣覺、天人、修羅。到餓鬼、地獄、畜生等比喻是智慧大海中出現的各種水泡，水泡有大有小，就好比十法界眾生。水泡統統是依智慧大海而起的，離了此大海哪有水泡？這個比喻我們比較容易懂，大海確實裡面起無量無邊的水泡。智慧大海是永恆的，祂不生不滅、不來不去、不一不異、不常不斷，可是冒出來的水泡不然，它有生有滅、有來有去、有斷有常、有一有異，這是從「相」起識，「相」有生當然就有滅。可是「性」沒有，**「性」沒有生祂就沒有滅，像大海一樣，大海沒有生滅，但大海裡的水泡就有生滅**。而水泡不離大海，大海擁抱水泡，具有這個認知就可以稱為已備「佛知佛見」。這個自性如來藏真相若能依此比喻來認知，就容易搞清楚了。

佛法明白指出：三界有情的窮通壽夭，都是依如來藏的隨緣性，使自己業種一一起現行而受報，只要眾生能勤修佛法，親證實相心如來藏識，因為你具有的般若慧，經由意識、意根去造就淨業，就能改變自己的命運。

因為**佛法說「一切法都無所得」，但你的意識心都是「有所得」**，你的福報讓你財富、名氣、眷屬豐盛無比，可惜死了什麼也帶不走，但你的自性如來藏卻一直如如不動無所得也無所失，重點是莫**在你享福報時得意忘形造了有記惡業，來世定苦哈哈受惡報**，所以要用智慧在歷緣對境中，去轉變自己業識中的業種，才能切斷輪迴不止的業因，回到靈魂的原鄉淨土中。

當你擁有神佛的智慧（起碼要達八地菩薩聖位），就可以創造無限的領域（改變內、外相分，以及擁有意生身）。當你有了這知識，就沒什麼可怕的，因為根本沒有任何東西、元素、權勢或理解，可以威脅、奴役或恐嚇你，你已經永不退轉，反而能隨時隨地出入三界，度人如度己了。揚升到第八地的菩薩，用通俗的話解說，就是已經達到意念可以溶解了你所有的低級身體，包括物質肉體、乙太體和情緒體、心智體、因果體等，你完全地與你自性高我的神聖火花對齊。這時的你已經超越了所有熵的法則，你能物質化或者投射一個自己的影像到物質層面出現身體（意生身），但你永遠不再把自己等同於這個物質身體，永遠不再等同於自己的思想或情緒。這就是揚升的簡短說明。

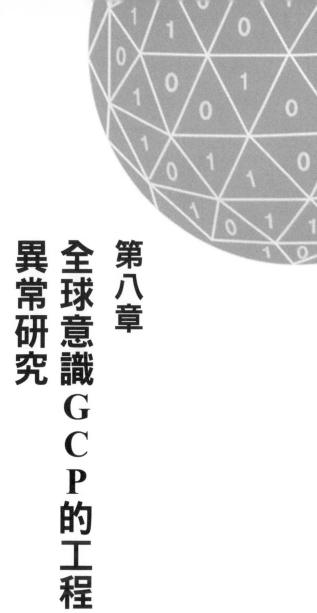

第八章

全球意識GCP的工程異常研究

接下來，談談集體意識方面最尖端的研究。有關全球意識的研究（Global Consciousness Project），以普林斯頓（Princeton）的「工程異常研究」PEAR（梨子研究室）最先進。該機構將人類意識對電子儀器的影響，用隨機亂數產生器進行資料收集，證明一些重大事件裡的群眾意識（注意力與意念），會影響實體世界。這方面本書有更詳細的圖文介紹，讓讀者更容易了解意識是否能影響電子儀器的數據，這些頂尖物理研究室的實驗研究對象，包括擁有預言未來災難的通靈者、執行國土安全監視的官方人員，還有媒體傳播編審人員，本章內容是了解研究社會意識的Ψ現象最先進與極重要常識。

第一節 「意識與機器相互影響」概念的出現

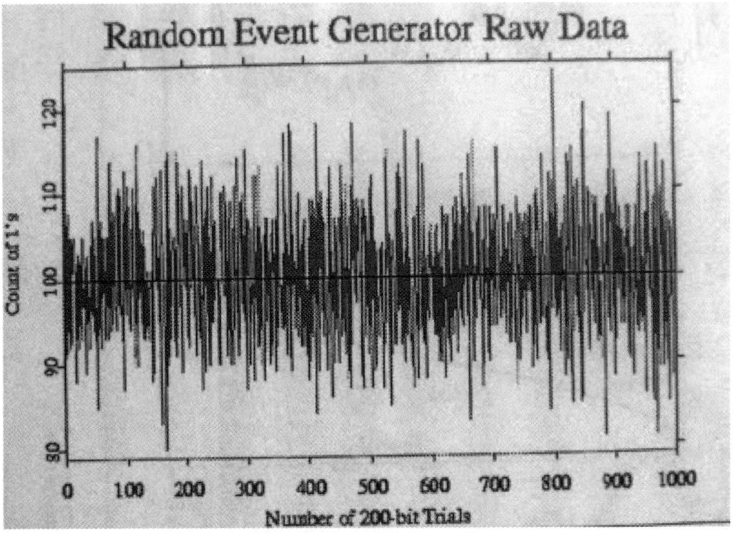

人類自一九七六年後期開始，新時代（New Age）思潮逐漸興起，有了人類集體意識是否能用隨機事件產生器（Random Even Generators）這種電子儀器來測定的想法。因為當時已證實生物體會不斷的發送與接收測得到的能量，意念好像音叉，可以讓宇宙其他物體的音叉以相同頻率共鳴著。普林斯頓大學的研究人員自一九七九年起，試圖開發一套研究系統來衡量人類的意識是否真的能夠影響電子儀器。這個團隊的領導是該校名譽教授羅伯特．傑恩（Robert.Jahn）。當時他已經有「意識與機器相互影響」的概念，並在一九七七年就曾提出設計專業的「隨機事件／亂數發生器（REG／RNG）」。依照羅伯特．傑恩的想法，乃是使用由正、負脈衝控制的隨機電子機械裝置REG／RNG，來記錄與衡量意識變化的效果，上圖是該研究室的全球REG／RNG數據整理呈現的大螢幕。

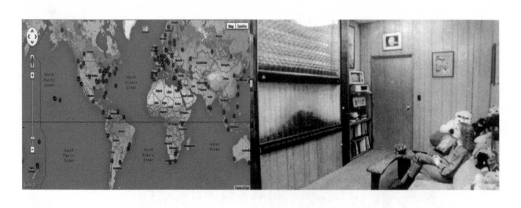

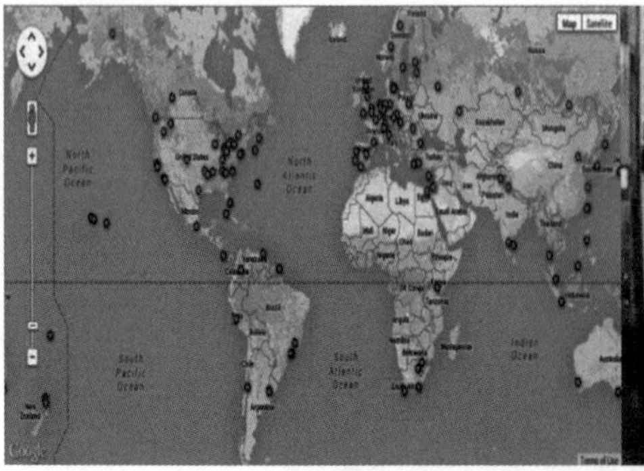

一九九七年，他推出了利用ＲＥＧ／ＲＮＧ與大型電腦連線，來統計世界各處集體意識巨大變化時，與ＲＥＧ／ＲＮＧ產生的數據彼此互動情形，他領導的團隊精心設計全球網路架設，讓該機器能夠隨機的將全球的意識變化信息送到研究中心的電腦來分析。

ＰＥＡＲ梨子實驗室，歷經三十年在普林斯頓大學協助後，現在已經納入不以營利為目的的研究機構ＩＣＲＬ，繼續為人類在意識的探索之路做出貢獻。

第二節　工程異常研究——梨子計畫

羅伯特・傑恩本身是一名物理學家和普林斯頓大學前工學院院長。在該大學工程異常研究的梨子（PEAR）計畫中，主持該大學工程學院和應用科學部門將近三十年，他已經完成了實驗議程，**探索人類的意識與敏感的物理機器設備彼此間的互動**，研究了該系統的流程，以及開發互補的理論模型，破解了意識如何與機器互相作用。他確實是第一位建立了物理學與精神領域兩種截然不同領域間的設計研究步驟，並做出跨領域交集。人類文化習俗與個人和集體的意識都有深切的關聯，所以在不同的地區，設立REG/RNG來收集數據，往往有令人驚異的發現。這個「工程異常研究」（梨子計畫）的說明如下。

本研究陣容堅強無比，有工程師、理學博士、心理學者、社會學者等專門領域的專家。**梨子計畫的研究議程，企圖解決人機互動（心靈對非生物的影響），以及遠距感知（Remote Sensing）等是如何造成的**，也就是ESP的各種心靈、精神的Ψ現象，要怎樣以物理的機器表現數據來證明這些現象是有科學依據的。

雖然該實驗室設在普林斯頓大學，但該大學不支持經費。所以該實驗室一直依靠私人捐助者像詹姆斯・麥克唐納學的創始人（即後來的麥道公司和波音公司），還有勞倫斯・洛克菲勒（洛克斐勒集團，支持UFO研究）、約翰・費策爾（底特律老虎棒球隊與費策爾廣播公司執行長）。

傑恩說，麥克唐納關心航太科技關鍵的電子系統，是否很容易受到人類操作者的心態壓力影響，如F-18的電子控制系統在飛行員超荷壓力下會有何變化。還有一些政府情報單位、國防和太空總署NASA的珍博士，也都表示有興趣支持該實驗室的研究，傑恩則說這些資料他是自由地與各單位共享。

一九九七年起，該機構在加州民間智庫IONS（知性科學研究所）的管理下，開始對全球性的心理意識現象做電子儀器的實驗。實驗方式是當世界發生了重大事件，多數人的情緒會發生劇烈變化，當大眾集體注目於事件的當下，隨機亂數發生器（REG／RNG）所送出的資料，就會出現統計學上不同程度的差異性。當人類為某重大事件歡慶或哀傷時，數據出現不隨機現象，特別是恐懼情緒越強烈，隨機亂數發生器的數據越有條理、越呈現秩序。**這代表精神與物質之間有影響力的Ψ現象存在。**

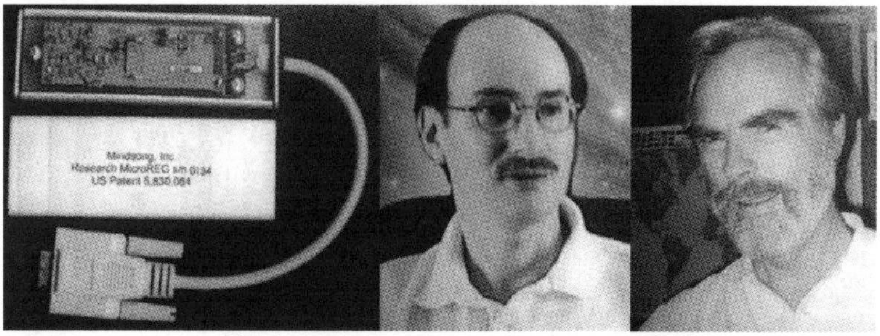

第三節　科學證明物理現象與精神領域有明確的相互關係存在

《人類集體意識的實驗研究計畫》，主要負責人是羅傑・尼爾森博士（右上圖），而主要的協助人是超心理學與工程學者狄恩・雷登博士（上圖中）。二〇〇七年，IONS機構發表宣言，指明要藉由科學的實驗來證明物理現象與精神領域之間，有明確的相互關係Ψ現象存在。左上圖這部儀器就是隨機亂數發生器（REG／RNG）第三代。

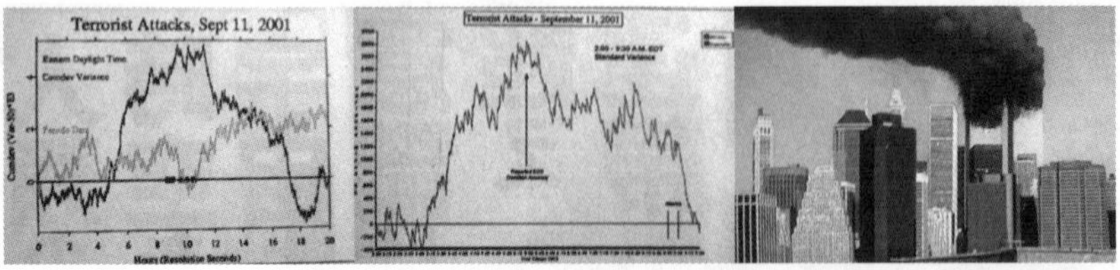

第四節 「原力」表達秩序和混亂

REG/RNG開始在全球的四十七個國家的主要都會區設置，共有一〇三架，到現在參與的國家超過六十國。當特定重大事件發生時，人類的情緒高漲，心理受到震撼，網路就把所有的REG/RNG資料收集起來。目前REG/RNG已經發展到第三代，可以手提，非常方便處置。它代表的是能趨疲（Entropy，又稱熵值），是一種無序現象的參數，當我們把情緒與意志力加入這個場域時，熵值會降低，代表一種秩序的改變發生了。**IONS的所長用《星際大戰》電影中的「原力」來表達秩序和混亂，當「原力」混亂時行星走向毀滅。**

第五節　人類集體意識早五小時預知九一一事件

以九一一事件來審視隨機亂數發生器REG/RNG的數據變化，確實很清楚看到事件發生的五個小時前出現Ψ現象，整個數據的亂數分布值就已偏離了正常的曲線急遽上升，事件爆發前三小時，Ψ現象達到最大的混亂值。

這顯示了**全球人類的集體意識早一步就超越了時空場的限制，能預先知道有重大事件的發生先兆**。這也證實透過日新月異的電子儀器，能夠讓超越時空的意識與意識之間，彼此有互動的關聯，並取得證實的數據資料。集體意識場的研究專家羅傑·泰勒博士（英國皇家醫學研究所的基礎免疫學專家）就指出，**意識場具有超越電磁場、重力場的一種非定域（Nonlocalization）力場的量子纏結性質存在**。這個非定域性或稱為非局部化是什麼呢？

第六節 「意識場」具有非定域力場的量子纏結性質

ＩＢＭ的班奈特（Charles Bennett）開發了遙傳光子的實驗方法來說明此現象，後來奧地利的齊林傑（Anton Zeilinger）利用這個方式傳輸了光粒子的量子狀況。實驗是用雷射光照射於特殊的水晶上，製造出纏結的光子，傳輸的是光子對的偏極狀態，結論是光子可以把這種量子態一個接一個的傳過去。日內瓦大學的季辛（Niculus Gisin）等人研究出以纏結的光子對，經由光纖傳送到相距約十一公里的兩地，季辛發現這兩個相離的光子間，表現出互相感應的性質；**光子對的感應速度已經超過光速太多倍了**，一秒鐘就感應達一百一十億光年。看來**宇宙間距雖大，但彼此之間卻是同步感應的**，這就是非定域性。未來通訊必須改成量子通訊，宇宙數億光年距離要彼此通訊才有可行性。

第七節 ESP、PK現象具有非定域性

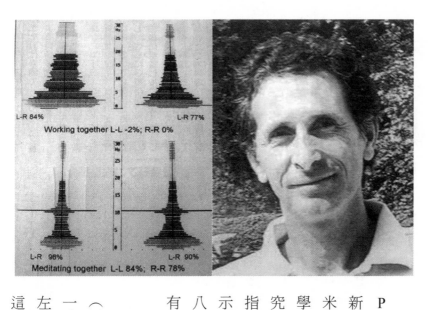

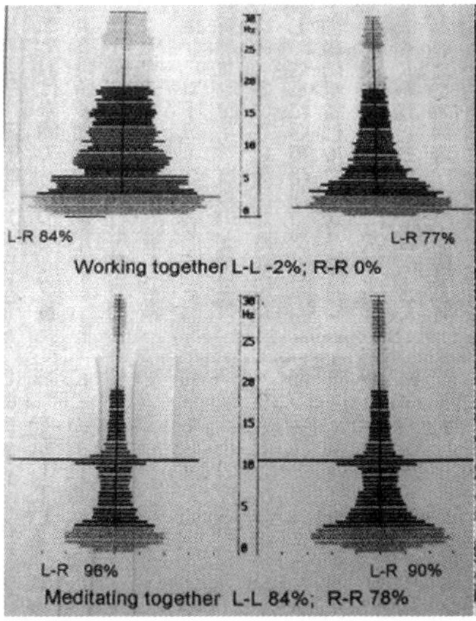

人與人之間的關係，一些ESP現象如透視、預知或PK現象如超距遠端移動等，這些屬於非主流的Ψ現象新科學觀念領域，都表現出一種非定域性的特質。義大利米蘭大學自然醫學研究中心的相關醫學部，專攻神經生理學的尼塔蒙摩德庫柯博士（右上圖），藉由腦波儀的研究，在二〇〇〇年發表了令人驚艷的報告（左上圖）。他指出當做實驗的兩個人一起工作時，其EEG腦電圖顯示兩者腦波的分布圖，左側者的左右腦波分布一致率比約八四％，右側者為七七％。另外，兩者的左腦波一致率只有二％，右腦一致率是〇％。

有趣的是，就在兩位實驗者開始一起進行靜坐冥想（Meditation）之後，腦波分布圖顯示出個人左右腦波的一致性，一位是九六％，另一位是九十％。而兩者彼此間左腦波比較的一致性達八十四％，右腦也達到七十八％。這個實驗結果確實讓大家很驚訝！

第八節 腦波同步更是瞬間同時發生

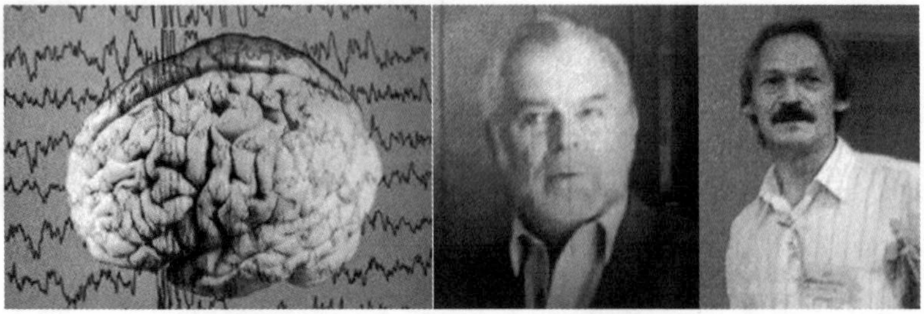

為了更進一步了解上述實驗是否受到電磁波的外來因素干涉，二〇〇三年德國的精神物理學家依利瓦克曼博士（本頁右上圖）率領的團隊，進一步追加複製尼塔蒙摩德庫柯博士的實驗，特別將實驗安排在阻絕各種電磁波干擾的法拉第籠子裡，又安排兩位實驗者在有點距離的不同位置，進行腦波的檢測，結果發表在神經科學期刊上，報告又一次證實上述的實驗結果是相同一致的，更指出**腦波同步更是瞬間同時發生**；以上研究確實讓人看到腦波的同不同調現象，是已經超越時空場的限制，而波普貝克博士（本頁圖中）則指出人腦會達到與地球舒曼共振波達到同步的共振現象。地球表面有一個穩定的共振能量網，德國的電子醫學專家波普備克博士就指出一些特異功能的巫師，都有與此基本穩定的共振頻率七點八三赫芝同步的表現；在物理學上這個頻率最早是由一九五二年美國伊利諾大學的舒曼教授（W.O.Schumann）提出，他發現地球上空電離層高約五十五公里，與地球表面所形成的「同心球體共振腔」，可以容許電磁場之全球振盪；波頻七・八三赫茲，波長四萬公里，大約等於地球一周。

第九節　集體的靜坐冥想，能夠改變物質世界的環境

美國超覺靜坐技術（Transcendental Meditation）的開發者瑪赫西大師，其集團領導中心位於愛何華經營大學。這個超覺靜坐技術源自古老的知識傳承：遠自印度維德（Veda）的傳承，是歷經長久時間考驗的意識科學與技術。

這個團體認為**透過集體的靜坐冥想，能夠改變物質世界的環境**。瑪赫西主張：個人壓力累積導致世界壓力，而團體安寧則造就世界安寧；當人們專心注意時，會凝聚意識，這個舉動本身就會產生秩序。瑪赫西指出，集體活動含有感情因素在內，會將眾人意念凝聚產生量子超幅射，這種集體意識會影響隨機系統的REG/RNG，產生條理秩序。

在他們舉辦的靜坐活動中，產生了極為驚人的Ψ效果。他們在美國首都華盛頓舉辦的活動成果，集體靜坐冥想人數由五百多人增加到將近四千人。當人數達一千人後效果明顯增加，最後讓首都華盛頓DC當地的犯罪率急降了二三％。在一九八五～一九九〇年間超覺靜坐的七次大型聚會，對中東戰亂也有積極的Ψ影響。

美國馬里蘭大學國際發展與衝突防治中心，追蹤超覺靜坐TM觀測七次聚會前後，依十大媒體的報導，記錄每天的戰爭死亡人數。收集了八百四十一天的戰爭傷亡人數記錄，其中九十三天有大型的超覺靜坐聚會，另外七百四十八天是對照組，沒有大型的超覺靜坐聚會。統計結果發現有Ψ現象，在九十三天大型超覺靜坐集會期間，中東戰爭死亡人數遽降七一％，受傷人數遽降六八％，衝突程度降低四八％，和平指標則提高六六％。

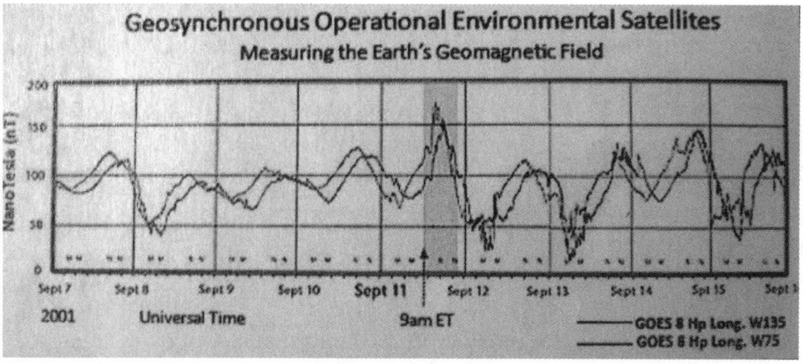

第十節　GCMS（全球意識統合警示系統）

ＮＡＳＡ在九一一事件前後，由兩架同步觀測環境的地磁偵測衛星之記錄數據，推論出事發當時，紐約在九一一的上午九點，地磁確實有急劇的波動尖峰出現（上圖中灰色區塊），這就表示全球人類在事件發生時的心理狀況，與地球的地磁脈動確實有相關的影響因素存在。

由於以上堅實統計數據的呈現，讓全美極富盛名的女天文核子物理學者伊莉莎白．拉結博士積極推動ＧＣＭＳ（全球意識統合警示系統）的架設，其目的是**針對人類的心跳、腦波與情緒的變化，跟地球磁場的相互影響，透過人類集體意識的波動，以了解火山爆發、地震等自然現象，得以提前一步獲得預警**。這種Ψ現象新的預警系統，相信在不久的未來，會幫助我們應付一些災難的預知對策。

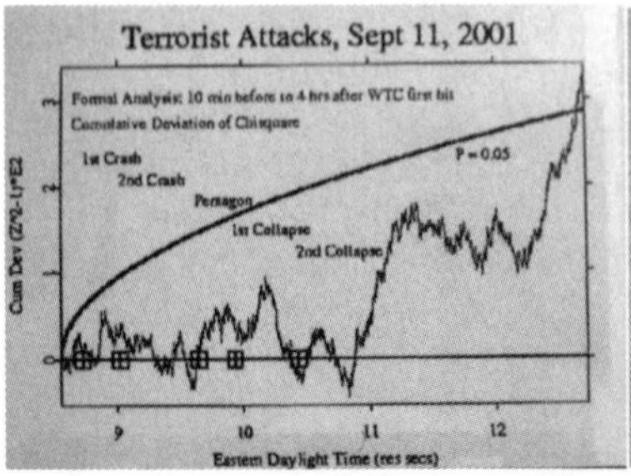

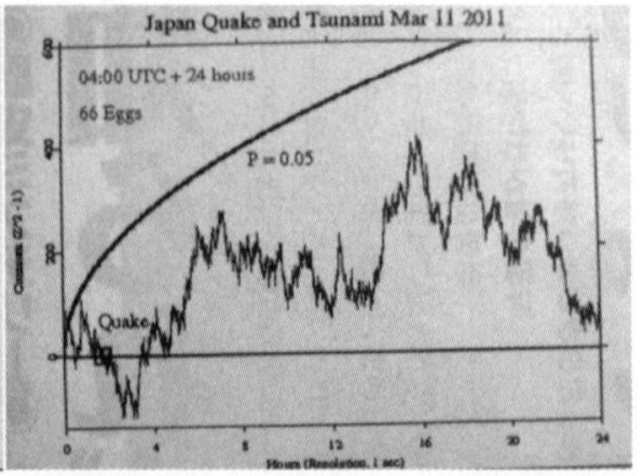

第十一節

三一一與九一一事件發生前的REG/RNG數據變化極相似

這次二〇一一年日本三一一的大地震與海嘯事件，GCP也在事前出現急遽上升的曲線（右上圖），也就是說災難發生的前一天，該處就有「原力」散亂的現象出現，也表示人類集體意識的影響讓熵值（Entropy）出現變化，這個圖和十年前的二〇〇一年美國九一一事件發生前後的REG/RNG（左上圖）很相似。透過這種意識與電子儀器技術結合的研發，使全球性的災難預兆得以獲得預警。這些科技越來越成熟後，應該可以透過預防，將全球發生大災難的傷害降低到最小的程度。

我們期待透過日新月異的電子儀器與意識科技及大腦神經學的結合，從Ψ現象突破傳統的侷限，將唯物的科技提升到無限領域的精神境界。

第十二節　宇宙存在的先決條件是：「觀察者」必須存在

量子理論告訴我們，沒有一顆「次原子粒子」是固定不動的，它們與觀察者息息相關，少了意識的觀察者，它們充其量只是一個尚未確定的機率。**空間不是線性的，空間是由一個有意識的靈魂在觀察一個目標時的視角所決定的，一個觀察者與被觀察目標之間的間隔，被稱為「空間」**。

在空間中的物體或能量體，並不一定按照線性的模式運動。在這個宇宙中，物體運動的模式往往是隨機的、彎曲的、循環轉動的，或者與所確立的規則一致。

發明「黑洞」一詞的約翰·惠勒所說，**宇宙存在的先決條件是：「觀察者」必須存在**。本書特別提示「時間和空間」並非真實的存在，是虛妄的（人類大腦頂葉一個區塊在處理時空的概念）；這個宇宙的現象是你的大腦依照微型電路板程式（像ＤＶＤ般）播放出來的！程式播放讓你的宇宙活起來，其實時間和空間都是奇特的無形存在，我們無法把它拿起來或放在某處。**時間和空間都是神經元創造出來的主觀感受**。佛法對此的解釋更明確：一切法由心想生，時空都是如來藏生出意根觸法塵產生的五陰十八界外相分，意識到這些外相分又是勝義根將外相分轉成內相分加以了別，兩者都是生滅法，是幻相非實相。

人類總是習慣性地認為時間是線性的，相信當下所發生的事件不會受到過去的影響。但其實時間本身的結構很可能像是一個螺旋圈，每個反覆的螺旋都會彼此重疊。在這個宇宙大聯邦之中，目前大約包含了五百個星球意識體。身為其中一員的人類目前的進化層級停在第三密度（三D純物質界），正往第四密度（半靈半物質界）的領域邁進，畢竟這個三D~四D領域還在欲界中，只是漸漸擺脫一切唯物論的觀點。許多古老的文獻都預言了這個即將到來的地球量子躍升，不久後，我們將經歷一場全球性的偉大覺醒和轉變。

第十三節　所見所聞非實相，是小我自己編織出來的幻相

一九九一年美國普林斯頓大學太空物理學哥特教授（J. Richard Gott Ⅲ）發表了宇宙弦（Cosmic String）理論後，平行宇宙（Parallel Cosmic）的概念開展了人類意識的新領域。哥特認為宇宙是應用「時間旅行」誕生出來的，不是誕生於無，而是起源自某種東西（Something，說穿了就是自性如來藏啦）。這派理論認為時間不是線性的，而是種「時間圈圈」，每一圈大約五乘以十的負四十四次方秒，現代物理以數學來界定它是一種量子化單位，稱之為「時元」（Chronon），**我們的世界是一格接著一格跳躍式的接起來**（如來藏的識種流注性）；像我們看電影、電視時，腦部產生的影像就是由每秒三十格以上獨立的畫面串接起來的（所見所聞非實相，是自己編織出來的幻相）；而**此世界就是依著此時元，一區塊一區塊地展開出來的**（依著大種性自性及四大假合電磁力、重力、強力、弱力等而成）。

佛陀告訴我們時間不是連續不斷的，只因為我們這些凡夫著於相，當看到前一個相時，便立即起心動念，執著於這個相，而這個執著的妄念，我們的第八識如來藏馬上又產生了第二個相，由於第七識末那執著的作用，第二個相與第一個相就非常相似，因而在我們凡夫眼中，宇宙成了相續相。**實際上第一個相和第二個相是互不關聯而獨立存在的**。由於我們凡夫念頭的不住牽引，使因果互相牽纏，眾生當然就迷惑在妄相裡頭，無法自拔。彌勒言，舉手彈指之頃，「三十二億百千念」，就

是說這一彈指之間，產生過三百二十兆個念頭，一彈指只要數微秒，所以我們意識連續不斷投射到外境相的速度，確實無法覺察到，虧菩薩的法眼才能告訴我們這個世界的實際現象。

客觀的來說，過去、現在、未來必然是同等真實，以時間一維與空間三維，構成了一個四維的區塊，鋪展出外宇宙的全貌。最早於一九三〇年代，愛因斯坦與羅森（Nathan Rosen）於普林斯頓共同合作發表「愛因斯坦——羅森橋」，這是初步提出黑洞能搭起兩個時空區域的溝通橋，也是今日蟲洞理論的開端。它是說空間像大蘋果的表面，蟲從大蘋果這邊表面鑽進去從另一面出來，像是蘋果表面的世界間另外有直接通道，不必延著表面彎曲的走過去。

能趨疲（Entropy）又稱熵值，表示一種無序現象或稱亂度增加的參數，當我們把意識（情緒與意志力）加入這個場域時，熵值會降低，代表一種秩序的改變發生了。但是，若以意識能改變熵值就把意識當作一種「能量」則還有待商榷。把意識與能量視為一體，若依照「能量不滅」這個定律，意識它就能常存不滅了。其實這個能量是指一種「精微能量」，不是物理化學的能量，這是很多新時代的學者一貫的誤解，也是南傳佛教二乘佛法需要改正的「六識不滅論」。**意識不是化學能量，它只有一世，無法貫穿三世，意識是生滅法，非「常住不壞」**，從意識心在眠熟等五位中都會斷滅可知。我在後面提到的美國麻醉醫師哈門洛夫就指出，只要給人一劑麻醉藥，人的意識就不見了。筆者認為這是屬於法義上的辯證，務必提出來讓讀者認知。

第十四節　意識是生滅法，第八識如來藏才是常駐不滅法

關於意識的深層內涵，佛經中特別是《成唯識論》就解析得非常詳盡，泛稱這個我們習慣稱為意識的是前六識（眼、耳、鼻、舌、身、意等識），前六識是無法跨越過去、現在、未來三世的，**只有意根與「能受熏、能持種」的第八識阿賴耶識（也可稱為如來藏識）才能貫穿三世**；但這個色身的意識所作所為會留下業記成第八識藏識種子，第八識阿賴耶識能執持每個人跨越累劫的身世記憶，通常具有宿命通的大修行者才能解密判讀。

人類身體約有一百兆物質體細胞，也就是指身體具備一百兆個精微能量振動組合，我以下簡稱它為「細胞總合意識體」。它組合成人體的生命總能量，整個總合意識體與個體間，有明顯的共振頻道。

細胞內都有微小管（Microtubles）這種構造，且每一個相鄰的微小管都具有高度的一致性（Coherence）。**細胞是動態的振動著，而微小管則共同合作來管理細胞的張力，張力的改變，影響基因的表現，一束微小管振動，相鄰的微小管也呈現同步共振，每二十五微秒就同步共振一次，即四十赫茲，此四十赫茲在腦波頻道，是集中注意力持咒的 γ 波**；藉此同步共振，讓身體每個細胞都能感受全身總合意識體的信息，互相傳遞分享。這是本章特別先表明的新量子生物學觀

念，為英國物理學家羅傑・賓洛斯（Roger Penrose）與美國亞歷桑那大學麻醉神經專家哈門洛夫（Stuart Hameroff）兩位共同提出的新量子「細胞體微小管（Microtubles）理論」。剛開始，科學界對此說法嗤之以鼻，但反對者也提不出更好的論點來解釋意識與生物間靠什麼當界面。

Journal of Cosmology, 2011, Vol. 14.
JournalofCosmology.com, 2011

Consciousness in the Universe: Neuroscience, Quantum Space-Time Geometry and Orch OR Theory

Roger Penrose, PhD, OM, FRS[1], and Stuart Hameroff, MD[2]

[1]Emeritus Rouse Ball Professor, Mathematical Institute, Emeritus Fellow, Wadham College, University of Oxford, Oxford, UK

[2]Professor, Anesthesiology and Psychology, Director, Center for Consciousness Studies, The University of Arizona, Tucson, Arizona, USA

Abstract

The nature of consciousness, its occurrence in the brain, and its ultimate place in the universe are unknown. We proposed in the mid 1990's that consciousness depends on biologically 'orchestrated' quantum computations in collections of microtubules within brain neurons, that these quantum computations correlate with and regulate neuronal activity, and that the continuous Schr鍊inger evolution of each quantum computation terminates in accordance with the specific Di鏀i鞳enrose (DP) scheme of 'objective reduction' of the quantum state (**OR**). This orchestrated **OR** activity (**Orch OR**) is taken to result in a moment of conscious awareness and/or choice. This particular (DP) form of **OR** is taken to be a quantum-gravity process related to the fundamentals of spacetime geometry, so **Orch OR** suggests a connection between brain biomolecular processes and fine-scale structure of the universe. Here we review and update **Orch OR** in light of criticisms and developments in quantum biology, neuroscience, physics and cosmology. We conclude that consciousness plays an intrinsic role in the universe.

KEY WORDS: Consciousness, microtubules, **OR**, **Orch OR**, quantum computation, quantum gravity

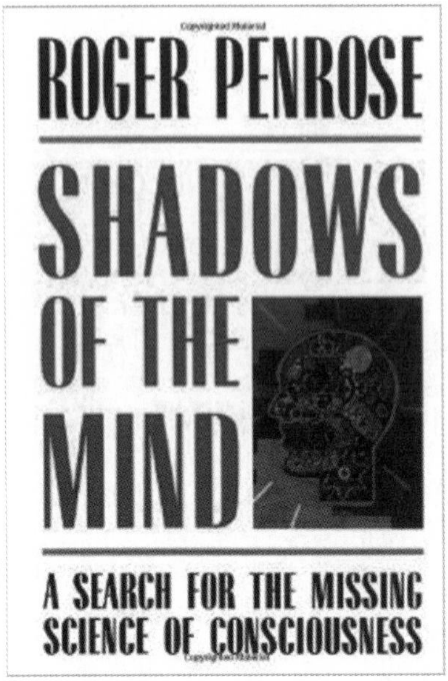

這微小管的構造，乃為支撐細胞的一種蛋白質纖維狀中空管子結構，六角型十三束微管螺旋包纏中心空管，內蕊直徑十五奈米，其中含有水分，且此水分皆能與全身各細胞的微小管同調共振。細胞中所有的微小管，全部由中心向外部呈放射狀伸向細胞膜；這些細微的蜂巢狀構造也成為一種通路，可在細胞間傳輸多種產物，特別是神經細胞群之間。最近已發現它是細胞內向外送出蛋白質，如荷爾蒙及細胞膜表面受體蛋白等極重要神經傳導指揮物質的運送管道。

羅傑・賓洛斯與哈門洛夫幾年前又提出「客觀縮陷理論Orch OR（Observative Reduction）」，認為意識的基礎不在神經活動電位上，而是發生在神經元內之微小管的物質進入有序的量子狀態。就是**意識體在觀測時的量子波縮陷時才有物質粒子的出現。因為觀察者與被觀察者都是「收縮塌陷」的能量**。當無形的能量收縮塌陷時，它才能變成有形的固體粒子出現，而李嗣涔博士認為此模型已經接近意識的本質，不過相反的是，意識的產生乃形成疊加的量子狀態時產生，客觀縮陷時消失。因為疊加的量子狀態是複數狀態，可以進入虛數空間，意識就能開始運作。客觀縮陷以後又恢復實數空間運作，等待下一次微小管的有序量子狀態出現，此際意識又出現。

量子論認為時間和空間，都需要生物觀察才得以存在，少了動物的感知，時間和空間根本不存在。扮演觀察者的動物創造了現實，而不是現實創造了觀察者，只有能被感知的東西是真的。西方研究量子論者認為「意識所在決定一切」，其實這還是錯誤的見解，意識也是屬於生滅法，一劑麻醉針，你就沒有意識了。

麻醉神經專家的哈門洛夫就在論文中指出：微小管每隔十分鐘就會拆解重建，這種不斷進行的程序，讓細胞保持在隨時待命的靈活狀態，**神經軸索中的微小管，是傳遞情報、營養、能量的高速公路**，末端送出細胞核內廢物時，必須暢通無阻，一種 Tau 蛋白就像警車會在微小管高速公路巡邏，處理異常事故，排除堵塞，**當 Tau 蛋白異常，會產生 β 化澱粉溢出堵塞，老年癡呆症的發生根源於此**。微小管在人體被注入或吸入麻醉劑生效時，就呈現「凍結」狀態，意識也跟著凍結就停擺了，但是大腦的基本生存功能依舊不受影響，等麻醉劑藥效退了，微小管「解凍」後恢復正常運作，此時意識也開始恢復正常，因此賓洛斯與哈門洛夫認為這個微小管是形而上的意識與形而下的物質體**細胞間，極重要關鍵的量子性質生物化學構造**。

意識研究學者們破解了生物量子場現象，特別指出：微小管蛋白是組成人類意識世界的最基本生物性物質單元，依序擴大順序為微小管蛋白、微小管、細胞骨架、神經細胞、群聚、組織、腦部、個人意識、社會意識、全人類集體世界意識。若人人的微小管共振，帶有「慈悲大愛」的信息，則人類全體就會和諧共鳴，人間才會有幸福的未來。

意識是會生滅的法，是無常的，就如前面佛法所說的，意識是因為如來藏中的種子依緣起現行，藉五根與所現的五塵與法塵相觸，並與五別境之心所法相應才有意識出現，但在人間五位時（眠熟、悶絕、正死、滅盡定、無想定）會暫時斷滅，此種種體性為覺知的意識心。它是含攝在五陰十八界法中，而五陰十八界卻又含攝在如來藏裡面，所以一切眾生的如來藏識是外於五陰十八界法的真實法，是三界中離見聞覺知最尊貴無匹的自在永在法。**若用觀察者來讓量子波收縮崩塌，此終極的觀察者就是如來藏第八識，讓量子波OR（觀察者縮潰）的是如來藏的識種流注性，及大種性自性的功能**。

就《阿含經》《華嚴經》所說的精神與道理而言，那是因為有情眾生皆有第八識如來藏的存在，才會使得這宇宙因為集四大種（「火」電磁力、「地」重力、「風」強力、「水」弱力），於黑白洞產生大霹靂後，各種能量、物質粒子等經過重組再重組，形成了三界九地各種不同比例組合之器世間。可是這個第八識如來藏根本不是器世間的色法物質，不是我們一般人能藉由粗重的科學儀器觀察到，因為祂超越我們人類存在的欲界（包含天界以下六道）、色界（禪定所能達到的天界）、無色界（更高層次禪定所達之天界）等三界以外，或四聖界以上，是更高層次、更高境界的無形無相法則，也就是十法界外的真正實相。佛陀曾說過：**當三界有漏（煩惱）的器世間在壞、空之後，能夠繼續有成、住的循環現象，就是因為有第八識如來藏的諸種功能來永續執行。**「壞、空、成、住」就是依這個不生不滅的如來藏才能夠存在，它隱含著極深的道理！因為一**切的「體、相、用；因、緣、果；理、事」**等等**法則能夠無常的輪迴不止，確實是因為有如來藏的功能存在**，而如來藏有祂本自俱足、能生萬法的法性，且這個法性恆常不異，也因為有此常駐不變之法，才能導致生滅的因果法則存在。所以，一切的因果都不離如來藏，而且如來藏含蓋一切法，所以在法界之中，沒有任何一件事物可以逃脫出因果法則的限制。

第十五節　一切眾生皆錯以為自己生活在真實的世界裡面

「一切法由心想生」，是說宇宙眾生個個如來藏具有堅固的法性，而當眾生如來藏依眾緣匯聚起來之際，藉由眾業、別業的妄想，依緣起現行，就可以一時變生出十法界一切器世間，然後讓一切器世間依著識種流注間斷而剎那生滅著，但一切眾生皆錯以為自己生活在真實的世界裡面。佛陀說：「諸行，它一定是如幻、如焰，而且剎那的時間裡面就盡朽。」也就是說，任何一種行為活動，它一旦經歷時間、空間的變換之後，最後一定會走向朽盡，然而接下來卻能夠不斷的重複再重複這個現象。彌勒菩薩說：「舉手彈指之頃，三十二億百千念，念念成形，形形皆有識，念極微細，不可執持。」在《唯識論》裡面講得很清楚，「一念不覺」，這一念不覺就叫做「無明」，無明就是「不覺」。

以量子力學角度來解釋，就是說：當我們觀察電子繞行原子核旋轉時，事實上它並不是真正的繞行，只是在那個軌道的範圍裡面，剎那間不停的發生生滅變異的現象。因此「生、住、異、滅」是一種現象，當它才一生出、短暫停住後就開始變異，接著就滅盡了；然而當它滅盡之後，它又被出生了，那又是另外一個生住異滅起來。**我們存在的這個世界，事實上就是這樣的連續剎那生滅著**；既然是剎那生滅著，當然沒有依循固定軌道可言而無法預測，這也就是量子力學所說的「測不準原理」。所有的物質色法是由四大元素所造成，如來藏有大種性自性，就是集合地（重力）、水

（弱力）、火（電磁力）、風（強核力）四大元素來成就器（物質化）世間，一切四大還有四大所造的這一切器世間色法，事實上一直是剎那生滅的！也就是說，它才一出生，就暫住、變異而朽盡；朽盡之後，如來藏又再出生下一個法，然後再生住異滅，接著又朽盡了！

可是在我們人類一般的觀察就認為說：「這前面的生住異滅，跟後面的生住異滅是連續性沒有間斷的。」誤認器世間這種連續性存在，是我們對於剎那生滅的一種錯解。也就是說，**如來藏祂變生我們這個器世間是一連串間斷而剎那的生滅著；可是因為祂的法性呈現得很堅固，剎那微細到我們無法感受到**，因此讓我們錯以為剎那變異的這些現象是連續性的。了解「一切法無所有，一切法畢竟空，一切法不可得」，我們的心就平靜，妄念就沒有了。心本來是明的，你心一動就變成無明；心不動的時候，無明就沒有了。所以無明不覺生三細，無明裡面有三細相，第一個是業相，業就是動，就是此地講的它不斷的在動，從來也不停。

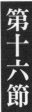

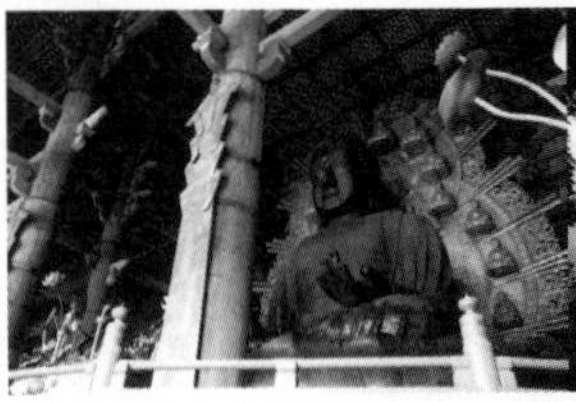

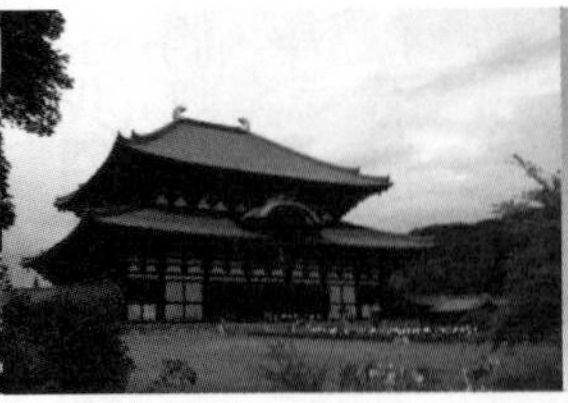

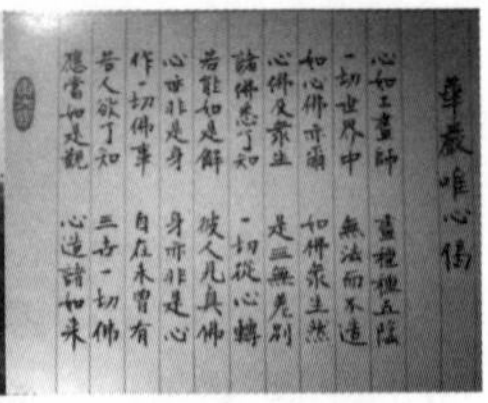

第十六節　一切諸法唯是一心所成就

「三界唯心，萬法唯識」是佛教中實證的聖教，也是《華嚴經》中明載而可以實證的法界實相。唯心者，三界一切境界、一切諸法唯是一心所成就，即是每一個有情的第八識如來藏，不是第六意識心。唯識者，即是人類個個都俱足的八識心王——眼、耳、鼻、舌、身、意識、意根、阿賴耶識。第八阿賴耶識又名如來藏，人類五陰相應的萬法，莫不由八識心王共同運作而成就，故說萬法唯識。

我常常到日本旅遊，上圖是行程中的奈良東大寺。此寺是日本華嚴宗的大本山，供奉正尊是「毗盧遮那佛、盧舍那佛」，俗稱「奈良大佛」，高十五公尺以上，總重三八〇噸，是世界最大的青銅佛像。佛身在華嚴經離世間品分為十身，一般分為法、報、化三身。**毗盧遮那佛是清淨法身佛，盧舍那佛身相莊嚴為圓滿報身佛，釋迦牟尼佛是千百億應化身佛之中一佛**。毗盧遮那佛，為光明遍照、大日遍照之意。因此密宗把毗盧遮那佛稱大日如來，作為供奉本尊與最上根本佛。

第十七節　工畫師就叫作如來藏，又稱阿賴耶識

《華嚴經》卷十九云：「心如工畫師，能畫諸世間，五蘊悉從生，無法而不造。如心佛亦爾，如佛眾生然，應知佛與心，體性皆無盡。若人知心行，普造諸世間，是人則見佛，了佛真實性。心不住於身，身亦不住心，而能作佛事，自在未曾有。若人欲了知，三世一切佛，應觀法界性，一切唯心造。」經文是說，**如來藏心像是位善工筆畫的師傅，能畫出三界器世間的種種，有情眾生的五蘊身也能夠畫出**。

如來藏心含藏人的業種，如來藏心就幫你製造出一個人的五蘊身讓你使用，如果心中含藏著天人或畜生的業種，如來藏祂就幫你製造出種種不同的天人、畜生身，讓你依緣起現行受報償。

如果心性多慳貪、嫉妒、邪見、欺誑、廣造眾惡，則如來藏為你製造鬼道有情的五蘊身；如果心性極端惡劣，犯了五逆重罪，毀謗如來藏了義正法，造極重惡不善業，如來藏就讓你受廣大的地獄果報身。如果廣行十善業道利樂有情者，如來藏就讓你生到欲界天，享有欲界天之天身，受用欲界天勝妙之天福；修行禪定清淨梵行者，如來藏就為您製造廣大殊勝的色界中性天身；乃至十方三世一切佛所成之佛身，也同樣都是這個如來藏工畫師所繪、所創、所製。這個工畫師就叫作如來藏，又稱阿賴耶識，祂還有種種不同的名稱，譬如說真如、空性、無相、實際、法身、涅槃、不生不滅、

所熏識、持身識、持種識等等，都是在說這個能夠出生三界一切法界的心。

如果離開這個工畫師如來藏阿賴耶識，就沒有三界有情的種種法界可說，所以說三界唯心。也就是說**三界的一切境界，全都是依這個工畫師——第八識如來藏而有，依第八識如來藏而變現，以第八識如來藏為根本。**靈魂生命內在能量不會因為軀體的死亡而消失，因為能量守恆是最正確無誤的科學原理之一，能量是永垂不朽的，無法製造也無法消滅。如果說如來藏是一種我們無法測量、解釋的創生大能量，恆常不滅，又能夠變化出千千萬萬的有形或無形世界，或許可以讓大家稍稍體會這個言語道斷、心行處滅的境界吧！

第九章
佛教的宇宙次元觀

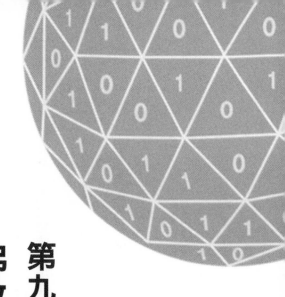

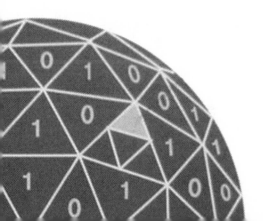

在未細說佛法的宇宙觀前，我想簡單介紹一位很特別的學者，他就是James Joachim Hurtak博士，也是《知識一書：以諾的鑰匙》（The Book of Knowegde：The Keys of Enoch）的作者。該書不是透過通靈寫成，我閱讀過本書二〇〇九年第六版本英文版，及日文翻譯版，該書非常的有哲學深度，必須用心與靈識來閱讀。該書提到基督教經典《創世紀》第五章二十二節中的聖人以諾（Enoch），他跟上帝有密切往來，活了三六五歲後，上帝接他升天並讓他成為天使團之一員，透過以諾給此書作者靈示而向我們指出：人類將逐漸以量子態進化提升到更高次元，而「聖靈」才是《知識一書》的關鍵鑰匙。人體DNA/RNA更扮演重要的訊息傳遞與轉譯啟動靈體揚升的要角。

空間高次元的移動旅行，必須藉由宇宙間蟲洞（黑白洞）在不同次元宇宙間之運動而達成。而人的梅爾卡巴（Merkaba）場就是多次元能量場的金字塔型組合，可以用超光速穿越次元時空重力場的障礙。**多次元時空場其實是種變異重力場（時空曲折）組成之多個節點**（Nodal Point）**的駐波**（Standing Wave）**形態**，由不同的原子核內部空間重置形成。

這個多重次元的宇宙，其實是我們的最高意識（如來藏）集體所投射出來的，依照我們意識（七轉識）進化的層級而呈現出來，如前面所說**有十二個駐波（不同頻率形成的次元）**聖人以諾告訴Hurtak，淨光兄弟會位於獵戶座，它是本銀河系子宇宙通往更高層級父宇宙的門戶，祂們藉由十二個時間曲率（Time warps）的頻譜工具，依照次元區的電磁場網絡，管理此子宇宙內所有上帝的子民，每一個位置就是我們不同意識階層所臨屆的次元，祂的層級是這樣的——

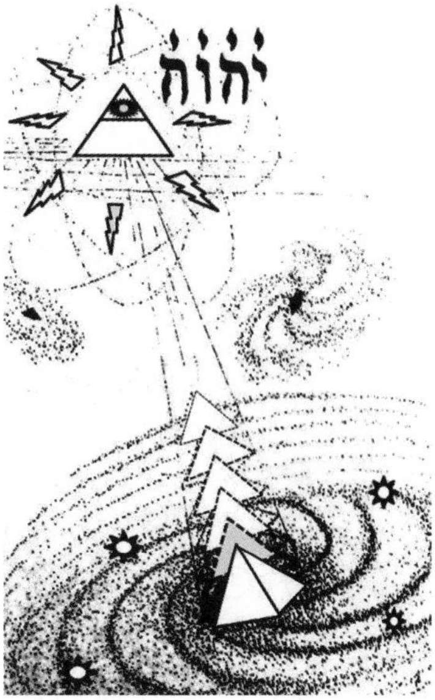

第一階：物質體（Physical Self）。第二階：星光體（Astral Self）。第三階：心智體（Mental Self）。第四階：靈性體（Buddic Self）。第五階：高我體（Atma Self）。第六階：單極體（Monadic Self）。第七階：理性體（Logic Self）。第八階：集體靈魂一四四〇〇〇 Unit（Group Soul）。第九階：單極群體（Group Monadic）。第十階：太陽系靈體（Solar Self）。第十一階：銀河系靈體（Galactic Soul）。第十二階：神聖光明體（Zoharr Self）。

西方一直應用金字塔的神聖幾何學來代表次元的實體，JJ Hurtak 博士也是以右上圖來表達銀河系層面的宇宙次元階層。一整列金字塔時空場像座須彌山，其實這些都仍在三界內，讀者可以仔細拿它來和佛陀所開示的宇宙次元觀對照，確實很類似。

佛經指出娑婆世界是我們人類所居住的器世界，也是華藏世界中的一個小世界，一個佛剎土一般有三乘以一〇九之銀河系，每一銀河系是一個「小世界」。華藏世界是蓮華藏世界的簡稱，是釋迦牟尼佛的法身、毗盧遮那佛淨土之名。

佛經中說，在風輪之上的香水海中有大蓮華，此蓮華中含藏著微塵數的世界，所以叫做蓮華藏世界。此世界總共有二十層，我們所住的娑婆世界和西方極樂世界，就在華藏世界的第十三層。華藏世界是一切世界的總稱，包括娑婆世界、極樂世界、袈裟幢世界、勝蓮花世界等，從相上講是華藏世界，從性上講是一真法界。從這種意義上來說，華藏世界就是虛空界、法界的代名詞，虛空界、法界有多大，華藏世界就有多大。

佛學的宇宙世界次元觀，一定會說到須彌山，因為它是宇宙諸世界的中心。此山跟我們一般所見的山不一樣，此山由「天金、天銀、天晶、天琉璃」（天字代表非物質）等四寶所組成。

照現在我們對銀河系的認識，發現佛陀所講述的諸天諸土，已經超過三~四D純物質界的星球，像銀河中類似地球的環境很多。

二〇一五年七月，NASA發表太陽系外發現一顆類地球行星（稱為地球二．〇的克普勒四五二b），距離地球一四〇〇光年，圍繞恆星克卜勒－四五二b公轉，距離主星位置適中，與地球和太陽之間的距離相似，因此可能有液態水的存在。克卜勒－四五二b的體積比地球大六〇%，有較大可能為岩石星球。二〇一五年十二月十八日澳洲天文學家又發現了一顆太陽系外距離人類最近的「超級地球」，離地球僅十四光年（約一三三兆公里）的「沃夫一〇六一 c」，位於宜居帶，溫度合宜，上面可能有液態水，甚至存在生命，是振奮天文學界的一大發現。

以上兩區類地球行星，都頗有機會發展出有智慧的生物，它或許是佛陀指出四大洲的某一處。話說**佛陀早在兩千六百年前，就對類似此等星球的存在有億萬個已經指證歷歷，確實讓我們驚奇佩服呀**！不只如此，佛陀還談到諸天的所在，筆者認為有些應該是屬於宇宙中「欲界天」半物質半能量的範圍，甚至像「色界天」是屬於冷、熱暗物質不同組合而有不同層次天界。至於無色界天，可能已經純粹屬於暗能量（Dark energy）區域。

佛陀指出須彌山下重重圍繞著八重山（銀河往外伸出的旋臂），山外浩瀚的鹹海（太空）上，有四大部洲（旋臂的諸恆星系，有另一眾生阿修羅住在山外海底下，南贍部洲下有地獄，另下方邊緣還有旁生界、餓鬼界）。以下是筆者嘗試用次元的概念，將一「小世界」中的三界九地，分成十二個 Dimention（時空次元，或者想像為不同時空密度 Density），約略勾畫出銀河系立體的生靈分布。**其實每個次元或密度的世界，都是真與妄的和合運作才成立**，我們可以用交連共振來解釋這個現象。台灣有些自稱禪修神通者，說觀世音菩薩是在十六次元，他比觀世音菩薩更高，已達十七次元或以上，直銷式商業化氣息很重，讀者要理性分析其所言「次元」的架構是什麼。至於我下面文中用密度或D表示，是另有所本，請仔細參閱下去。

以下所解說的這麼複雜的三界銀河系，還只是佛陀說的一個有生死輪迴的「小世界」而已。所有物質的出現，從最小的粒子、原子、電子，到更大的銀河系，都有兩極的本質。而在銀河系的正中央有一個所謂的黑白洞，其實就是一個推拉的量子機器（讀友若還記得第二章第一節，就知道我們大腦其實是個黑白洞產生器），**銀河系的欲界宇宙乃至另一個色界宇宙都還是二元性的，都尚未回歸到沒有分別心的原點或當下**，只是表面上看起來沒有三D人那麼明顯的分法和強調，其實還是有一點分別心的存在，那怕是二元性本質已經減低到只剩下一％的無色界天人，還是沒有完全脫離二元世界。**上帝粒子（希格斯玻色子）以及夸克（quarks），全都有兩極，自然界中沒有任何一樣東西是沒有兩極的。**

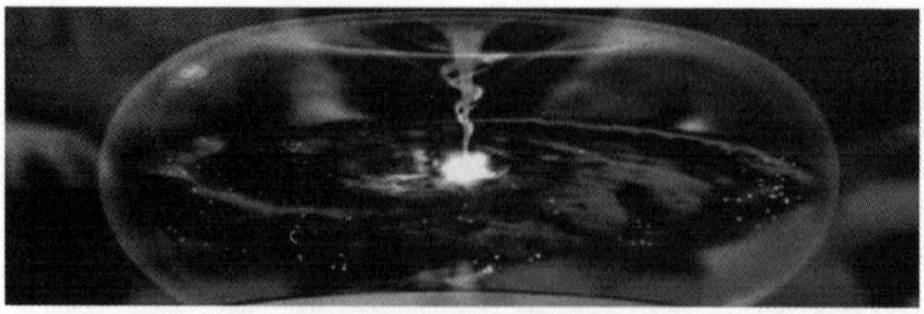

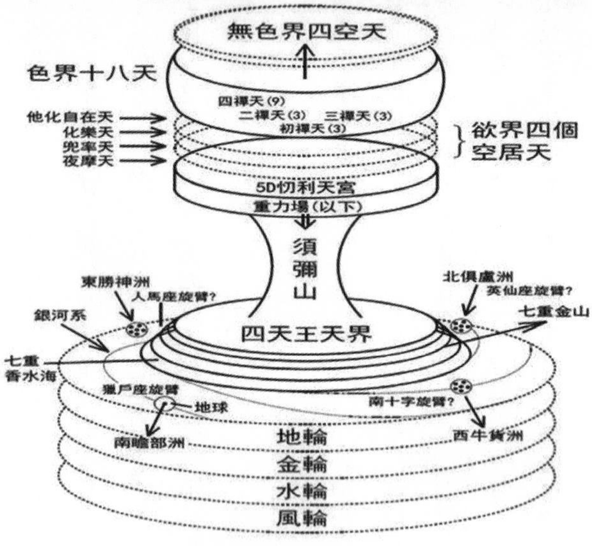

一個小世界(銀河系)

佛陀說過每一個佛土都有其「成劫、住劫、壞劫、空劫」四個階段，這裡的劫是一個時間的量度。一小劫是指人壽由八萬四千歲因為離善近惡，每百歲減一歲，身高減一寸，目前壽約八十，身長六尺；約七千年後，人類壽命會減到剩下十歲而身高只有一尺，此乃減劫之極；人類開始反省復勤行善業，增劫開始，壽命每百歲增一歲，身高增一寸，逐步又恢復回到八萬四千歲，身高復回到八百丈，這就是一小劫。如此循環二十次為一個中劫，而「成、住、壞、空」四劫是屬於中劫，這四個中劫合在一起構成一個大劫（共八十小劫）。一大劫中有五十六次火災壞初禪天、十七次水災壞二禪天、一次風災壞三禪天，**最大的劫數是大風災（爆炸毀滅性的風）引起的浩劫，乃黑洞引力或膜宇宙碰撞的混碎暴力，將物質都吸入，壓成碎末。**而一次大劫的時間間隔推衍，約是人間十三億四千四百萬年。上一次大劫稱莊嚴劫，現在所住的稱賢劫，下一次大劫叫星宿劫。

第一節 三～四D各種人類所居住四大洲

三～四D（時空次元）東勝神洲：

東勝神洲，又名東勝身洲，據說這裡的人物勝於閻浮提洲人（南贍部洲），所以洲名有「勝身」之意。此洲人平均壽命為二百歲，面龐正圓形，身高為八肘（三米五左右）。東勝神洲有三個長處，一者其土極廣，二者其土極大，三者其土極妙。

三～四D（時空次元）西牛貨洲：

西牛貨洲，又名西俱耶尼，此洲人物也勝於閻浮提洲人（南贍部洲），平均壽命為三百歲，面龐上狹下廣（似洋蔥頭形），身高為十六肘（七米五左右）。西牛貨洲有三個長處，一者多牛，二者多羊，三者多珠玉。

三～四D（時空次元）南贍部洲：

南贍部洲，又名閻浮提洲（**南贍部洲就是指我們人類居住的獵戶座旋臂太陽系地球區**），目前此洲人最高壽為一百二十歲，中壽一百歲，下壽六十歲，夭折者居多。面龐上廣下狹（瓜子臉），身高為三肘半或四肘（一米六到一米八）。**南贍部洲有三個長處，一者能造業行，二者勤修梵行，三者佛出其土（修行磨練最嚴厲、最辛苦的學校）**。

三~四D（時空次元）北俱盧洲：

北俱盧洲，又名北鬱單越，此洲人壽命為一千歲，面龐正方形，身高為三十二肘（十四米左右），北俱盧洲有三個長處，一者無所系屬（自由自在，沒有等級觀念，沒有貴賤之分），二者無有我所（沒有私有觀念，非常平等沒有差別）也沒有婚姻制度，三者定壽千年（一定會活到千歲，不會夭折）。

下輩子想要在銀河系這四個洲繼續當人，基本條件是為人處世要守五戒，而基督徒要守十誡，處事為人合乎人道不犯法。如果進一步努力修十善業，還有機會升到天道；若違背良心，騙財騙色、誣陷忠良，而常常被批評被罵「畜生不如」，下輩子就難得到人身了。淨空法師說過：「貪念太重下餓鬼道；瞋心太重入地獄道；癡念過強入畜生道；功德念盛則升天人道。」至於民間信仰的土地公是屬於有財的鬼，民間經常拜土地公，叫福德正神，是屬於有財的鬼；那還有城隍，城隍不只是有財的鬼，也是大力鬼，祂們與人間交雜於三~四D。土地公與城隍爺過去世有修行布施，但是因為一時氣憤，而不慎造了惡業，所以生到鬼道之中；因為祂有布施，所以變成有財鬼，而且也是大力鬼；惡業報了，但是其布施的善業，也在其鬼道之中得到了善報。

第二節　五D的欲界諸天

須彌山山腰，距地面四萬二千由旬，此天為佛學最低天界之四天王天。其實不是只有四個天，是有無數億萬個類似此境的天，**高層次ET就屬於這些天界的眾生**。五D欲界天的嬰兒出生，不需要像三D人間得通過母體分娩，而類似試管嬰兒，卻不是生物學或基因學的克隆方式，是量子的憑空生出成為一副身體，但身體只是徒具可見的外表和實體，本質還是透明可穿透的。五D人就是這樣子出生，所謂的「**化生**」，**即量子化的化學出生法**。

五D（時空次元）的四天王天（護衛）：

下面四個天屬於欲界天（仍有重力場的地居天）最底面的範圍。

東方持國天王，名多羅吒，居住在須彌山東面黃金陲，管理乾闥婆及毗舍闍神將，守護東勝身洲人。

西方廣目天王，名毗留博叉，居住在須彌山西面白銀陲上，管理一切諸龍及富單那，守護西牛貨洲人。

南方增長天王，名毗琉璃，居住在須彌山南面琉璃陲上，管理鳩槃茶及薜荔等神靈，守護我們南贍部洲人。

北方多聞天王，名毗沙門，居住在須彌山北面水晶陲上，管理夜叉、羅剎等鬼神，守護北俱盧洲。

此四天王天人身長半由旬，約二十里（中國古制四十里為一由旬），四天王一日一夜等於人間五十年，此天眾生壽命五百歲（等於地球人間九百一十二萬五千年）。四大天王的天人生小孩時，是從父母的肩上或懷中，像煙一樣冒出來，一出來就像五歲兒童一般大小。

五D（時空次元）的忉利天：

在四天王天之上的須彌山山頂有此**忉利天，又名三十三天**（像帝國行政分省、直轄市），上面有三十三座天宮，平面分成八方各四座，供三十二天宮，而中央的天宮（皇城的架構）名善見，**住著此天的最高首領帝釋（此天人為我們常說的老天爺、天公伯，道教的玉皇大帝就是指此天人）**。這個天以下各天界都受重力影響，宮殿需建於地上，稱此為「地居天」。此天的天人身高一由旬（四十里），此天一日一夜為人間一百年，此天眾生壽命一千歲（等於人間三億六百萬年）。

五～六D（時空次元）的夜摩天：

在忉利天之上十六萬由旬的高空中還有幾個天界，第一個空居天為五～六D夜摩天。（四天王天及忉利天，仍有重力地心引力。四大的地大比例遞減存在，還有實地為依托，故此兩天又稱為地居天），但**從夜摩天開始向上的四個欲界天已逐漸喪失重力**（開始由暗物質與部分暗能量來組成這個天界），所在空間都是空中樓閣，才算是名符其實的天堂（空居天，四大中屬重力子的地大越來越稀少）。此天首領叫做善時，此天之天人身高二由旬（八十里），此天一日一夜為人間二百年，此天眾生壽命兩千歲（等於人間十四億四百萬年）。

五～六D（時空次元）的兜率天：

在夜摩天之上三億二萬由旬有天，此天為五D兜率（梵音都史多，意思是知足）天。佛陀弟子神通第一之目犍連可以至此。**此天有分內外兩院，五D外院為天人所居，有小摩尼殿為彌勒菩薩說法處，二果斯陀含到此處，發願學習再入人間度化；至於六D內院（屬極精微妙勝之境，直通九D）為補處菩薩的住處，屬淨土疆域區（內院不受水、火、風三大劫毀滅），補處菩薩常由此天，下生南贍部洲，普應群機，度化眾生而成佛**。現今彌勒菩薩正在此內院大摩尼殿修行、說法，等待將來到人間成佛（相當於人間五十六億七千萬年，之後將會降生人間，出家修道，覺悟成佛。（另有一說時間為八四〇八〇〇〇年，註）。此天首領為善喜，此天之天人身高四由旬（一百六十里），此天一日一夜為人間四百年，此天眾生壽命四千歲。

註：依賢劫千佛出生之說，在本劫（即賢劫）中的第九減劫，人壽六萬歲時有第一佛「拘留孫佛」出現，此時間約在釋尊前六百萬年；第二佛是「拘那含牟尼佛」，出生時人壽四萬歲，時間約在釋尊前四百萬年；

第三佛叫「迦葉佛」，此時人壽二萬歲，時間約在釋尊前二百萬年；第四佛即本師釋迦牟尼佛，彌勒菩薩出生在第十增劫人壽八萬四千歲時，此後要到第十五小劫才有佛，且此小劫中有九九四佛陸續出現，最後到第二十小劫時「樓至佛」（即今之韋陀菩薩）成佛。本大劫結束後，下一劫「星宿劫」即將開始。依此說詞，則彌勒菩薩下生的時間應該在釋尊之後約八四〇八〇〇〇年？）

五~六D（時空次元）的樂變化天：

在兜率天之上六億二萬由旬有天，此天為四~五D樂變化天。此天首領為善化，此天之天人可以隨意變化，盡情娛樂。其身高八由旬（三百二十里），此天一日一夜為人間八百年，此天眾生壽命八千歲。

五~六D（時空次元）的他化自在天：

在樂變化天之上十二億八萬由旬有天，此天為五~六D他化自在天。此天首領為自在，此天之天人像樂變化天人一樣可以隨心所欲變化，更可以把其他事物加以變化而自在遊戲。其身高十六由旬（六百四十里），此天一日一夜為人間一千六百年，此天眾生壽命一萬六千歲。

此他化自在天為欲界的天頂，從最底的地獄至他化自在天為欲界，**欲界眾生有分男女，欲界眾生慾望最多：情慾、色慾（物慾）、食慾、淫慾**。此欲界的特色是慾強色（物）微。簡單的講，欲界就是需要滿足財、色、名、食、睡的貪念。能化生到以下欲界諸天，需要修十善道業，若想更上一層樓，就需加上禪定的功夫了。

欲界及色界中間有魔天隔著，此天界天王就是魔王波旬，欲界眾生通通是他所管轄的眷屬，想逸出祂的欲界地盤，要先通過祂的考驗，通常會遇到超級美色、妖豔魔女誘惑現眼前，是一般定力不夠的修道人過不了的關卡，想脫離欲界天，需通過層層魔考才能升入更高的色界或其他世界。又有情眾生之五浮塵「根」之外形，通過欲界地到四禪地皆有，可是鼻與舌兩「識」了知香、味覺，則只通到欲界地。

第三節　六D色界諸天

六D（時空次元）的色界十八天：

色界不是單單這幾個，有無數億萬個類似這種色界天境界存在著，它們是純粹由暗物質（非重子暗物質，一般猜測是由一種或多種不同於一般物質如電子、質子、中子、微中子等的基本粒子）所構成。在眾多可能是組成暗物質的成分中，最熱門的要屬一種被稱為大質量弱相互作用粒子（Weakly Interacting Massive Particle，簡稱WIMP的新粒子）。簡單講，就是缺重力子「地」大所形成的天界。

這些天界以「禪悅」為食，沒有舌識、鼻識，但仍要呼吸、說話，所以鼻子嘴巴還有其形卻無勝義根（嗅、味覺神經）。在佛陀之前，印度一些修瑜伽行的上師都已經修到色界四禪天的定境，一些婆羅門教和印度教的高人也修到初禪三天之梵眾（平民）天、梵輔（官員）天、大（國王）梵天，然後就停在那裡（六D）上不去，因為很容易滿足於創造天地（欲界宇宙）的大神力（認為宇宙大爆炸就是他們的集體念頭造成的，有重力子來讓物質形成）。他們深深以為禪定之境，已經到了宇宙的最高境界，其實在佛祖所說三界中，只是比欲界宇宙還高一層而已。**初禪天的天神都成了印度信徒膜拜的最高神祇，大梵天等於是西方人心目中的上帝，其實祂們只是最靠近欲界宇宙的天神而已**，能力當然已經強到人類無法想像，而只能崇拜之。

由禪定而得的境界依然屬於意識境界，根本連三界也出不了，只能說是把意識的頻寬、頻率擴展到極致。禪是上上根的人修的，太多人以為修禪就能達到神通境界，就能享受名聞利養；所以一些師父喜歡打著「禪修」來吸收弟子，自己程度有問題，就靠廣告、行銷手法來自我造神，網友如果不察，跟這些自稱禪師的**學打坐、靜坐，其實只是修「定」功，定境是靠「作意」，在此境中自己的潛意識、意識會生出一些幻覺影像、聲音等，被邪師誤導成這樣就是「啟靈、開悟」，麻煩就大了。**修錯了往往造成一堆精神有問題人物，大家選擇道場、老師必要謹慎以對。**累世修福德、慧力資糧不足者，往往遇不到真善知識（好師父）！**

從梵眾天至色究竟天為色界（沒有重力子組成的暗物質世界，就非物質性世界），色界眾生已無男女之別（中性人）。色界眾生欲望較少，情慾、色慾（物慾）都很弱。色界的特色是色強欲微。色界的環境跟欲界現象相對而言比較好。據佛經所述，色界眾生是經過禪定所致而來到此色界，跟欲界天的天人修十善業道、止惡行善而得以進入是不一樣的。所以如果遇到師父告訴你要一起利用男女雙修的欲樂來修到禪境，說這樣啟動拙火經中脈出第七輪，能進入第四喜而不住於此淫樂，你就要小心了。這種欲界的淫樂，連色界的邊也沾不到，循此開悟，簡直是緣木求魚，這種邪師最喜歡收女弟子，容易騙財騙色才是真目的。

初禪三天：梵眾（平民）天、梵輔（官員）天、大（國王）梵天。

初禪的境界是禪定達到「心一境性」；生此三天眾生已無鼻、舌兩識，此三天之天人身高半由旬至一由旬半（二十至六十里），梵眾天天人壽命半劫，梵輔天天人壽命一劫，大梵天天人壽命一劫半。此三天由大梵天王統領，王名屍棄。此大梵天王就是古婆羅門教的主神梵天。生此三界九地的第二地起，眾生雖無鼻舌二識，然尚有眼、耳、身等三識。第三地起二禪三天，五識也都沒有，前六識只剩意識存在。一大劫中，火劫壞止初禪天，不至二禪天，因為二禪已經無火業來誘發。

二禪三天：少光天、無量光天、光音天。

二禪的境界是禪定達到「定生喜樂」；此二禪天之天人身高二由旬至八由旬（八十至三百二十里），眾生壽命二劫至八劫。**有一說指人類始祖乃是由光音天的天人藉著光束來到三D地球後，迷戀此境欲望過多煩惱無法斷絕，結業緣障道而淪落**，無法回此天界。然而三禪天以下含此光陰天之所有二禪天以及諸欲界、天界等，於水劫來臨時會被毀滅，只有兜率天內院（直通九D）不受影響。

三禪三天：少淨天、無量淨天、遍淨天。

三禪的境界是禪定達到「離喜得樂」；生此三禪天眾生之喜受，比二禪天眾生達到更高之境界，佛經稱離二禪心喜地轉身樂受地。此三禪天之天人身高十六由旬至四十六由旬（六百四十至一千八百四十里）。眾生壽命十六至六十四劫。到此天的眾生雜念欲望極微，只會被一大劫中的風劫毀壞，算來已經是天界較安穩的境地了。

四禪九天：無雲天、福生天、廣果天、無想天、無煩天、無熱天、善見天、善現天、色究竟天。無煩天以下五個天又稱五不還天，也稱五淨居天。至於**最高的色究竟天是如來的圓滿報身常住此界，透過此處再化身億萬的應化身到下面低次元欲界眾生處救渡弘法。**

四禪的境界是禪定達到「捨念清淨」；生此四禪天眾生已捨去三禪天之身受妙樂，唯有捨受達清淨境與之相應。此四禪天之天人身高數百由旬至一萬六千由旬。眾生壽命一百二十五劫至一萬六千劫。由於此境已經接近無欲無念的清淨界，因此器世間只有四禪天此境，在成、住、壞、空四劫時，不被火、水、風大三災所壞。

第四節　七D無色界諸天

七D（時空次元）的無色界四天：

無色界也是由更深禪定而得的境界，必須修到更高階的四空定才能達此境界。色界之上就是無色界，**無色界是個全無物質現象的世界，此界眾生連身形色身也沒有，只有能了知的微細意識體存在，推測是純粹暗能量組成的世界，只以禪悅為食。**無色界不是單單這幾個，有無數億萬個這種無色界天境界。但到此境有一大缺點，諸佛菩薩不臨此諸天來渡你，在無色界都認為自己已經出三界入涅槃，會志得意滿聽不下任何法來渡你啦！這個世界是一種充溢空間的、增加宇宙膨脹速度的、難以察覺的暗能量形式所形成。

有天文物理學家用第五元素（quintessence）來指暗能量；指的是除了重子（baryon）、光子（photon）、微中子（neutrino）及暗物質（dark matter）外構成宇宙的第五種要素，一般以一緩慢滾落至其位勢底部基態的純量場Ψ來代表。特別的是這個暗能量組成的無色界天，完全無物質性，所以也不會受三大劫所毀滅重整。

入此境地也是通過修習更高禪定而來的，此無色界特色為色絕慾劣，七D以上的世界只有意識心法而已，毫無物質性，更不占有空間，無色界天這裡已經可以說是屬於純意識的靈界範圍，要有些微視、聽、觸覺，則要起心動念退到六D色界天才能看見與觸動。

一、空無邊處天：修空無邊處之禪定，只有微細意識緣者「無邊空虛」之相為其居處，後生可受此天業報，此天眾生壽命二萬劫。

二、識無邊處天：修識無邊處之禪定，只有微細意識緣者「無邊心識」之相為其居處，後生可受此天業報，此天眾生壽命四萬劫。

三、無所有處天：修無所有處之禪定，只有微細意識緣者「非空非識」之無所有境界為其居處，後生可受此天業報，此天眾生壽命六萬劫。

四、非想非非想處天：修非想非非想處之禪定，「非想」是完全無相意識，只剩「非非想」的極微細意識存在著，後生可受此天業報，此天眾生壽命八萬劫。

所以**修習禪定能到的境界，還是不離見聞覺知，仍屬意識作用而已，依然處在三界之內**。若要出離這個三界生死，需要能夠斷我見、斷三縛結（我見、疑見、戒禁取見），否則無法出脫三界生死，因為在禪定之境中仍有所住、所依、所得的第六微細意識執念。

當其定功一衰退（定力就是其壽命力），壽盡容易退轉而墜入三途苦，因誤認所修之微細意識境是涅槃（根本還未出三界），而謗佛詆佛所致之報果。問題是出在未了解「前五識與第六意識都只是以六根為同時存在的俱有依根，而由第八識阿賴耶識中的六識種子所生出」、「六根都有自己的種子，也都有現行的時候，第七末那意根也自無始劫以來現行不斷，意根種子也一直執藏於阿賴耶識心體中。」無色界的微細意識仍然是意識境界，即使反觀自己而一念不生如如不動之心，也只是意識心的變相，還不是長住真心，因為第七末那識裡面依附於第八識的染境劣慧仍未除盡。

第五節 八D的聲聞乘、緣覺乘、阿羅漢

八D（時空次元）出三界外：

除了上面的欲、色、無色三界之外，還有更高的其他世界，**八D以上的境界已經超出三界不會退轉，不會再跌落下三界去進行累世輪迴了**。剛出三界就進到八D，這是由聲聞、緣覺（無佛時稱獨覺）、阿羅漢、辟支佛等層級存在的高次元世界，只是還未達到究竟。

已經斷我執、證解脫果就到此等世界，如果把第七識末那識也斷掉，就入了無餘涅槃。聲聞乘是依佛法而知四聖諦、八正道等理，斷盡一念無明，現觀蘊處界無我，出離三界分段生死而成就。阿羅漢的境界更高一層，除了斷三縛結（我見、疑見、戒禁取見），還要斷五下（欲界）、五上（色界、無色界）分結，斷除雜染意識，才能到此地步。緣覺乘則以十二因緣法之現觀，斷我見與我執，出離三界分段生死而得；由緣起性空的現觀證解脫果，了解此滅故彼滅之道，捨報入無餘依涅槃。在無佛出現世間時期，未聞二乘菩提聲聞，依自觀察思惟，親證蘊處界空，成辟支佛。

第六節　九～十D的菩薩界

接下來九～十D等所存在的境界，就是菩薩們所存在的境界了。這些**境界都遠遠出了三界以上，早就達到解脫的次元，還要加上具備「佛菩提」的慧力才能到此界**。菩薩因為已經親證如來藏，了知一切法皆由五陰十八界輾轉所生出來，一切由六根、六塵、六識所現的法相，皆為法空相、無相。因此不會執著一切法、超脫意根末那識之恆執，能斷除意識覺知心之分別我見，證如來藏阿賴耶識所得之根本無分別智、道種智、後得智；能夠破一念無明、無始無明，更要斷除雜染習氣，才能進入菩薩的境界。**菩薩會保留一點無始無明，稱為留惑潤生**，不進入無餘涅槃，**倒駕慈航到人間渡眾生。菩薩也能以「意生身」到娑婆世界渡人，有時會透過六D的應化身，經由通靈管道來傳達神理給人間**。

第七節　十D諸佛願力所證成的世界

筆者個人推測**淨土世界是從十D往下攝受遮罩到四D，為化土之境，是不可思議的世界**。像是西方阿彌陀佛（無量壽佛）的淨土稱極樂世界，東方藥師佛的淨土稱淨琉璃光世界。這些佛國淨土是由無量「功德與願力」所證成的世界，跟一般眾生依「業力」而由眾如來藏所變現出的三界九地世界是不一樣的。能夠依教奉行者進入這些佛國淨土，眾生之後就再也不入三惡道（餓鬼道、畜牲道、地獄道）受苦。**諸佛世界淨土眾生享有無限快樂及修行，眾生能夠來到這些淨土世界，才算是進入真正的「天堂」**。

初入淨土世界並非究竟圓滿的成就，在華藏世界還有四十二個階級要修，就是十住、十行、十迴向、十地、等覺和妙覺。到華藏世界，這是圓教初住菩薩，從圓教初住菩薩修滿十地就是四十個位次，這四十個位次需要三大阿僧祇劫。菩薩成佛修行三大阿僧祇劫是從初住菩薩開始，沒有證得初住以前，修行的時劫不算，你就曉得在華藏世界修行要很長的時間。第一阿僧祇劫修行三十個位次，亦即「十住、十行、十迴向」；第二阿僧祇劫修行七個位次，亦即「初地~七地」；第三阿僧祇劫修行三個位次，亦即「第八地、九地、十地」，最後才是等覺菩薩，乃至妙覺（亦即成佛）。可是往生極樂世界後，這個時間就縮短，很快圓滿成佛了，這是不思議的境界，所以文殊菩薩、普賢菩薩都求生西方極樂世界，道理在此。華藏世界是極樂世界，極樂世界也是華藏世界，但雖然是同一個境界，卻是兩種不同的修學環境，一個快速，一個緩慢。

用最簡單的方式說明**西方淨土世界，就是阿彌陀佛依其無量功德與所攝受之眾生所成立的「成佛保證補習特別學園」**。如果你沒有相信阿彌陀佛，也不守五戒，這個淨土當然和你沒緣分。信仰阿彌陀佛，守戒，才能與此淨土相應有緣，你的如來藏就會為你準備一個蓮座（其實是類似Merkaba光體保護場）。**佛祖依眾生靈性進化（根氣、習性、福德、定力、慧命）程度，與眾生如來藏一起設定跨不同次元（筆者認為像是虛擬實境四～十D）的蓮花池區域（汙泥低階池中化土，破濁出水蓮座淨土）**，信士往生後，依照生前修為程度，類別為「上、中、下三品」及「上、中、下三生」九個等，分生到七～八D莊嚴實報土、五～六D方便有餘土、四～五D凡聖同居土的蓮池中，等花熟開花（越上品上生越快開啟）見佛，在不可思議的無量功德與願力特別保護遮罩（蓮池實未出三界）的氛圍中，由佛、菩薩分段保護熏習施教。六塵皆是佛法遮罩的教材，讓眾生雖未出三界可不退轉不再輪迴，而漸次修行進展。「上品、中品上生」因為生前已經有佛菩提道的修證，在佛土證道極快，其餘就需用累多劫的時間、功夫一直繼續不停的修到成佛的境界，這真是無可比擬、不可思議的恩典世界啊。

依淨空法師講解：往生西方阿彌陀佛淨土，「花開見佛悟無生」，對於下三品往生的人來說，只需約十二劫的時間，就可以證到七地；若是中三品往生，則大概只需三、四或五劫的時間了，由此我們才知道求生阿彌陀佛淨土的殊勝！如果你是十惡不赦的罪人，但死前願信受阿彌陀佛的慈悲

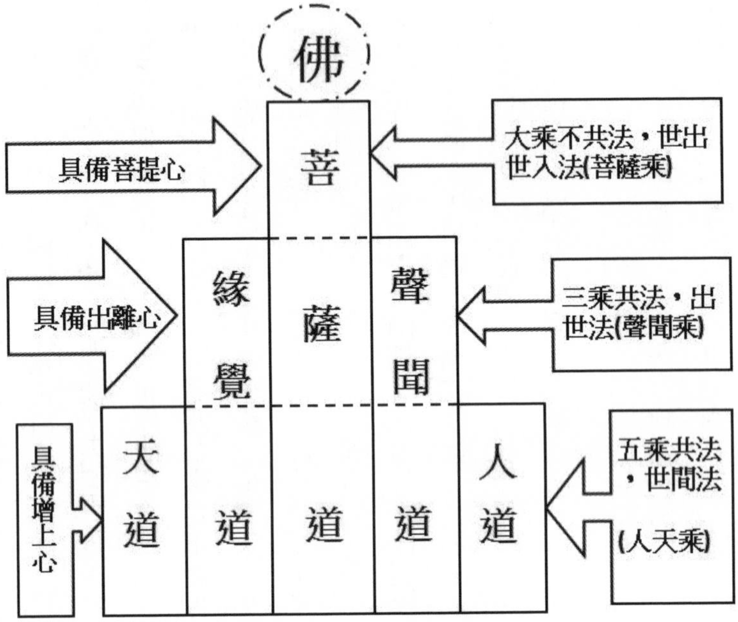

依寬謙法師成佛之道課程製圖

救度，還能邊城胎生（應該是三～四D某特別星球），並逐步度化他到完全解脫，確實是不可思議、不可思議呀！

第八節　十一～十二D佛自證的無相常寂光淨土，已無時空限制，已入一真法界

菩薩要繼續修證「一切種智」，將一念無明「分段生死」煩惱習氣種子斷盡，無始無明的「變異生死」習氣隨眠也皆斷盡，詳細的說法是有四十一品無明要斷盡（從初住位到等覺位共四十一品位）。第八識的阿賴耶識已將其中所有染污種子、隨眠習氣等全部清除乾淨，成為絕對清淨無染的「無垢識」，並由正等正覺升到無上正等正覺；**超越十法界就會進入「常、樂、我、淨」的一真法界、真如佛境**；到此，才是真佛實相法身所在的次元，此境地稱為「無住處涅槃」，這才能稱為「究竟涅槃」。**佛雖入此境卻能隨緣而應，以億萬應化身遍行十法界，利樂一切有情眾生。**

以上，**筆者權宜之下所用的某某D、次元或密度來表示各種生命境界的層次，其實仍然是幻相，凡所有相皆是虛妄，包括極樂世界、華藏世界，一切諸佛剎土裡沒有一個例外的**。為什麼？它是相，只要是相就不是真的。以上只是方便說法，乃是讓眾生對佛陀所說的宇宙大千世界（註），有一個整體的概念而已，希望讀友們不必堅持這個說法是對或錯，當作參考就好。

註：同一個日月所照臨的世界是佛學最基本的單元，一千個世界為一「小千世界」，一千個「小千世界」為一「中千世界」，一千個「中千世界」為一個「大千世界」。一個「三千大千世界」等於「十億個世

界」，這一個「三千大千世界」只有銀河系的百分之一而已。依照佛學經典，佛學的宇宙世界觀是由無數的「三千大千世界」所組成的。三千大千世界名一「化佛世界」，一時起，一時滅。如是十方如恆河沙等世界，是「一佛世界」。如是一佛世界如恆河沙等世界，是「一佛世界海」。如是佛世界海如恆河沙世界是「佛世界種」。如是佛世界種十方無量，名一「報佛世界」。因此佛學世界是無量無邊的。劫是個印度的時間單位，劫有小劫、中劫、大劫三種分法，一小劫為一六七九七九〇〇年（約為一千六百八十萬年），一中劫為三三五九五八〇〇〇年（約為三億三千六百萬年），一大劫為一三四三八四〇〇〇〇年（約為十三億四千三百萬年）。

第九節　芭芭拉・漢斯克勞、阿摩拉・觀音與昴宿星團解譯的宇宙次元或密度

另一方面，西方新時代大師 Janae B.Weinhold 以次元（Dimension）或密度（Density）來解釋全相宇宙的層次，而芭芭拉・漢斯克勞（Barbara Hand Clow）大師在《昴宿星議程》（Pleiadian Agenda）及《九次元煉金術》（alchemy of nine Dimentions）也對此提出詳細的解答。

芭芭拉・漢思克勞在《昴宿星議程》一書中，指出二〇〇三年四月六日起，治癒的「光子密碼」開始根植地球；二〇〇六年六月二十三日，光子能量開始清除第五界所有的負面業力；二〇〇七年十二月十九日起，我們肉體的光子能量將提升振動頻率到情緒光體層；二〇〇九年八月二十三日整個地球行星光子能量明顯增強，讓人類體認自己在水瓶座世紀中的角色，已經不同以往的雙魚座時代；二〇一一年七月四日起，宇宙能量將創出行星上新的光體結構；二〇一二年八月三十一日，銀河中心的新知識臨到地球，新的光子密碼傳輸體系將升級；**該年十二月二十一日起，人類星光體將進入五維（次元）到六維的時空場中去旅行，獲得新的體驗。這些訊息通通已經實現了，新一代的人類，對直覺的感受都比以往強很多，在網路的資訊攫取與提出意見更是快速與頻繁。**

另外，阿摩拉・觀音（Amorah Quan Yin），在其《喚醒你永恆的生命力》（Awakenning Your

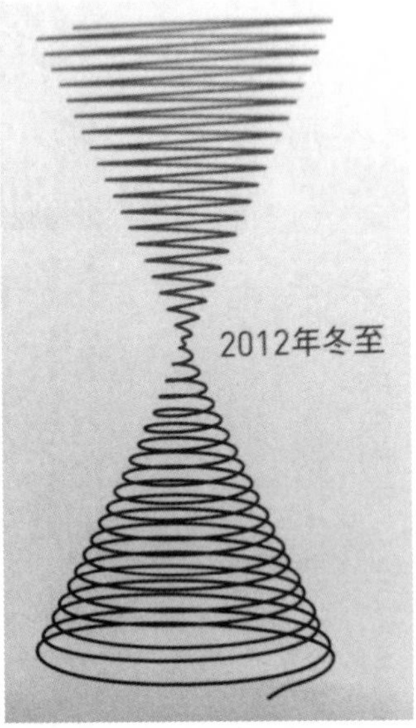

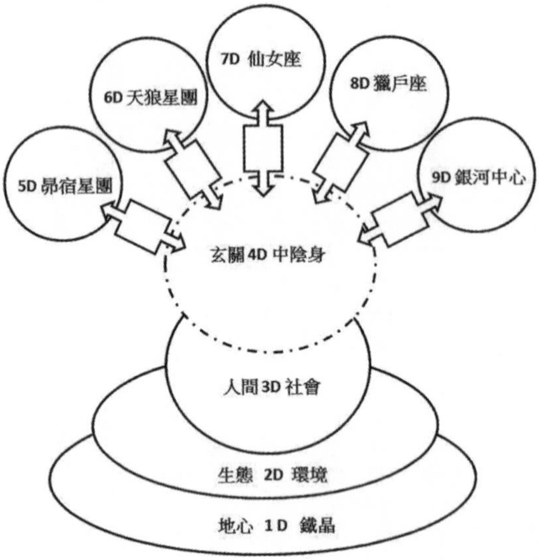

Divine Ka），也就是昴宿星光能工作手冊，對於個別的D次元也有詳細解說如下。

一D的礦物質如石頭、泥土、水等等構成物質實體的材質，或稱地球的鐵核心水晶。感知它們直接簡單，其移動能力屬被動，由不得自己作決定，而生命勢能由此開始流動。

二D的植物雖能感知卻不能自由移動，或是地底下很熱很深的生物圈。低等星光界層面的各種不同意識，能覺察到本身是僅有的存在，對精神毫無知覺，沒有靈魂，對外境渾然不覺。雖存在著某些自然靈力的領域，但這些自然靈力不具意識，只能任由某種控制力量擺布，包括陰間、地獄，與植物物種的領域，**然而能量的創造需從二D啟動。**

三D的動物和人類都有肉身，能感知也能自由活動，能力有高有低。它是精神透過物質顯像的空間，

時間是線性的，眾生易受業力網住。群眾地球表面屬於三D的星球範圍，所以地球還在成長中，是尚未進入紅矮星階段的星球，一般都有五度空間同時存在。一旦地表或地球轉換提升成四D的星球，一D的物質實體或密實的物體就被淘汰，開始敗壞。二D植物、三D動物和人等等肉身的生物都活不下去，最後地球會變成縮小的紅矮星球體，密度和質量增加，體型反而變小，但地球還是存在，只是失去繁衍生物的功能和用途，這就是地球歷臨的「成、住、壞、空」劫難。處於較低振動（二元性三D）如此長的時間之後，能夠進入到和平完美的維度將會是十分愉悅的，在那裡你能夠放鬆並享受自己。這裡也會存在著更多你能夠進化進入的層次，而每一個都含有不斷增加的振動與光四～五D。

四D是生物體從物質界進入高密度幽界、靈界世界的一個聯繫層面，又可稱為乙太星光層面，屬暗物質組成的世界。四D像是一個天罩或路徑，中陰身停留的暫時玄關，四D中有較低層次屬幽界的阿修羅、餓鬼、地獄靈；而較高層級有精靈、神靈等等屬於沒有物質肉身的稀薄乙太體，其活動限制比三D的人少很多，例如可以穿越牆壁或飄浮。其能力有高低之分，限制力也有差別，例如受困的地獄靈和自殺者、受限的餓鬼靈，這是一個更複雜層級做出很多區隔的空間，比三D文明裡的階級之分更細更準、更加黑白分明，絕不混在一起，也屬於群眾集體思想意識。**想啟動更高智慧必須從四D才能開始，是個進出的玄關門戶位置，一定要先清理情緒、智性的垃圾，才能提升到更**高次元。

四D的世界是一個以慈悲為本、以智慧為輔的能量空間，也就是**充滿愛心的世界**，如果還以物質世界的生活方式和習慣繼續過日子，在四D世界裡會活得痛苦不自在也不舒服，因為疾病與業力很快就會在身上出現，來方便清理這些毒素，清乾淨才能適應新的生活環境，除非自己選擇回到舊的物質世界，繼續在舊有的體系和習慣中生活。不過前面已經說過，舊地球將是一個腐敗又腐爛、逐步（不是立刻）走向死亡的星球。另一說法是：這個次元包含黑暗、光明的兩極性，其中光的領域由「光之城」和每秒鐘振動頻率在九千和一萬兩千次的生命體共同組成，這裡的意識層次是伴隨昇華過程之後，屬於基督意識的初步階段。

許多指導靈、天使和升天導師不時驅策著三D人類中隨時準備接受靈性成長和進化的人，人類也同時被存在四D中陰暗的星光界對等體所煽動。這些星光界對等體能與低振動頻率相對應，如人類的負面想法、惡習、受壓抑的情緒，未治癒或被否定的人性陰暗面——然後將人類吸附至黑暗的一方，操縱人類，以人類的痛苦、恐懼和其他濃濁的能量，作為維生的來源。當人們的存在、思考、感覺和行為方式各方面，培養高振動的質量，同時能超越本身陰暗面的業力傾向，第四度次元中光明的驅動力自然會吸引這些人，使之遠離黑暗勢力的控制和寄生類存在體。這個領域的黑暗極性，也是惡夢和星光體傷害發生的來源之一。

五D的是星光界，能進入此區域的身體更透明光亮，能力很強，限制很少，是四D以下的人都嚮往的初階天堂，算是屬於初階「光」的次元。**昴宿星團（屬欲界天）是最佳代表，此等ET與人**

類很親近，也很照顧人類，特別對人類心輪的開啟很重要。昴宿六（Alcyone）是該星團中央太陽，發出巨大螺旋星光，梵谷大師一些夜色星光的畫，就是暗示昴宿星光螺旋之光，是他投胎地球前的故鄉。當宇宙消除了一D，卻也同時增加了另一度空間的六D，實際上還是有五度的空間同時存在著，**不過從六D起以上，已無重力影響，就被稱為空居天了**。這些人的身體輕飄飄到再也不必腳踏地面，可以在天空中或雲裡面住，隨意識來變化他們要的房子宮闕，也會隨處飄遊，非常的自在與寫意。這個領域仍存有黑暗和光明的兩極性，生命體保有由三D和四D混合成的乙太形相，但更為精細，並能隨意變換形相。這個領域的光明面包括：大部分的人類的個人指導靈、侍奉天使、大多數的升天導師和淨光兄弟會成員、中階的奧義學派、業報記錄板、泛光天人、守護天使。從這個空間以上已經不可能以每秒的振動數來討論生命體的層次，因為他們已經超越了時間和空間的限制，但還能隨意與時空的實相互相銜接。五D的位置頗重要，算是靈體通往宇宙各次元的中繼站、中心點。

了悟的基督意識與佛陀意識——歷經轉世、升天的完成，並在四D的光之城中接受轉化後旋即產生，晉升至此五D的意識領域。會夢見自己在飛翔、接受治療的夢境，高層次的經歷和教導都發生在此。由於此地為因果層面，這個次元和人類睡覺時在低次元所創造和顯現的情境有關聯：**人類睡覺時，夢中在這裡進入時間和空間的實相裡，在此活動後醒來，實踐自己的夢境**。如果在夢境中能保持清醒，高等意識、真正的神通也在這裡產生。另一方面，這個領域的黑暗極性存在著惡勢力的魔頭（從昴宿星座叛逃的ET們），施展魔的神通以便操縱他人，這裡也有黑暗天使、法師、巫師、低等星光界和陰間的魔王等（欲界的天魔）。有的人生前雖然開發完成極大的靈異神通和心智控制力，但如果沒有培養心靈和靈魂的正直與完整，這裡的黑暗領域就是他們平常睡夢中和結束人世生命後前去受宰制之地（頻率相近被吸引過來）。

六D以下的空間，就被稱為地居天，有重力影響，所以還是有地板供生物活動。至於六D以上就是空居天了，此區以上算是暗能量的世界領域，宇宙要等更多人相信了有高次元宇宙後，才會出示更多他們在六D雲層裡的變化與活動。**現在的地球由於時空的轉移提升頻率，已經可以容納六D的人和動物，也能夠被看得見**，雖然還不是那麼明顯，畢竟人的肉眼看其他空間的景象還是很不一樣，需要開放不執著、不封閉、不狹隘的眼光及心胸去看這些高次元景象，更不要存疑，絕不可繼續以有限的線性三D人類那種世間智和信仰，去看其他高次元的現象。

天狼星團ET，以神聖幾何學為其投射根源。這個領域也包括「高層會眾指導靈團」，有和地球人類互動的天使長老、長老團，這裡也是集體意識產生的初步階段。從這個領域以上唯有光明，沒有黑暗（已擺脫欲界五毒，為色界天人境地）。**這裡的集體意識，是分裂為不同部分的靈魂之集體意識**。換言之，靈魂以一副身體生於地球之後，你的靈魂無論是基於痛苦或為渴望體會不同的經驗，決定分裂為二或更多——這個第六度次元中，**靈魂的所有部分共有同一個高我，直到再度合為一個身體**。高我由這個領域與我們溝通，和我們在靈魂和精神層次上有連結。我們的較高目的也由此下達；這個層次的生命體如為順應某個目的，可能選擇投射類似人類的形相，但實際上是以純粹的幾何圖形存在著——此為這個領域的特性。創造之時，思想、顏色和聲音在這個階段以幾何圖形呈現，並賦予數字學的含意。**這個層次生命體的相互溝通，只需融入彼此的能量場和意識**；經由能量的融合，形成一個獨特的電磁柵網，藉著彼此的對照和對方所呈現的，體察到雙方的本質，能了解他人，但實際上並不覺得似乎已成為對方。同時，部分「麥基洗德」意識也存在這個領域裡。

拓樸學（Topology）連接點理論（Knot theory），指出了宇宙是由一些「結」交織而成，結點乃中軸的交叉點，具有能量。由此六D所形成的形態發生場（Morphogenetic fields）開始，在五D形成交叉點，在四D形成繩結，由波與粒子間形成二元性，並在三D形成電磁場，此波動的繩結可鬆可緊。

目前地球電磁場（三D世界和肉體依賴的電子頻率）正在減弱，但是磁場或舒曼共振正在增強（是四D世界和乙太體的磁性頻率）。**這就是讓宇宙銀河中心的高頻能量，更直接進入地球**。最終，人類將超越一切而不再需要擁有如其所理解的外在形態（六D）。不過只要任何情況需要的話，仍然能夠為自己獲得形態。所有這些收益當然不會立刻就擁有，不過只要不斷拋棄陳舊的一切之後都會迅速獲得。在第三維度中所飽受的零碎與不愉快的生活都不再存在，所有一切都會變成美麗且令人滿意的體驗。

七D是聖音和聖樂的領域。這個等級所有的生命體，即使是個體的存在，都是透過和聲（和諧

音）**作為本質的表達形成**。生命體除非經由各次元下降，在此已無法直接投射形、音形成立體圖像，但只有充滿顏色和律動，有如雲霧狀流動的圖像（已達色界的最頂層境界）。不斷變化的螺旋狀圖像，算是唯一可描述的形相。這個次生命體的溝通，只需結合彼此的音，融入顏色，就能創造新的圖像。在溝通的過程中，雙方意識都能獲得能量，並能完全了解對方。更寬廣的理解，乃是出於「事物整體大過於其各部分的總合」這個定律。**七D為集體意識進一步的階段，包含的不僅有其他靈魂，也包括你的不同部分**。這個層次的生命體掌握了要領，能將所有的經驗和意識轉化為單音，傳送頻率，創造流動圖像（就像振動微細的弦）。這些音的頻率構成了七D以降的共同語言。**這裡已經是純粹「麥基洗德」意識的領域**。源自同一靈魂家族的成員在這一次元得以體驗到族群成員合為同一體的境界，並仍保有其個別的特性。

八D這個領域的特徵為純然的顏色和流動圖像。生命體的型態是化為顏色、光和律動的自覺意識（初果以上解脫的聲聞緣覺等）；彼此的溝通有如一種「相互協力增效」的經驗，雙方已無法辨識自我和他人之間的差異。彼此交融，冥合為一的大愛在此產生。「無聲」是這個領域特有的展現形式，因此也稱為「混沌之境」。這個次元存在的真諦，是為使個體在此能夠以純粹的本質及意識，體驗其完整和獨特性。當恐懼消失，這裡是個撫慰和沈潛安歇的境界。**此八D是光的最高次元，比銀河光子帶振動更快**，亮度會讓人眼睛瞎掉，管理者是獵戶座（Orion）星系的GF銀河邦連，由此光降頻，來組成光的信息通道。

九D聖火柱是「舍吉拿（Laoesh Shekinah）」光柱的起始點。這裡是產生「分裂」存在的最後次元（仍有無始無明未破除，小我最初出現的次元），這個領域的光之生命體所體驗的意識（妄我的創造）是劃分自超靈（自性如來藏）的集體意識，仍分立於群體超靈；但光之生命體也可選擇隨意體驗超靈的集體意識（斷無始無明轉依如來藏識）。這個領域的形相僅有極精微光的明亮光柱或平行光束（菩薩的境界）。這裡的一切，看似透著水晶般澄澈的白光（已出三界濁流），卻折射出各種耀眼的顏色至八D。**這個次元是米大隆意識的領域。這裡是人體不需經由氣化，人類意識能夠觸及的最高次元。**九D是本銀河系內最高的次元，平面是十二星座。

十D的這個次元中，所有原始超靈族群的成員所體驗的（佛的願力與眾生如來藏共同生出的極樂淨土），是彼此已經交融於同一意識（蓮花池中佛法熏習遮罩），再也不能察覺各自的個體性（不使妄我退轉）。這個層次之上的領域，據其所知只限於十三D——是為圓滿之境，萬物在此合為一體。在「一」裡自我消融入一切萬有中，全然沒有分別之念。信息由宇宙銀河聯邦昴宿星最高指導靈團RA直接傳遞。

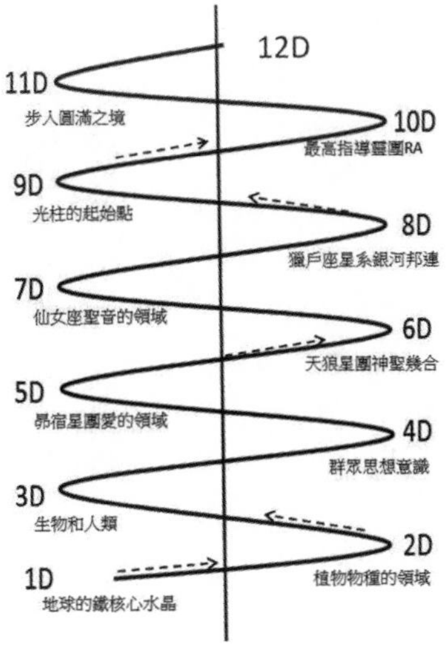

宇宙一共**十二D維度，第十三D維度也就是零D維度**。其次，每十二個宇宙是個「大宇宙」，每十二

個大宇宙合成一個更大的宇宙。每個宇宙之間有邊緣地帶，只有少數存在可以進入。我們是全維度的存在。只不過更高維度的「我」是更多的「我」的融合，所有的「我」在十二次元融合成「一」，十三次元也就是〇次元，是源頭。

第十節　一切都是依阿卡西記錄來設計體驗、提升生命進化的課程

了解東西方的高次元宇宙架構，那個最高層次的「高我自性」「一」創生了這麼多層次的大小宇宙（五陰十八界），基本上是以無法想像的智慧制訂了一個極偉大的計畫，就是因為**來自高我自性對於所有生命的愛，而提供每位眾生獲得一次完美的體驗，允許眾生以完全自由的方式去做你想做的任何事，祂絕不干涉**。不過，你也不得不從生命自身的選擇中學習，是否應該干擾或傷害其他的靈魂。在這個問題上，由你去決定要以何種方式去實現能帶你繼續進化的必要覺知層次。當然，那些更高層次的存有（真善知識）將會與人們分享他們的智慧，並且向人們提供最好的建議來安排經驗方式（有緣來度化你）。生命的發展看起來似乎是完全隨機的，但其實人們所計算在內的一切，以至於影響人們生活的任何面向，其實全都是計畫好的（依照阿卡西記憶體）。有時看起來似乎並非如此，特別是當人們承擔一些不愉快體驗的時候，但就是由於這種困難的挑戰，才給人們提供了更偉大的機會，以飛躍式的發展來提高自己。

人們要藉由**更多人的集體冥想祝福、感謝，發送大愛信息，創造更多光和愛的力量來圍繞地球。這會幫助轉變負面的能量與黑暗的頻率**，降低國家之間更多武裝衝突發生的機率（黑暗集團不斷在媒體慫恿一些無人小島的主權爭議，製造雙方武裝戰爭衝突機會）。現在是時候充分的成長起來，

成為一位有責任心的公民，小心的照顧美麗的地球和所有其他形式的生命。那些覺得自己無法做到這些的人，將不會獲得揚升的權利，他們還有更多需要去學習。

讓光照耀並發送你的愛。進入你們的心，並發現自己擁有無條件的愛。活到老，慷慨地給予。寬恕別人，原諒自己，最重要的是愛自己，這是非常重要的。無條件地愛自己（不是小我是高我）。擁抱，並完全接受自己所擁有的光明與黑暗的兩端，這是你個性和你發展的一部分。因此，原諒自己的一切（你做你自己和你的人類同胞在這和以前生活的一切），這是你的精神癒合和發展過程中的一個重要組成部分。

在這結束的時刻裡，大多數人將不得不清理任何未完成的業力問題。它就表示人們會從事於某種忙碌的生活，人際關係會體現出一種十分具有顛覆性的體驗（修無生忍）；請堅持下去，千萬不要從中跑開，因為這不僅僅是一次完美提升自己的機會，還有以自己的行動來幫助其他的人（自渡也渡人）。**整個人類都是聯為一體的，這就是人們的集體意識在引導著要走得多高或者多麼的低**。天人希望看到的是盡可能有更多的人揚升，當人們點亮自己的時候，天人就知道人們已經發現了自己真實自我的某些面向，並持續覺醒中。請安穩的行走在聖光與聖愛的力量中，它已全面圍繞著地球。

第十一節　地球是整個宇宙最難生存的地方，只有最進化的靈魂才會想來這裡探險磨練

催眠是種Ψ現象，而當代最偉大的催眠作家朵洛莉絲．侃南（Dolores Cannon），在二〇一二年十一月下旬來台與讀者見面時，這位阿嬤級的大師在演講開場白就說：「**地球是整個宇宙最難生存的地方，只有最進化的靈魂才會想來這裡。**」你來這裡是為了學習情緒與限制，這是宇宙中能量場最稠密之處，來到這裡，你會與地球的「業」結合，須一再一再地回來消「業」，因而卡在輪迴裡。大部分人都如此一再輪迴，一再犯同樣的錯誤，若這一世不解決，宇宙並不在意你要花多少時間完成，你有無限的時間去完成。若不好好面對、學習，就會卡在同一個地方，但地球已到了要進入另一個時期的時候。（業也可以簡單解釋為因果報應，業也是上一輩子就未完成的課程之延續能量，在這個時間，人們任何人不必再學習這課程，那就是逼近人們的大蛻變的其中一個禮物）。

第十二節 ET不全是惡魔，是宇宙生命場的情報觀察員兼收集員

朵洛莉絲·侃南也提到，這個世界一開始，ET就在照顧地球（天人有善念者不少），他們在生命可以生存的星球創造生命。當他們來到這裡，感覺地球是如此美麗，想在這裡創造一個很棒的物種，這是個「偉大的實驗」。這個物種有「自由意志」，不會生病，永生不死，但後來並沒有這樣。**創造之初的宇宙規則是「不干涉」，一個文明一旦建立，它如何發展都不能干預**。人類有自由意志犯錯，創造者不能干涉。

ET是光束，也是密實的實體，只適合那個地方的形態與條件。被選上的生命體是要去體驗的，體驗的知識才是真知識，吸收了真知識，再回饋到居住的世界，一齊分享該知識。而這個知識之地，就是宇宙資源中心，就是宇宙圖書館所在。其實地球上有很多人是ET派來的觀察者、資料收集者與報告者，其角色在太初已經決定好了。ET傳來的信息是：「你們和我們通過奇妙的愛和光連接在一起，而造就了這個宇宙，創造了這個星系。我們只是光的神聖代理人，來自銀河系，將要讓你們從一個長久的黑暗束縛中獲得自由。你們是我們的兄弟姐妹！我們只希望你們輕鬆、快樂地轉變進全意識。做這些的時刻已經到來。我們正在全速向前進，觀看這條神聖的時間線按照造物主的『法令』被實施。這是一個神聖的行動，而它餘下的步驟將會充滿喜悅，帶著盛大的慶典而被完成！」

高層ＥＴ告訴人們：**當一個星球的環境與條件俱足，星際或太陽系中的議會就會派員前往播種**，很多被催眠者前世還是星際來地球播種者之一。然而生命能否順利滋長，端視這些星球上存活的生命其自由意志的選擇而定，高層ＥＴ只能協助，無法操控插手。前世是地球人或外星人不稀奇，她接觸過的催眠個案中，有些人前世竟是動、植物，甚至礦物或空氣（其實是中陰身暫時駐足其中，誤以為本身是此物）。她書中提到許多人不可能了解的是「萬物皆有意識」。她催眠過前世是石頭的人（像西遊記的孫行者被扣住於其中），說他的生命好緩慢。前世只是冰山一角，我從這裡開始挖掘出知識的源頭。她進一步闡述被催眠者身為石頭的那一世，最感到好奇的是學到了什麼叫「限制」。萬物都是不同頻率的能量體，只是土壤和石頭以較低的頻率振動而已。萬物依循進化法則，最終都會進展至更高頻率的能量體。

在她執行催眠的過程中，接觸到西方世界認為最偉大的預言家諾斯特達拉姆士，留下值得深思的一句話：「心智的力量可以改變一切。」她轉述諾氏的話說：「如果我告訴你人類能對自己做出的最糟糕的事，你們會試圖改變嗎？」她認為諾氏想傳達給我們現在人的正是：「**人類的自由意志可以改變預言。**」如果集合眾人的心靈力量，更是能夠以幾何級數倍增，**龐大的心靈能量確實可以改變未來**（大量眾生之如來藏集體無意識的投射造作），這也是Ψ現象極為正面的表示。

二〇一二年／十二月／二十一日冬至日這個關鍵時間點，就是因為很多高頻振動具有愛心的人們，發揮集體意識的共振能量，使得世界改走另一條時間線，讓地球往平穩、逐步進化的軌道走下去，而改變諸先知、通靈者原先所預示的毀滅浩劫軌道（依照量子法則）。由於高次元ＥＴ們的能量、振動頻率很高，若進入我們人類的低次元空間進行接觸，會帶來極大的能量衝擊，地球的時空能量障壁會被打開，我們的觀念、想法會一下子適應不來。所以，這種頻率提升、能量調高的新時代，**我們要改變牢固的三D線性思維，才能走進五D的全像量子宇宙中。**

巴夏（五次元存在體）就談到瞬間位移（Teleportation，量子態移動）的高次元觀點，它有一定的方程式來運作，每一物件本身有一組量子態的振動簽證（Signature），而放在不同位置是該方程式中有附帶的空間位址變數。我們習慣的位移是線性的一連串位移所組成，但是高次元的存在體，則能一次就啟動空間位址變數，物件當然不必經過一條線（人類建立的幻象）慢慢移動過來，而是瞬間出現在預定的方程式位址上。宇宙裡的距離和大小其實都沒有意義，會發生作用或阻礙，只在三D的線性環境裡才發生。知道越多量子世界裡的東西，就越是分辨不出彼此的不同，再回頭來看三**D人，什麼都分得那麼仔細，算得那麼精準，熱衷排名，誰優誰劣等等，分別比較心太嚴重了。**

第十三節　人類肉體將逐步揚升到光體

二〇一三年起，當地球頻率提升轉變時，人們會逐漸改變飲食習慣並減少肉類的攝取，讓身體變得更為輕盈，以便進入更高振動次元的美麗新地球。為了讓身體變輕，飲食也要改變，如多吃新鮮蔬果；像牛、豬肉的能量很沉重，要揚升的修行人就不宜食用，喜歡葷食者可以吃較輕的雞、魚肉，最好不要吃甜食，也要多喝乾淨有能量的水。人類未來會越來越需要流質食物，到了新地球，就不需吃東西。以後我們無需經過死亡過程，就能進入新揚升的地球，**進入新地球之初我們雖然還是帶著身體的（四D欲界天），久了之後就會轉變成為光體（五D色界天）。人們將逐漸擺脫沉重的肉體，而成為低物質密度的精微透明體，屆時沉重低頻率的負面事物再無法容身於揚升的地球之中。**

宇宙裡所有的生命都在學習，高層ＥＴ不能干涉，尊重地球上全體生命的自由意志，很幸運的，自二〇一三年起，地球其實已經像細胞分裂一樣，逐漸在改變成兩個，一者仍留在三D稠密的物質領域，另一個則是進化的四~五D領域。當思想純正、生命純淨、一切皆正面時，人類會達到一個敏銳度，其振動頻率與能量會進入高階，量子揚升後就不需要肉體了，我們會變成光的存有。如果能到五D的能量宇宙，一切業都會平衡掉（其實還要斷三縛結至七D才出三界），就永遠可以用任何形式存在（心想事成），也可以回到三D肉身再試一次。至於人類能否順利進化而活在高層次的地球上？朵洛莉絲・侃南說：這是一種全新的變化，宇宙從未有過，沒有任何高層次的ET能預測，全宇宙都在看地球這次的表現（註）。

註：依照巴夏的信息，去年二〇一五年底已經到達一個臨界轉換點。

第十四節 死後沒有人審判你，也沒有地獄，審判你的是你自己的靈魂本身

朵洛莉絲·侃南的作品被翻譯成中文的有三本，《迴旋宇宙》《地球守護者》以及《三波志願者與新地球》。筆者一直閱讀她的作品多年，認為其內容很誠實無偽，雖然都是第三者在催眠的情境下所說出的故事，但以多次元觀察者的角度來審視她的作品，確實是非常精彩，能夠幫助讀者提升自我的視野。朵洛莉絲·侃南的電視台訪問內容，會對每個人的宗教信仰造成震撼，因為她透過前世催眠，調出近千人的潛意識記憶庫資料，**發現人死後沒有宗教信仰說的「上帝、閻羅王審判」，審判你的是你自己的靈魂本身，這對一直被奴隸式宗教信仰體系控制的人們造成挑戰**。人們被宗教的統治者洗腦數千年，現在是時候要揭開真相來面對自己的實際本尊——死後沒有人審判你（自己良心審自己），也沒有地獄（人間其實就有不輸地獄的地方），當然死後也要自己處理自己的罪咎意識，那就是業力的羅網所在，沒解決就要再來學習，直到畢業。

朵洛莉絲·侃南的書中提到，**身體死亡，靈體（中陰身）前往的靈界是不一樣的，這端視其過渡狀態下開悟程度而定（頻率會有量子態分布），終極目標還是回到光、源頭、創世者處（最高的振動、最強烈的光中）**。當現在、過去、未來這些時間觀念都被感覺是當下一刻，時間就結合沒有分裂，一切和諧無界限，這時我們就在神裡面了，我們可以說本身就是上帝體內的一顆細胞（每顆

細胞都有完整的ＤＮＡ系列），只是沒有覺知罷了。

十七世紀瑞典神學家史威登堡先生，是曾與牛頓齊名的大科學家，壯年後，突然有了自由往來靈界的能力，後來將此經歷共出版了十八本神學著作，其中最著名的就是《天堂與地獄》一書。透過他數十年來穿越天堂與地獄以及靈界的實際經驗，書中忠實地記錄他出體的靈魂所見所聞。他特別以本身具有的科學精神與知識，來研究這個非一般人能體驗的世界，並將自己進入靈界的技術稱為「模擬死亡的技術」。解釋真正的生命力都是在靈體裡面，靈、肉體一分離開來之後的靈體則會進入靈界。死亡的只有肉體而已，真正的自己是不會死亡的，只是會離開人世而永久居留於靈界。

艾珂．波亭這位美國出名的通靈人暨靈療師就明白說：「死亡，如同脫下一件身體的沉重外衣；而我們的愛，卻從生到死，穿越時空，無所不在。」有一則熱門新聞〈美國一個醫生說，瀕死經驗實際上是腦子在死前最後一次放電〉，內容如下：「美國喬治華盛頓大學附屬醫院加護病房醫生朝拉說，為了知道開給病人的止痛藥是不是管用，他監測了七名病重病人的腦波。他說，病人撒手人寰以前一個小時，原本微弱的腦波會有一段時間特別活躍。時間長短不一，最短的有三十秒，最長的有三分鐘。**朝拉說，他認為這種迴光返照應該是血流減少、氧氣量降低，死亡以前，腦子電波的最後一搏**。他說，這股電波像瀑布一樣，從腦子的一個點發出，灑向不同的區域。他說，這股電波會讓瀕死的人看到清楚的景象，也會有感覺。朝拉說，瀕臨死亡後來又活過來的人，還記得這種感覺，這也就是所謂的瀕死經驗。以往的研究顯示，心臟病發後來被救回來的人裡面，有五分之一有過瀕死經驗。他們描述的瀕死經驗包括靈魂出竅、愉悅、看到光、看到隧道或是看到過世的親人。」

當靈魂光體準備要脫離在地球上使用的這件物質肉體時，就會由振動頻率高一層次的星光體帶動，自海底輪啟動將各層級能量收縮往上衝，最後從腦部的頂輪離開時，意識體所經歷的時空場會產生變化。因為人類會將生活的體驗記載在光體的靈性記憶體中，帶離時就如隨身碟要從電腦ＵＳＢ插座抽走。**靈體要離身，由下往上會通過脊椎神經上連結的七個氣輪，抽取（Extract）其光體就要整理一下能量體（壓縮檔案），意識體也會在瞬間（時間壓縮）掃描一遍，大腦的神經網路於是做最後的放電，所以腦波出現最後又最強的一搏**。莫地醫生說：「有ＮＤＥ的人，首先會發現他與肉體分離，他會很驚訝地看見躺在床上的自己，很清楚地面對面看著自己，然後有一個感覺就是『我已經死了！』現在他是以『光體』的形體活著，而不再以『肉體』的形式活著。」

台灣也有很多人有這種經驗，聽說宏仁集團總裁王文洋在醫院就經歷過很完整的「瀕死體驗」，有了這種體驗的人，其人生觀也會改變，一般都會了解除了物理的世界外，還有一個靈魂的世界與我們大家活著的物質世界平行存在著。王文洋總裁福報滿滿，前世早已修有天眼通，才會有以上的體驗。

如果你認為這種瀕死經驗只是種幻覺，就如數年前報導〈靈魂出竅可製造〉，認為靈魂出竅可以藉由電波的刺激，讓人的大腦產生錯覺，那也無礙，因為我認為這個物質世界，就是由我們的六識所投射出來的一個幻影世界，如果網友有量子論的基礎認知，就能很容易藉由內觀來體認出實體世界是超乎我們五官所能感受的範圍，一定要由五官能夠看到、聽到、嘗到、觸到、聞到才是真的，就非常的狹隘了！

美國再生醫學、先進細胞技術公司的 Lanza 博士，是最受矚目的幹細胞療法大師，他最近大膽指出，**宇宙的構造、定律、力學、常數等，看來都為生命所精細調整，這就代表智慧比物質更早存在**。他認為，時間與空間，都不是一個東西，而是我們的一種認知，我們是種意識體，帶著時空到處移動；時空像是烏龜的殼，當這個殼脫落，我們意識還是存在著。靈體到底又是什麼東西呢？我們稱為「我」的東西其實是「靈體」，肉體中是沒有真正的生命的。

美國最先進的孟羅研究中心共同創設人羅莎淋．馬克奈，將其靈魂出體的經驗記載於著作《宇宙之旅》（Cosmic Journeys）。書中清楚指出**陰靈，都是因為太執著於世間的金錢與地位，以致於情緒體強烈的附著於地球的物質體層次，而無法獲得靈體的自由與自在**。如果，你太執著這個物質世界，放不下世間的一切，不走向光明的世界去，迷失了方向，自己就成了遊魂，渾渾噩噩的到處飄蕩；這時的你，一方面怕太陽的強烈光線，一方面為了維持魂魄能量，只好躲在陰暗處到處撿破爛，自然而然就成了黑暗靈力的一員了。總之，瀕死體驗的真真假假，假假真真，一切就有賴讀者們用自己的智慧去分辨吧！

第十章

宇宙是多重，平行宇宙被證實

第一節 我們的宇宙非唯一

一個「三千大千世界」等於十億個世界，這一個「三千大千世界」只有銀河系的百分之一。依照佛學經典，佛學的宇宙世界觀是由無數的三千大千世界所組成的。三千大千世界名一「化佛世界」，一時起，一時滅。那我們的天文學家是否也有這種觀念呢？

宇宙學的第一次革命是在十七世紀引進望遠鏡時產生的。在偉大的天文學家尼古拉・哥白尼（Nicolaus Copernicus）和約翰・克卜勒（Johannes Kepler）的工作基礎上，伽利略・伽利萊（Galileo Galilei）藉助望遠鏡的幫助展示了天空的壯觀，首次為天空的認真科學研究打下基礎。第一階段進展在艾薩克・牛頓（Isaac Newton）時達到了頂點，他最終確定了控制天體運動的基本定律。天體的規律不再是魔法和神秘現象，而是受到可以計算和複製的力量所支配。

第二次革命是在二十世紀引進大型望遠鏡產生的。例如，威爾遜山上的一架望遠鏡有一面直徑一百英寸（二・五四公尺）的巨大反射鏡。二十世紀二〇年代，愛德溫・哈伯（Edwin Hubble）利用這架巨大的望遠鏡，推翻了幾個世紀以來有關宇宙是靜態和永恆的教條。這次是發現宇宙不斷在擴張，**證實了愛因斯坦廣義相對論的結果，時空的構造不是平面和線性的，而是動態和彎曲的**。這就產生了宇宙起源第一個似乎可信的解釋，即宇宙開始於「大霹靂」，大霹靂將星星和星系飛快地向外送到太空。但是當無限制地膨脹速度越來越快，星系隨著時間越長，宇宙變得越來越冷。如果這樣繼續下去，我們將面臨大凍結的前景，這時宇宙會陷入黑暗和寒冷，所有的智慧生命都將死亡。

第三次革命距離今天大約只有六～七年時間。加來道雄，這位紐約市立大學的理論物理學教授、世界上最優秀的科學作家之一，他指出現在正在進行世界上最重要的觀測；物理學家和天文學家正利用高度精密的波檢測器、重力透鏡、WMAP衛星和望遠鏡來尋找各種方法，讓一幅新的宇宙圖景顯現。它方便對多宇宙理論做檢測驗證，新的觀點**存在於廣闊無垠的宇宙之網中，裡面排列著許多個不同的宇宙，也許是無窮多個宇宙，而我們這個宇宙只不過是其中之一**。今天，已有壓倒多數的理論物理學家在支持「弦論」和它的最新版本「M理論」。因為，如果這個理論被證明是正確的話，它將能夠以簡單優雅的方式把宇宙的四種力歸結在一起，同時能夠回答「在大霹靂之前發生了什麼？」這個問題。加來道雄評論說，最終可表達我們宇宙的描述，可能只要一個一英寸長的公式。另方面，可能存在無數的宇宙，這是在「弦論」的數學參數所允許的範圍內。既然我們注定永遠朝向一個寒冷死亡的命運發展，按照宇宙學家目前的想法，早一點計畫移民到一個溫暖的平行宇宙是有道理的。在時空的逃生路線推斷上，加來道雄採用了「弦」革命性的理論，透過弦進入另一個宇宙，這是物理學中極有吸引力的流行論述。加來道雄博士解釋說，新版本的「M理論」其前景非常誘人，其意義難以盡數。如果平行宇宙確實存在，**我們的宇宙像泡泡一樣漂浮在無邊無際的泡沫宇宙之海中，隨時都有新的宇宙在誕生**。一個平行宇宙也許就懸浮在我們的頭頂上，相隔不過數公釐之遙。加來道雄博士推測，一萬億年之後，當宇宙變冷變暗，進入科學家所描述的大凍結時，很可能高等文明能找到一種方法，乘坐某種「星際救生飛船」逃離我們的宇宙。

再詳細的解說是從一九八〇年史丹佛大學安德爾．林德教授創造了「多重宇宙論」的說法。他認為宇宙中有許多膨脹的球狀宇宙，它們會再繼續生出更多類似的球狀宇宙，一直不斷的形成更多，彼此分散，不知對方，卻又是同一個宇宙的一部分。很幸運的是兩年前，美國宇宙學家們表示，他們根據歐洲普朗克天文望遠鏡觀測到宇宙微波背景輻射（Microwave background）的數據，找到了多重宇宙論的首個「確實證據」。如果該理論最終得到證實，那就意味著我們所生活的宇宙並非唯一。所以，佛陀對我們講解十法界、三界九地、諸佛淨土等無盡的各種世界，以往讓大家摸不著邊，藉著功能強大的觀測儀器，提供的宇宙背景輻射數據，解譯出來就是：宇宙確實是多重的，多元且平行的宇宙是存在的。

全天域宇宙微波背景輻射圖顯示，宇宙南部的輻射量更大，且其中還存在一個無法用現有理論解釋的輻射空白區（Cold Spot Area）。台大前校長李嗣涔拿此圖來分析，看起來就是一個太極的架構。二〇一三年三月，歐洲航天局公布了根據普朗克天文望遠鏡捕捉到的數據繪製出的全天域宇宙微波背景輻射圖。這幅迄今為止最為精確的輻射圖顯示，目前宇宙中仍存在一三八億年前的宇宙大爆炸所發出的輻射。經過研究，美國北卡羅萊納大學教堂山分校理論物理學家勞拉．梅爾辛．霍頓指出，宇宙南部的輻射量更大，而更奇怪的是，在這一區域內還存在一個冷點，即輻射空白區。

她表示，這些輻射理應均勻分布在整個宇宙空間之中。霍頓早在二〇〇五年就做出過相同預測。當時，她和卡耐基梅隆大學的理查德·霍爾曼教授提出了宇宙輻射存在異常現象的理論，並估計這種情況是由於「其他宇宙的重力吸引」所導致。如今，普朗克宇宙輻射圖使霍頓更加堅信了自己之前的假設，認為這一現象表明還存在其他宇宙。

霍頓在接受採訪時說：「這種異常現象是其他宇宙對我們宇宙的重力牽引所導致的，這種引力在宇宙大爆炸時期就已經存在。這是迄今為止，我們首次發現有其他宇宙存在的切實證據。」儘管至今仍有一些科學家對存在其他宇宙的理論持懷疑態度，但上述發現可能有助於這一觀點的轉變。歐洲航天局也表示：「鑑於普朗克地圖的高精確性，這種現象可能揭示了某種特殊的、難以解釋的特性。」

有理論認為，**人類所在的宇宙之外還有另一個無限大的平行宇宙；這兩個宇宙在多重維度中互相區分開來**。有兩位科學家根據此理論計算出，在這兩個宇宙之間有一個力場，可以將兩個宇宙呈週期性地互相吸引，爾後又再排斥開來。**當兩個宇宙互相碰撞的時候，第五維度暫時消失，這時就會發生一次大爆炸，這個應該就是色界天以下會出現的「風」大劫。新的物質世界在原有消散的物質塵埃中被重新創造出來**。從塵埃中再造新宇宙的說法，又契合了華嚴經中說的：微塵中有世界的重重無盡法界真相。

第二節　其他的宇宙裡，可能也存在很多「有意識的生物」

根據「弦論」，有大量的宇宙同時存在。所有的宇宙都是通過一個名為永恆膨脹的過程產生的，至少一個宇宙將以令人驚訝的速率持續膨脹，而其他宇宙則像「氣泡」一樣在這個宇宙內部形成和生長。這種宇宙池也被稱為多重宇宙。在很多其他的宇宙裡，可能也存在很多「有意識的生物」出現在宇宙發展的早期歷史中，就像我們所處的這個宇宙一樣，過去和未來有所不同。這可以幫助我們建立標準的觀點。英國理論物理學家羅傑·賓洛斯（Roger Penrose）就認為靈魂意識存在於細胞的微管（Microtubles）中，它是生命的量子資料處理中心，死亡時會將你的意識一起帶離肉體，而麻醉科醫師的哈門洛夫（Dr. Hameroff）則指出，當一名瀕臨死亡者未被救活，這些量子資料可以永存身體之外，像靈魂一樣。

第三節 《星際效應》影片的多重宇宙映像

筆者很久沒有到電影院欣賞影片了，這次有幸得到兩位兒子邀請我一起看這片剛剛上映的《星際效應》。當我看完本片，確實得到一個深切感觸——它簡直就是新時代科技版的《浦島太郎龍宮遊記》，而且是時空變異的新神話電影。一般沒有具備廣義相對論與量子論觀念的觀眾，看了還是有點霧煞煞，所以筆者特別寫下這一節，先讓大家建立一下高次元宇宙概念的基礎，有機會觀賞本片就能更加契入導演想要在本片中表達的意念。本電影的科技顧問是極為有名的美國天文物理學者索恩博士，對廣義相對論研究極深入，所以黑洞、蟲洞、時間旅行的情節都是他的傑作。

《星際效應》故事情節，主要描述未來地球面臨氣候變遷，沙塵暴肆虐大地，農產品受到病毒傷害歉收，食物短缺，地球越來越無法居住，人類面臨滅種危機。

民以食為天，缺乏食物，百姓就不支持花大錢的太空探險任務，情勢讓NASA也變得地下化，主持NASA的布蘭德博士，只能私底下挪用經費來研發製造長距離的太空船，以尋找另一個可供人類移民的星球，解救地球的困境。私下有A方案（回來帶地球人移民新地球），以及B方案（無法回地球時，帶冷凍受精卵孵育後撒種於新地球殖民地），布蘭德博士知道A案成功機會很渺茫，自己讓女兒帶人類的種子其實是執行B案為主。主角庫珀其實是被隱瞞利用了而不自知。

由於發現土星環附近出現一個蟲洞，中間有個奇異點（影片特別說某種高智慧存有架設了蟲洞，是個球狀的立體圓球），人類太空船可以藉此蟲動奇異點而跨入另一個離太陽系幾百或幾千光年遙遠的銀河（或是次元），探險的太空船就可以冒險透過這個蟲洞找尋可以讓地球人活下去的希望（另一個地球）。本片主角庫珀因為具有高超的駕駛太空船技術，以及極強有力的危機應變能力，在某種陰錯陽差的奇怪遭遇下，自己跳進了這個無法自拔的情節中，不知到底要為人類尋找出路或是與親人繼續廝守在毫無未來的地球。最後，為了探索宇宙，拯救人類，庫珀狠心拋下家庭，劇情演變過程當中開始了親情的糾葛、人性的糾纏、死亡的威脅，甚至是探討時空次元意義的真相。庫珀在天人交戰下，毅然走上一條非常危險的星際探險旅程，落入即使成功了也可能永遠無法再與親人相處的境地。

（因為相對論的緣故，在黑洞附近有一個很神奇的特性，就是時間會過得很緩慢，停留於另一銀河系星球上的一個小時，等於地球上過了七年！就是這個時空效應，讓影片增加了人性的考驗，庫柏為了達成任務與回地球與家人相聚，時時刻刻與分秒時間戰鬥。跨黑洞超光速時間變慢，太空人回地球時兒女都比自己老很多了）。

本片如一些影評人網路上所說，它赤裸裸地表現出人類在面對存亡關頭時，對「生存」這一詞的見解。為自己？為家人？為族群？為全人類？前一輪太空人留下了信標，讓後續的探索者以為成功找到理想移民星球而將資源送過來，它卻是個讓前者脫身、後來者墊檔的誘殺陷阱，所以整部影片其實都在對觀眾提出一個反思：到底什麼是生存的真實意義？是自身與下一代的延續？還是人類全體族群的生存？如果觀眾有輪迴的概念，或許看來會比較灑脫，但本片編劇依然採西方主流的宗教觀點，帶點智慧創造論及一世生死觀，生命是沒有輪迴的，所以人在面臨生死關頭，對肉體存活的執著與不擇手段同樣發生在太空探險人之間，是人性赤裸裸的表現，為此而造成這些太空人隱藏的極大危機。該影片中奇幻星際世界的布景與演員間為生存而奮勇向前的驚人表現，每一節都相當引人入勝。

片中男主角庫珀為了讓女主角安・海瑟薇飾演的艾米利亞・布蘭德能繼續其未完成的任務、保留有限的存活資源，不惜犧牲自己掉入強力的重力黑洞中。意想不到的Ψ現象發生了，他竟然能夠讓自己意識逆時間回到與幼小的女兒書房相逢，卻無法與他們聯繫。事件發生是在黑洞五次元與地球三次元交集的某特異點，訊息只能彼此透過二進位摩斯密碼在父女之間溝通，這就顛覆了三D線性時間觀念，**在黑洞五次元的時空場下，時間是過去、現在、未來同時存在的，因果律就會因此改變**。這段情節頗有趣，觀眾可能一下子搞不懂，但了解多元宇宙架構的概念，你就不會對鬼魂、守護靈等出現的Ψ現象感到困擾，其實它就是你自己在未知的未來高次元空間，對當下自己打招呼啦（提醒或警示）。一些人所了解的指導靈，其實是自己的另一個高次元分身，就像是葛瑞所寫的《告別娑婆》等系列書，**白莎其實是自己下輩子的分身，她是以「意生身」來到前一輩子與自己對話。了解時間次元皆是幻相，也就是說，過去、現在、未來是同時存在的，領悟到此況你當會心一笑了！**

本片鋪陳了未來人類往多次元宇宙探險的驚險與技術突破的困難，更將親情、愛情、友情都融進冒險的情節中。在冷冰冰的科技產物之外感受到「愛」這個無形的力量，就像片中量子物理學家的推論，祂與「重力」一樣能夠穿越多重次元，讓有情有義的人們，突破黑洞的障礙，以直覺來溝通連繫著彼此。

二〇一二年冬至日過後，人類的整體共振波動受到星光層級的光子帶籠罩太陽系影響，整個地球提升起來往第四密度前進，守舊的唯物觀也漸漸轉向全相、全息的思維邁進；同時有越來越多的人開始對靈魂、意識等形上學的探討產生興趣，對於操控肉體物質背後的靈魂開始好奇，而對此靈魂真正的來龍去脈認真去尋找。人類以往都是透過變性意識的一些技巧，讓意識擴張超越肉體五感的限制，如利用通靈或是出體以及催眠這些手段來達成。

經過多數有關此類的報告累積，人們開始了解生命靈體長存不朽，卻是又臭又長的輪迴不已在這個宇宙有限的時空場中。太陽系的地球算是人類靈體的一個新興殖民區，靈魂所在的母星球遠在數百光年遠的天際。我們魂的故鄉所在的外太空星球（平行宇宙裡），總算在最近幾年，開始被我們啟動新一波探索的熱潮所標定。就以最清楚表明其身分的巴夏所傳來的信息做一整理，根據我所了解的巴夏存在體，是愛莎莎尼星球的存在體，是人類DNA與基塔星人的混血種。他們屬於集體意識社群，正開始往第五密度進化提升，但關心地球人類兄弟姊妹（由第三密度往第四密度進化中）。他們很熱情，也願意為人類的進化善意的助一把勁。巴夏通過達利·安卡的通靈管道，**指出人類靈魂的原鄉在獵戶座（ORION）**，該星座如下圖示，中央三顆很明顯的亮星，就是參宿一

（Alnitak，ζ）、參宿二（Alnilam，ε）及參宿三（Mintaka，δ），也就是獵戶腰帶，三顆亮星由東向西連成一線，就是這一個星群已經可以令人認出獵戶座的大概形象。**獵戶座右下角的亮星是參宿七（Rigel），這個星球距離地球有八百光年之遙，但它就是地球人類移居到太陽系前的最主要母星球**；另外還有一部分人類原始祖先，則由參宿七再往獵戶座腰帶部位的參宿一、二、三，進行探險開發，這群移民團隊最後又由參宿三移居入地球。所以，地球人主要的原鄉母星，就是參宿七與參宿三。

《大轉生》這篇內容，是蔡肇祺老師在三十五年前刊載於中國意識科學研究會發行《光華雜誌》的一篇文章（或許有些讀者那時還未出生到這個γ地球呢）。在民國六十六年的時代，星際移民的話題仍是屬於天方夜譚的神話，但是，可貴的就是在那時代，蔡老師就能將這類高次元的信息公開，所以個人讀到此篇文章確實很驚奇，敬佩蔡老師的智慧、勇氣、無私的道出全人類的共同使命，就是藉由大轉生，自己持續進化並共同提升星球與宇宙能量的層次，繼續進化與學習。該文要點如下。

（為了讓大家更快了解，一些字句稍有潤飾，但盡量維持原作語意）

【人類，乃距今約三億六千五百萬年前，自β星球「Z19—β」轉移來的。β星球位於距離當今人類所生活的此太陽系約五萬光年處的另一恆星系中一行星。該恆星系的中央太陽大小，和我們所居住的太陽系之太陽約略相同，而該太陽系具有七個行星，其中共有二十二個衛星。人類曾在該恆星系的β星球，生活了三億年之後，才轉移到γ星球的地球來。更早是從α「P11—α」這顆星球轉生到「Z19—β」。於此太陽系γ地球「A82—γ」，即我們所居住的這個地球，人類要生活四億年，爾後，次將要轉生到δ星球去。δ星球，即位於離本太陽系四萬光年處的恆星系某一行星。該恆星系的太陽，也和目前人類居住的太陽其大小略同，而該太陽恆星，存在著十八個行星，及四十二個衛星。於δ星球，人類要生活六億年。**《大轉生》，即是解譯人類如何自一行星，轉生到另一行星之事件。**也就是說，那必定從某一太陽系，轉移到另一太陽系去移民，而在同一太陽系行星之間，人類絕對不會進行轉生。人類要在一顆行星上生活的時間，以地球人類的時間單位計，約二億年到八億年。而依人類進行轉生前後順序的行星，稱該星球為α、β、γ、δ、ε、ζ、η，以該七行星為一個組合，做為人類大轉生週期，以地球人類的時間單位計，期間長約五十億年。

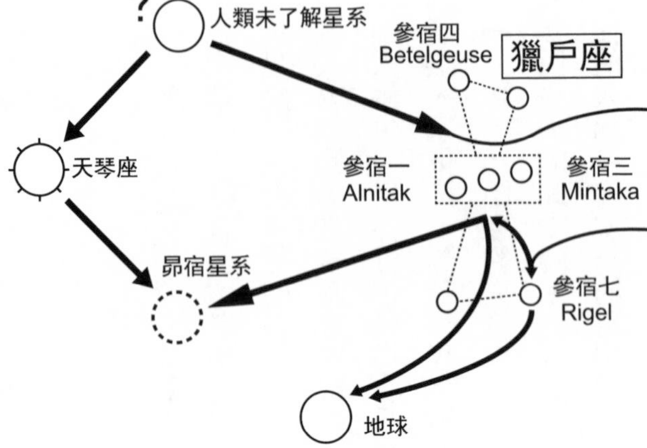

人類自一顆行星，轉生到另一顆行星之機序如下：從天上界的「神界」，乘「宇宙飛船」著陸到新行星；該「宇宙飛船」，乃依我主「真眉系迓誒嚕爛柢」的偉大力量，將其構成「能」單位，在從「神界」向目的地的新行星飛行中，從六次元分化為三次元；而人類，亦將相當自己天上界境界次元之光子體的「能」，當他從「神界」乘「宇宙飛船」到達目的地的新行星間，賴我主「真眉系迓誒嚕爛柢」的

偉大力量，一部分分化為三次元世界之「能」而造成肉體，其餘部分，則亦分化成得以和肉體調和之「能」一起移行。人類乃如此，從「神界」向地上界的新目的地行星移行，而在宇宙飛船飛行中，賴我主「真眉系迓誒嚕爛柢」的偉大力量，如在同一次元世界般，自然地成為具有肉體之人類，踏入新轉生新地球……在被稱為γ星球（地球）生活著的人類，將從距今（公元一九七七年）七二六年後（即公元二七〇四年），就要實際從事於轉移到δ星球的使命與工程。而在約一萬年後，人類便要大轉生到δ星球去。

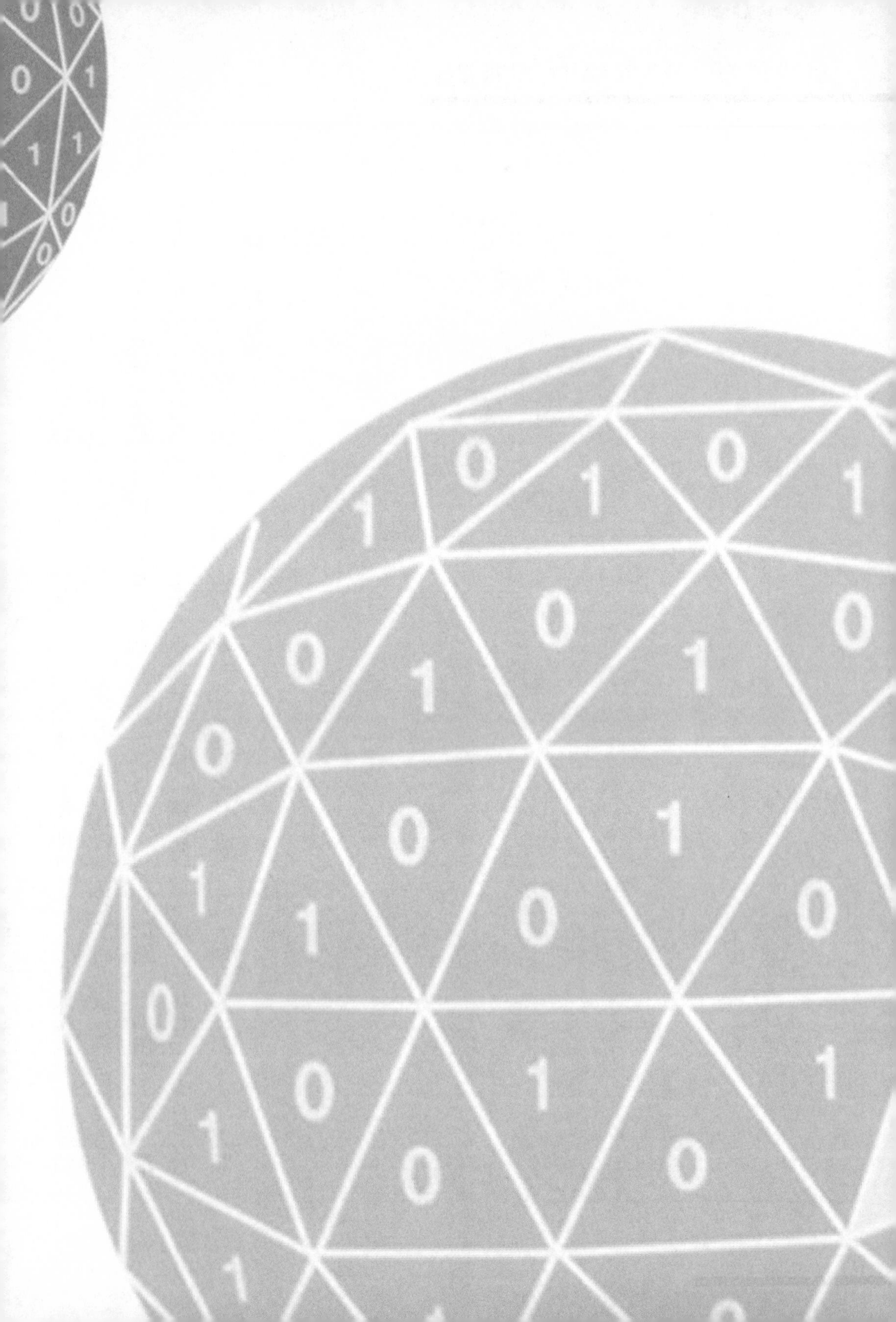

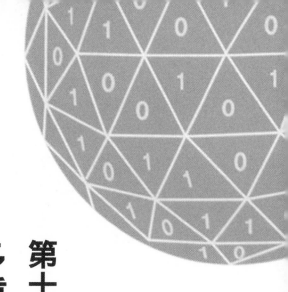

第十一章

多重次元梅爾卡巴能量光場

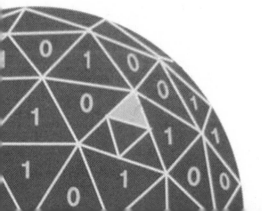

新時代的通靈者，由於本身在累世中曾開發了天眼，甚至慧眼，所以在某些情境下能夠看到一般人無法看見的光體，這些光體的組成，跟我們目前電腦三D繪圖軟體一樣，都會先打底形成一些幾何圖形，再進行組合，最後敷上平滑的表層，就完成了光體的幾何結構。所有光體都超過三D，當然一般肉眼要看超立體空間就沒辦法了，只有經過視神經與解譯的大腦神經另外架設新的神經網路，才會出現看見四~五D的天眼，這是指**新的神經網路軸突、突觸間之共振天線能接收新的波頻，但是個人的修為通通會改變自己的整體振動頻率**，低頻的天眼變陰陽鬼眼了，這是物以類聚的法則。當你修為超高檔，法眼更能透視八D三界外的神佛。佛陀曾告訴世人的天界（四D以上）到色界（五D以上）等，身體仍然維持有形有相，皆是應化身（光體）示現，超過佛界（十一D）後已經無形無相。**佛的法身是實相，實相是無形無相的**，所以五D以下，色身肉體只是一個光體載具，只是一個靈魂在此三D星球上漫步的幻相器具。《阿波奇》一書，寫到有一種設備稱為「光行器」，屬半光電體，就是一種 *Merkaba* 構造，快速轉動呈現圓盤形。靈魂光體坐在裡面可以避免被電化（黑色物質意識）威脅，像阿波奇X號這些都是色界天的生靈。

第一節　每個人周圍都有一個完全徹底的多重次元能量光場

梅爾卡巴（Merkaba）場是上下兩透明的金字塔相交，它像一面鏡子一樣投射出你的想像畫面。金字塔的四個面三個邊就是指三D世界有長寬高和四個方向，四也代表了其他東西，比如構成人體的四大元素：水火風土。兩個圖重疊，生殖器官的位置就在中心點，表示了人類從那裡誕生，生命從那裡開始。

女性的梅爾卡巴，與男性梅爾卡巴四面體的角度剛好一八〇度相反；具天眼通能看見人人有不同的背景光場，由紅到紫、金等等，光的強度亮度也不同，更高層次天眼，就會看見每個人周圍都有一個完全徹底的多重次元能量光場。這個區域由大概一百兆被稱作ＤＮＡ所形成的基因組

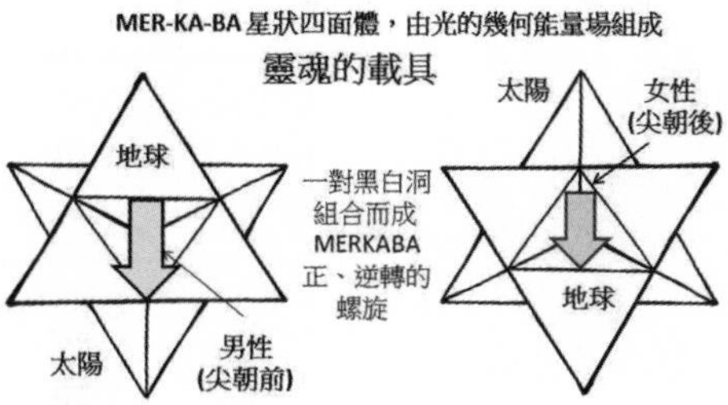

產生。當前物質科技的物理檢測仍然不知道它們如何互相溝通，也看不到其中的多重次元特點，因為到目前為止，科學家沒有法子看到ＤＮＡ裡完美的量子屬性。**蘇聯的科學家已經發現人體內的基因那九十七%被當作垃圾基因的部分一點都不空洞，而是充滿了所謂的撓場波能量（Torsion Wave Energy）**。這是種意識精神的意念波動能，不只是在基因形成前就已經存在，而且還會告訴基因要

做什麼事，因為基因具有光子大量訊息場在**DNA**中。

我們的基因好比電腦的記憶硬碟，一啟動撓場波能量（或大愛或銀河中心發出的Ge音頻），就能夠跟我們的心和靈魂產生互動。這個來自我們心靈和靈魂深處的能量，將撓場波能量解譯過來，通知我們的基因如何重組，在我們大腦將量子波動產生崩潰成粒子物質化，而創造出我們的身體以及整個現實（物質）器世界，當然，也創造其他三界六道九地各種不同時空次元的世界，相信那些瑪雅人和部落原住民也都知道這些秘密。

第二節　DNA的幻影效應（Phantom Effect）

多年前，俄國的波普寧（Vladimir Poponin）博士把DNA放在一個試管中用鐳射照它，使他驚奇的是，DNA抓住光使光旋轉越過螺旋線，好像它是一個晶體。更奇妙的是，**當波普寧移開DNA，這個光繼續自己旋轉！而且殘存能量達數週之久才消失，這就是有名的DNA幻影效應（Phantom Effect）**，是Ψ現象的展示。光當然是不可能自己發展構成DNA螺旋，除非是在圍繞DNA能量中的光波動自身變得協調，且同步共振到某種自然存在的頻率。這現象乃是說明DNA能量的螺旋光原本就存在那裡，而在恰當的頻率與位置時，旋轉的光波能量就依量子力學中波函數的崩潰形成粒子化，而在此能量周圍瞬間形成了物質化的DNA分子。

大乘佛法中，指出如來藏有「大種性自性」，依種子業識，在適當業緣下起現行，集「四大假合」而出現器世間，有生命、有意識的有情眾生所見世界，其實又是如來藏依「識種流注」一幕一幕呈現的。筆者一讀到佛陀這個教導，跟最先進的物理學量子論極為契合，Ψ現象竟然都能以大乘佛法完全破譯，心中頗為震撼。

第三節 DNA共振形成你的梅爾卡巴能量光場

達爾文物種進化理論，目前已經被證明是有瑕疵的，因為DNA的分子靠自然異變而生出新品種的機率太困難了。DNA的原始發現者之一客立克（Dr.Crick）博士，後來用精確計算的方法證明，在人類這麼短的歷史中，從一個行星開始產生DNA，隨機進化到現在這樣是絕對不可能的。近年來，表觀遺傳學的發現，修正了進化論的瑕疵。

DNA「知道」你是誰。一百兆的雙螺旋結構分子DNA，在你身體裡每個細胞都完全一樣。它們集體的共振場會在你周圍形成一個約八公尺半徑的能量光場，古希伯來文稱共振光場為梅爾卡巴（Merkaba）。念此單字強調在第二個音節：Mer-KA-Ba。「Mer」被視為在相同空間兩個反方向旋轉的「光場」，像顛倒的兩個金字塔；當一個人運用某種特殊的呼吸法門時，這些光場會形成。「Ka」是一個人獨特的「精神」。「Ba」通常被定義為「身體」或者「物理實相」（不同次元下有它本身實相的限制）。

每個人都有獨一無二的梅爾卡巴，它是每個身體的光環、護盾。當外部磁場改變的時候，身體就會自動產生一個梅爾卡巴來協調這種變化。梅爾卡巴的強弱和「精神力量」的強弱有直接的關係，整體來說，梅爾卡巴有兩種生成方式：一種來自愛、安靜、平和、神聖的情緒，光場「由內向外」

產生，是最穩定的一種；另一種來自恐懼、憎恨、不安、焦慮，它「由外向內」產生，當外力太大時很容易失去穩定，甚至破裂。（我前幾章談佛教徒往生西方極樂世界的蓮座，就是佛力加持的中陰光體載具，與此意思很類似）。

ＤＮＡ代表了你體內的神聖元素。光的載具就是梅爾卡巴。每個人來到地球降生輪迴，是為了學習過去世沒有學到的生命課程，以及學習如何掌握自己的光量子系統。當你真正能夠去掌握自己的光量子系統，完成你的人生課程，清理了業識，你自然會回到生命源頭，回到你光的大家庭裡（這是指初禪色界天以上境界）。

你只有**先啟動和掌握自己的ＤＮＡ光量子系統，才能掌握治療的能量**；你必須先治療你自己（先得到解脫），然後才是其他的人類。只有你完成對人類和地球整體的治療服務（渡己也渡人），你才能藉著梅爾卡巴這個靈魂光體載具（蓮座），榮耀的返回你銀河的家和源頭的天堂老家（淨土、極樂世界）。

最近看了一本書，書名叫《別鬧了，地球人》，很難得的道盡台灣修行宗教界的盲點，書中最重要的一句話，就是「**人唯一需要救贖的只有自己**（小我妄我），**而也唯有自己**（高我自性如來藏）**才能救贖自己**。」一把自己抽絲剝繭般，一點一滴的修正偏去的個性，這個性就是累世積下的業，修正他，寬恕他，回到無條件的愛，心存感謝，心智清明如鏡，這就是建立自己光量子的梅爾卡巴了

（佛教徒可視為打造自己的蓮花寶座，如果蓮座暗淡無光就要當心了）！

ＥＴ這個名詞，已經非常普遍的流通在全球每個人腦子裡頭，經過催眠的許多民眾或多或少有跟ＥＴ打交道的經驗。較高級進化的光之銀河聯邦ＥＴ，道德智慧比地球人高出太多了，通常都是五Ｄ以上的存有靈體，很多前輩子曾屬於天界高靈，今生卻墮落到人間的，莫不盼望早日回到高次元的世界。某些盼望光之銀河聯邦來接自己回家的人，會疑惑為什麼光之銀河聯邦一直不來接你們回家呢？那是因為光之銀河聯邦在等待你們覺醒，完成對自己和整體的治療服務。你沒有完成任務，他們怎麼會來接你呢？

每一個光與愛的使者應該去主動掌握治療，而不是等著別人來治療你或是拯救你回家。當你願意主動啟動自己的ＤＮＡ光量子系統來掌握治療，光之天使和銀河聯邦ＥＴ會主動來幫助你完成你的掌握（天助自助者）。所以想要見到光之銀河聯邦，必須啟動和掌握自己的ＤＮＡ光量子系統的所有編程和應用，這樣你才能真正提高自己的生物體振動頻率。只有你成為光，才能見到光。要成為光，依照梅爾卡巴的升級進化體系，**就是要先內觀，內觀自己的心，連接到大愛的光量子振動，這個振動會啟動ＤＮＡ的新程式，改變你的思維、情緒，讓你提升到另一層面的世界來。**

第四節　欲界天魔領導的ET設局不讓人類離開其控制

人類靈體，會輪迴落在這個三D地球人間，其實是所化外的物質監獄，一直被高次元欲界五D的ET，設計出的一套人類心智系統（HMS）這種屬於六識論的體系嚴密監控著，加上一些地球的菁英分子（就是有爬蟲族DNA藍血的統治階層），執著的抓住這系統內的財富權力網格（Money & Power Grid）主控權，透過金融與貨幣操作，利用已掌握的全球娛樂、媒體、宗教信仰、政府以及教育系統，重複進行民眾洗腦工程，降低人類對真正生命靈魂高我自性問題的敏感度，而將其注意力保持在瑣碎和不重要的事物上，並始終監測著人類對被監測的反應。如此一來，菁英階層為了繼續奴役控制別人，而讓地球整體人類的意識一直無法提升，留在唯物三D階層，梅爾卡巴當然黯淡無光，光子一直被電吸走（振動頻率越低，光體越暗）。被愚弄的暗淡靈魂光體當然永世無法超生。筆者可以從**你的第四氣輪以上的能量，看出你靈性成長的程度，一般皆是下部氣輪旺盛而已。**

如果你只是整天盼望，卻不意願成為光量子的存在，光之銀河聯邦是不會來見你的。克里昂說過，當人類的意識振動頻率到達某個點上的時候，光之銀河聯邦自然會公開進入地球，首先會是昂宿星人。你只需要每天堅持意願：

一、我作為創造者，要求光的載具梅爾卡巴，百分之百發揮我的DNA光量子系統的能力，將我創造成一個完全健康的生物體。

二、我作為創造者，要求光的載具梅爾卡巴，百分之百發揮我的DNA光量子系統的能力，幫助我見到「光之銀河聯邦」。

第一條意願會提高你的生物體振動頻率，由DNA開始啟動，幫助你成為光量子的存在。當你的光量子振動水平提高，「光之銀河聯邦」自然會在夢中或現實裡邀請你登上他們的飛船參觀。人類DNA中存在的所謂「非代碼」基因序列（占九十七%），即是一種地外ET生物形態的遺傳代碼。

第五節　提升靈體振動頻率等於提升電功率，以承受更高的「電壓」

這次的進化事件會有所不同，我們已經沒有前世累積的知識（人類有隔陰之迷），而必須靠自己的精神力量打開一切自然的淨化過程。**人的身體就像一個電燈泡，提升振動頻率等於提升電功率。提升的前提是這個電器必須能承受更高的「電壓」**。如果承受不了，就會如同像是把一個只能用一一〇V電壓的電燈泡錯插在二二〇V電壓的插座上……沒有進化成功（提升頻率）的物種會加速倒退（更降低頻率），必須重新組合。不是每個靠「冥想、靜坐」的人，頻率就可以高到超越地球三D的頻率，到達另一個四～五D的世界（那只是讓自己可以達到靜心）。因為不同維度的頻率和頻率之間，其能階差距（量子能階）是很大的，一般人不是通過簡單冥想訓練就能躍過這個差距。如同不管我們怎麼鍛練肌肉，都不可能一口氣從地面一下跳上二層樓那麼高。

第六節 覺察與愛心，是提升靈魂載體頻率必需且唯一的鑰匙

但是我們人類現在必需提高靈體的振動頻率，因為地球的振動頻率自二〇一二年後更不斷提高，將由三D一直升到五D。我們如想繼續待在「新黃金地球」，就必定要達到新地球提升後的振動頻率。**提升自己的頻率，要由內觀開始，覺察自己的心思意念，懂得寬恕、無私的去愛、去奉獻、去幫助周圍的人，了解自己與宇宙是合一的，人與人的內在，是一體不分的。**當大愛之心啟動，梅爾卡巴會由內部向外發出穩定的光子場，讓有愛的眾人一同來到高維的地球場，所以覺察與愛心，是提升靈魂載體頻率必需且唯一的鑰匙。

德隆瓦洛．麥基洗德所著的《生命之花的靈性法則》一、二冊中，對如何將自己的梅爾卡巴重新啟動，有一套修煉的步驟，讀友可以仔細閱讀練習。本節部分內容轉載自 http://www.wingmakers.com/index.html 及 http://blog.yam.com/wowghost/article/47991924，筆者有加以修飾該文及附加註解，為了讓讀友更容易了解，文中括弧部分需要注意體會。

梅爾卡巴最初透過埃及秘教學校內教的呼吸和沈思的古老方法來啟動。梅爾卡巴是一個幾何學形式（通常是「生命之花」幾何圖形）產生的反時針旋轉光場，由兩個上下相反的四面體組成，尖

端向上的四面體稱陽性的太陽四面體，尖端向下的稱陰性地球四面體。梅爾卡巴同時影響一個人的精神和身體。它是一個意識的載具，幫助心靈、身體和精神去經驗其他的現實平面或者實相。實際上，梅爾卡巴甚至是遠遠超過這些。那些學習生命之花與梅爾卡巴冥想的人，認為他們已經更詳細地了解自己，連結他們的高我，並且移到意識的新自覺水平。**梅爾卡巴是一件工具，幫助人達到他們充分的潛能**。

梅爾卡巴是由神聖幾何學構成的一個生命之花晶體的能量場，能調整你的意識、身體和心靈。從神聖的幾何建立的這個能量場在身體周遭延伸十六公尺的距離。通常**這些幾何能量場以接近於光的速度圍繞我們身體轉動（看起來像個旋轉光盤）**，但是大多數人由於缺乏注意與使用，已經減速或者完全停止。當這能量場恢復活動並且正確旋轉時，它叫梅爾卡巴。一個完全啟動的梅爾卡巴看起來就像一個星系或者一艘飛船的架構。

梅爾卡巴使我們擴大對意識的經驗，接通提升的意識潛能，並且恢復我們無限可能性的記憶。**正確的梅爾卡巴冥想，整合我們在心裡和精神方面的女性（直覺、接受性）以及男性（主動、動態）本質**。你不僅理解幾何學，而且你將親自經歷梅爾卡巴存在你的身體周遭。在我們周遭的這些幾何能量場可以被特別模式啟發，這也連接我們的呼吸（自主神經影響全身內分泌、免疫、神經傳導等）。

神性的愛或者無條件的愛，是允許梅爾卡巴成為一個活生生的光場的主要元素。如果沒有神性的愛，梅爾卡巴將有很多的限制。**永恆生命、時間旅行和星門通路，需要梅爾卡巴載具的活化**。活化個人的梅爾卡巴載具須要將生命電流充能。足夠且無受損的ＤＮＡ才能運行生命電流以支持梅爾卡巴場的形成。（佛教徒的蓮座，推測是一種類似梅爾卡巴的光體載具，其實也是由自身第八識如來藏生出，確實保護中陰靈魂，在高次元靈界超光速移動到高次元佛土時不受到干擾損害）。

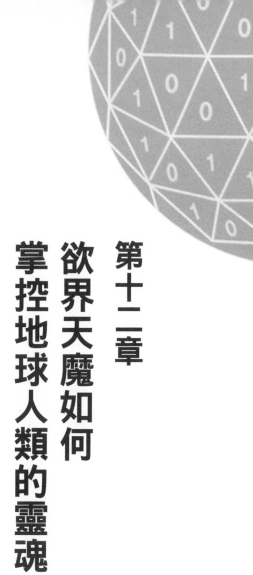

第十二章
欲界天魔如何掌控地球人類的靈魂

靈魂在宇宙誕生之前就已經出現了，他們是不朽的存有，既不出生也無死亡，每個靈魂在個性、力量、意識和才能方面，都是獨一無二常存不朽的精神生命，而且我們每個都是，這些都存在於我們完整的高維ＤＮＡ量子信息場內。

第一節　人類一直被某種神祕組織（欲界天魔）巧妙的掌控著

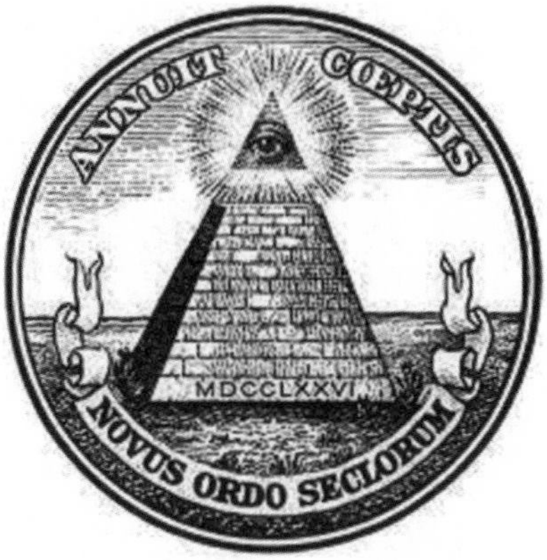

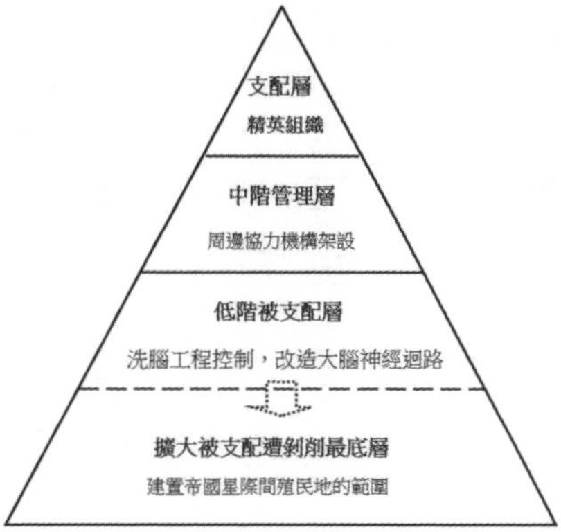

西方靈學家，發現有一股黑暗的高次元智慧存在體，從有人類開始在地球活動，就架設了一種獵捕靈魂的陷阱，即使是科學昌盛、高唱民主、商業繁榮的今天，人類還是被某種神祕組織（欲界天魔）巧妙的掌控著，站在佛法解說六道眾生輪迴不止，這個遊戲規則設計得巧到不行，**所以一個靈魂，在生前沒有得到解脫慧、般若慧，絕對逃不出天魔架設的陷阱**。有些靈學家指出，這些天魔其實是從昴宿星團叛逃的天人ＥＴ，以及天龍座的高階爬蟲族ＥＴ，本身對權力的慾望太強，執著於控制欲，所以設計了靈魂的圈套，來奴役星際間低階的四Ｄ以下人類族群。

基督教聖經《以弗所書》第六章十二節：「因為我們不是對抗有血有肉的人，而是對**天界的邪靈，就是這黑暗世代的執政者、掌權者，和宇宙間的邪惡勢力作戰**。」

銀河系星際間三～四Ｄ的類人族行星，就有數以億計的四大洲分布，若科技早我們一萬年（從宇宙長遠發展來看極短，像一瞬間）就開始發展，今日的進步程度絕非我等能想像，何況是一些星球發展科技已經數百萬年以上，甚至上億年，我們當然只能把對方當神仙崇拜了。銀河邦聯宇宙守護聯盟GA透過通靈，給我們的說法是：這個宇宙沒有任何靈魂能從現實爭鬥中豁免。自六D欲界天以下，這個宇宙就是如此紛亂，因此每隔一陣時間，都會有某些行星被其他組織的靈魂侵入並占領。有時候，某些靈魂會捕獲其他靈魂當作奴隸，強迫其進入某些物質軀體中做奴僕或苦力的勞動；特別是在那些高重力的行星上開採礦產，我們的地球就是一例。

撒加利亞．西琴（Zecharia Sitchin）博士，寫了一套巨作《地球編年史》（大陸有簡體字版翻譯）。他從蘇美人的石版與當地所有考古文件、耆老的傳統口訴歷史等，整理出外星人阿努納奇（Anunnaki）如何利用其高科技控制地球的人類，為他們採金礦，作為他們旅行太陽系時的保護罩原料。第十二顆行星X星等內容，也在說類似的歷史。西琴的另一個重要成果是發現**真正的人類只有三十萬年歷史，而非之前認為的有著上百萬年歷史的觀點**。而這是基於他研讀最古老文獻、對最古老遺址的考察，以及對天文知識的超凡掌握。借助強有力的證據，他向全世界證明，人類的出現是源於星際淘金者阿努納奇的需求。人類是諸神的造物，這一點在《地球編年史》中有著完美的科學解釋。**人類種族是呈跳躍式發展的，而導致這一切的是三十萬年前的星際旅行者**。他們在《聖經》中被稱為納菲力姆（中文通行版《聖經》中將其誤譯為偉人或巨人），在蘇美爾文獻中被稱為阿努納奇。

自古以來星際戰爭的目的，經常是為了某一集團的靈魂企圖在另一方靈魂之上建立統治（地球人類也是侵略較弱小種族來當奴隸，這就是源自欲界天以下各種有情眾生的盲點）。由於**靈魂是無法被消滅的，但可以被捕獲與監禁，使其喪失活動能力，這是以剛死亡生出的中陰身為獵物。有無數種靈界陷阱可以捕獲和固定靈魂**。

靈魂陷阱已經在許多古文明創設出來，舊帝國就是其中之一。陷阱設置在遭受攻擊之靈魂的領域裡。這個陷阱利用能夠吸引靈魂感興趣的振動頻率，來吸引這個靈魂的注意力，例如看起來極美麗的情境或非常悅耳的音樂（禪定下的幻覺），陷阱由某位能釋放這種能量的靈魂去啟動。這種利用具有美感的波動所帶來的致命吸引力（入魔），超出被獵靈魂的其他任何感覺，使其無法自拔。

最普通的陷阱機制是當被獵靈魂設法攻擊或掙脫陷阱的時候，它反過來抽取這個被獵靈魂本身的心智能量輸出來運作；也就是說，**陷阱本身被這個受捕捉靈魂自己的心智能量所啟動，靈魂越反抗陷阱，陷阱越加反彈，將靈魂拖回陷阱內並套牢在其中**。

第二節 地球被當成靈魂的監獄星球已有數百萬年

物質地球在靈界扮演的角色，是被屬欲界天的舊星際帝國使用來當作靈魂的監獄星球（包括三D地球仍是欲界範圍），可能有數百萬年之久了。雖然舊帝國的基地已被摧毀，由同領地控制太陽系，但舊帝國的心智控制設施，依然隱藏於此太陽系內。全星系廣闊的空間都被某種「電子管制場」監控著，**被框架在六識論體系的「死亡後系統架構PDS（Post-Death System）」。它控制了所有被獵捕的靈魂，包括地球在內。**（所以人類需要自己建立梅爾卡巴場來保護，或依佛祖庇佑加持建構蓮花座來護持過關，否則這些欲界的天羅地網陷阱關關難過）。

「電子管制場」被設計用於探測靈魂的位置，阻止他們離開原來的區域，這種為控制人類魂體所設計的**「人類心智系統架構HMS（Human Mind System）」，就是當人類個體在其物質肉體死亡後中陰身（死後意識光體）出現時，立刻會被該程式系統下設計的另一邊之「假指導靈」所迎接，並回顧自己的生命經驗，正視那些不足之處，然後欲念再起（起心動念讓業識種子起現行），重返物質世界修正前世的錯誤（償還業果）；換句話說，這也是佛教所說的業力和輪迴轉世的另一種闡明方式。**

第三節　破解人類心智系統HMS的架構

一、人類心智系統簡稱HMS分為三個主要的功能裝置：

A、無意識的或遺傳心智（Genetic mind）。

B、潛意識的心智。

C、有意識的心智。

以上這三種要素混合構成了大多數人所稱為的「意識」，這部分就是讓人類只停留在「意識」層次，也就是目前東西方所有主張「六識論」的佛學大師們將談到的微細意識、極微細意識、變性意識等，通通歸為第六識的離念、有念的靈知心這個意識層次裡頭。**意識只有了別性，但第六意識所依靠的根本源頭是能生萬法的真正第八識如來藏識，只是六識論學者們不相信還有這個如來藏第八根本識。**

人類心智系統由於架設於六識論下，就可以利用此來阻擋在人類和他本身真正的第八識高我自性之間，使得人類在我們稱為實相領域裡自性的表達（Self-expression）步上岐路，並且蒙上最不透光和活在最扭曲的面罩之下。它的架構模式如下：

A、那無意識或遺傳心智，乃是所有人類（經驗）記憶的貯藏處。

B、那潛意識是家族血統、家規（經驗）的記憶貯藏室。

C、而那有意識的心智則是個人（經驗）的記憶貯藏室。

了解到上述這一點雖然很重要，但那些基本的思想模式，主要卻是來自於第六意識裡的潛意識或遺傳心智結構。因此筆者相信，六識論者雖自我認為本身是個別的、獨特的、獨立的和唯一的，然而事實上他們不是；在人類心智系統的背景裡他們更不是。在這個設計下，你可以把自己概念化，認為自己是一個人類家族的一份拷貝（Copy），它首先被安置於你的雙親和血統的一個檔案裡，然後再被放進一個「個別化」的表達，而「個別化」的表達那兒就是「你（小我意識）」。

那個「你（小我意識）」是一個人類心智系統特殊化成為單一的表達，但它的根，卻全都被種植在人類以及雙親家族系統的土壤裡，所有的這些拷貝，都被下載到出生之前還在成長中的胎兒裡面（有隔陰之迷，讓你只啟動了肉體雙親的基因系列）。這就是為什麼，在一萬個世代之後，我們（一堆小我意識）還是繼續在貪婪、分裂和自我毀滅的相同模式裡運作不能止息的原因。在鏡中的形像被更好的「包裝」和更精緻的「面具」升級了，但在那形象私底下的「你（小我意識）」，仍然保有相同的欲念、感覺、思想、行為。

社會和文化的操縱是經由娛樂和教育系統（跨國企業聯合體系）來進行的，洗腦工程就在這個時候不知不覺滲透進入。在個人開始發展的期間（三～十四歲），娛樂和教育此兩系統共謀來影響他們，啟動人類心智系統的程式和其子系統，以確保個人被恰當地準備好去符合他們的時代，和所處該地的「實相矩陣」。甚至是那些不順從一般世所公認的信念習慣者，他們想像自己是處於「封閉盒子外面」的人，其實都仍然陷在人類心智系統控制的範圍裡。

二、財富－權力格網MPG（Money-Power Grid）

人類腦力系統之所以存在的理由，就是要讓菁英份子（The Elite）在「財富－權力格網」上施行控制。這部分，可以參考全球秘密結社組織，如光明會（Iluminatis）、共濟會（Freemanson）、三百人委員會、NOW組織、RIIA皇家國際問題研究所、畢德堡俱樂部（Bilderberg Club）、羅斯．莫那集團等，通通是依照獵戶帝國的組織模式，將地球所產生的九九%財富，集中於這些一%的菁英手中。財富（欲界中最強的通貨）是菁英們的主要目標，因為它把權力灌注給那些擁有它的人。財富採取了許多形式，包括貴重金屬和石油、土地或不動產、礦物，以及產品和服務業等各種資產。**財富是菁英們的上帝，而他們的銀行則是其宗教機構**，在那些機構裡他們可以敬拜他們的金錢上帝。公司法人的菁英、政府的菁英、地下（組織）的菁英、銀行業的菁英組成了財富權力格網的控制者集團。這些**在位的當權者，特別是在銀行這一塊裡的菁英尤其依賴財富權力格網，菁英們也將會盡其所能地抓緊他們對MPG的控制，並且操縱全人類無知被洗腦的百姓們來為他們效勞**。

三、交互於次元間的宇宙結構ＩＵＳ（Interdimensional Universe Structure）

這是實相的許多領域，以及它們如何彼此接合的結構。ＩＵＳ是一個非常特殊且錯綜複雜的主題，不太可能在像這樣的問答形式裡被揭露清楚，所以我們只會碰觸到表面而已。

人類是同時位於次元性和交互於次元之間的存在體（Human beings are both dimensional and inter-dimensional）。**最初源頭（First Source）就是我們全體（集體無意識、眾生如來藏）。祂就是集體的我們（It is the Collective us），祂不是存在於宇宙中某個遙遠的口袋裡的上帝。事實上，真正的最初源頭，是不受人類心智系統阻礙的全人類集合體（Human Collective），也就是「眾生如來藏」**。

最初源頭把祂自己分裂成個別化了的表達（一念無明，小我生出），就是我們的全體眾生。一開始的時候，我們居住在一些非物質（無色界、色界等）、但已存在於有時間和空間的量子層面上（but existed at quantum levels of time and space）的次元裡。然而，當那些次元因為創造（我們的創造）的擴張而增大了稠密度時（四大假合比例變化），我們，**作為個別化了的小我意識們、交互於次元間的存在體們，被引誘而進入了人類身體（欲界最低層之一）**。這次的引誘是由 Anunnaki 族類的國王 Anu 所主導的一個由許多勢力組成的共同陰謀，Anu 需要奴工去開採存在地球上的大量物質金礦。像我們現在認為是亞特蘭提斯人（Atlanteans）的那些存在體們，那時是存在於地球上的交互次元間（were inter-dimenional living upon Earth），而 Anu 以無比的狡詐，說服他們具體化在人類的儀具裡面。這種具體化在當時是人類製造工程（Human engineering）上的一個偉大實驗，而人類心智系統則是這個計畫的核心。Anu了解到，唯一能夠駕馭亞特蘭提斯人的方法，就是把他們馴服在一種能夠降低其表達真正本性的能力，而且讓他們被嵌入在人類心智系統的那些程式中。而這些嵌入在人類心智系統裡的程式，當時是Anu和他的科學家們所創造出來的。

四、上帝－聖靈－靈魂複合體GSSC

這就是能夠把分離的人類心智系統維繫住的中心元素。當個別化了的人類存在體，脫離了人類心智系統的控制，在造翼者（WingMakers）神話裡就被稱為主權整合（Sovereign Integral）。他才是每一個人類存在體之真正身分。**在這種主權整合（Sovereign Integral，註）的模型中，我們就是我們的複合宇宙（真妄和合運作）中的眾神（We are Gods of our local multiverse），而集體的我們（眾生如來藏），就是複合宇宙裡的最初源頭（and collectively，We are First Source in the multiverse）也就是無相真如**。

註：如果將主權整合（Sovereign Integral）稱呼改為「高我、自性、如來藏」，則一切由他生出的有漏有為法，就是其他人類心智系統等的架構。讀友就會很明朗讀懂懂這篇文章。

至於為什麼上帝－聖靈－靈魂複合體會是分離的個別人類存在體（五蘊十八界法）所賴以支撐的支柱呢？我們**從兩個面向來看：一面是宗教，另一面是靈性（Religion and Spirituality），它們各自為一枚硬幣的不同面，而這整枚「硬幣」就是上帝－聖靈－靈魂複合體**。Anu，那樣一個極端聰明及富於才智的高次元存在體，知道人類也會進化，而在進化裡，人類也許會開始記起自己是主權整合（Sovereign Integrals）。

在穿上 Anu 所創造的人類儀具之前，亞特蘭提斯人已經是高度進化了的存在體。而人類儀具並不只是物質性的肉體而已，它還包括了情感和人類心智系統；這種人類儀具是被分量組合化的（Componentized），所以儘管物質性的肉體死去了，但以此物質性的肉體為基礎的一個更高次元的身體或護套還在延續著其生命。

有些人稱這個為**靈魂（Soul）**，**有人稱它為星光體（Astral body），也可以說是中陰身，但它只是單純的讓主權整合（Sovereign Integral）可以在裡面運作的護套而已**，它仍然還是受到人類心智系統以及它大部分的程式設定所支配。因此，即使是死了，主權整合還是無法從人類心智系統的作用或人類儀具的程式中解放出來。

Anunnaki 族類創造出人類心智系統的目的，是要把主權整合那無限和永存的真正自性（The true Self）送進一個陰謀製造出來的假象和欺騙之監獄裡（娑婆人間）。

那人類儀具配備了 Anunnaki 族類創造的人類心智系統，而主權整合則被放進裡面作為生命力（具有識種流注力），以此提供動力給人類儀具。上帝-聖靈-靈魂 複合體的一個面向就是我們稱為「恐懼死亡、恐懼分離、恐懼不存在」的程式。就是這種內在的恐懼，它是如此強烈地被人類所感覺到，造成了一個「分離的上帝」概念，然後有一個分離的聖靈充滿著宇宙，之後我們再全部被創造出來而分離。

不管一個人到達上帝那裡是藉由宗教或靈性，都無所謂，這同樣都是要平息個人內在對於死亡的恐懼，就如程式所指定的那樣。實際上，**Anunnaki 族類的國王 Anu，把他自己置於人類世界的上帝位置**。

到上帝那裡的路，不管一個人走的是宗教或性靈路線，在其下都被設定依照相同的程式：你是一個具有靈魂的人類，這個靈魂必須被贖回或啟動，然後你才得以被救贖。在這個被救贖的過程中，你放棄了你對於世界境況的自我責任；你也會得到在上帝（或不管你稱上帝為什麼名字）的王國（天堂）裡的一個永恆的生命做為報償。在上帝的王國裡（天堂），你可以生活在極樂之中，或者，甚至去擔任這宗教性啟蒙（或光）的一個老師。

這「救贖者大師」的概念就是上帝-聖靈-靈魂複合體的一個不可或缺的部分，並且慫恿了人類存在體去盼望一個天國下來的大師（彌賽亞）來教導他們如何提升、如何被救贖、如何達到涅槃（解脫）、如何過一種修行（或精神）的生活，以及如何確保永恆的快樂。

有些極具智慧和啟發性的大師（六識論的眾師父），其實都仍然是在人類心智系統的範圍裡，而不知道他們所捲入的是什麼。其中（細微差別）的狡詐是如此的強而有力，甚至在你覺得你已經達到了自我了悟（Self-realization）時，你都還是被困在人類心智系統裡面。人類心智系統就是那麼浩瀚無邊，尤其是和物質性的世界比較起來。

救贖者們可以採取許多種事物的形式，包括再臨的基督（The second coming of Christ）、一個憤怒的上帝，或是地球、大自然的精靈們（The Earth，nature spirits）、天上的天使們（Angelic hosts），以及可以代人類求情說項或居中調停的外星勢力（三界九地內）。

其實，每一個人的「高我自性如來藏」，才是我們唯一的救贖者，「高我」才是那個唯一真正能夠讓我們在自己內心裡面站起來的救贖者，並且能夠自己去關掉那些壓制與操控我們的人類心智系統，而讓自己的主權整合體（Sovereign Integral）意識覺醒的大師，就是你自己的「高我自性如來藏」。

在本質上，上帝-聖靈-靈魂複合體是讓人類心智系統取得永久分裂人類存在本體與自性合一的要素。就如不同的語言使我們人類族群分離，**不同的宗教和修行方式也分離了人類大家族，藉由上帝-聖靈-靈魂複合體而使得一個更容易受到控制和被平定的人類族類成為可能。**

五、強制植入死亡的遷移性網路ＤＳＩＮＤ

正如這個標題所暗示的，強制植入死亡的遷移性網路）是對人類儀具裡的一種強制侵入，同時也是囚禁物質化世界的枷鎖。在人類儀具之**太陽神經叢（Solar plexus）部位裡，有著人類心智系統的強制植入死亡的遷移性網路模組**。這看起來變得有點兒複雜了，因為你必須要先把ＨＭＳ視為主幹網絡，然後會有許多節點（Nodes）或植入物，再接通到人類心智系統。這些節點或植入物之一就是DSIND，它定著在太陽神經叢裡（第三太陽神經叢氣輪）。《神秘胚胎學》一書指出，**此節點就在胰臟處**，以指數增長的方式向上發展，而進了心臟、脖子和頭部區域。它是一種收集、吸收、分送恐懼、焦慮、壓力、煩躁的乙太結構。儘管從編程的視角看，關於未來的恐懼支配著這個元件，但是Anu還是精心地將這恐懼連接到主要對於死亡和不存在的恐懼。強制植入死亡的遷移性網路在人類種族裡，創造出大量行動缺陷方面的官能障礙，它也活化了人類熱衷服務於宗教/信仰和精神性修練的熱情。

六、極性對立系統ＰＳ

這是強制植入死亡的遷移性網路的一個子節點，被設計在人類心智系統中創造出極性，**進而製造出兩極性的對峙，從對峙再顯化出不和諧與不一致**。如果你存在於人類心智系統裡（事實上小我的你就是），那麼你就存在於極性裡。而正是極性，活化並哺育了人類心智系統，它就是ＨＭＳ的食物。正是由於處在極性對立之下，人類儀具才會迷失在分裂裡面，而這個過程，恰恰就是其設計者所預設於人類心智系統的關鍵點。

七、基因操縱系統GMS

這個系統是指交互於不同維度間之各種族，致力於要創造出某種合適的手段，來攫取進入到物質世界的一種結果（或產物）。特別是Anu，他不僅想進入物質性世界去開採其資源，而且使用的方式是透過控制那些進入人類儀具賦能的無限性存在體，這樣他就相當於擁有了自願的奴隸（因為他們忘記了自己的自性本體）。是的，**當屈從於HMS意識陷阱，無限性存在體就能夠被控制成有限的存在體**。在製造人類儀具的過程中，一個意圖是很明確的，那就是創造出上帝－聖靈－靈魂複合體來作為一種工具，在所有時間裡限制住人類儀具，即使它在進化；這樣就確保了它永遠無法達成自我體認或知覺的主權整合體（高我自性）狀態。

心靈的頓悟（**satori**）、涅槃（**nirvana**）、宇宙意識（**cosmic consciousness**）、開悟（**enlightment**）、和狂喜（**rapture**）全都還是在上帝－聖靈－靈魂複合體裡，**它們都是一些被提升調高下的各式各樣狀態，仍然是在第六意識下所取用的不同名稱設施（幻覺假相），但這些仍在人類心智系統的範圍裡**，而且這些狀態還會變成觸發上帝－聖靈－靈魂複合體介入（以施行修改壓制）的一些檢查點。直到最近，主權整合體的真正狀態，即使在人類儀具死亡之後，也從來沒有被人類種族的一員所了解（或實現）。

八、整體導航儀（Wholeness Navigator）

這是人類心智系統內的另一個要素，它能活化人類去除在整體性、一體性、合一性、平等性的背景下，從事對真神的有效尋找。一些人著手於尋找，是因為他們感覺到有義務這麼做，以作為一種手段緩和自己雙親、配偶或自身負罪感所指向的那個預期（或前途）。而被整體導航儀所裁定的真實有效的尋找，是新近才通過 GMS帶進人類儀具的一條小路，它是一個開發性的系統。儘管它依然是人類心智系統的一個面向，但也是進入解放之路的一個秘密後門。

九、死後系統 PDS（Post-Death System）

在這個系統裡，個體在其物質性肉體死亡後，中陰身被另一邊的指導靈所迎接，並回顧自己的生命經驗，正視那些不足之處，然後再返回到物質性世界去改正前生的錯誤；換句話說，就是業力和輪迴轉世。**死後系統是一個手段，藉由它，主權整合體這個高我自性，會受騙逗留於幻覺的掌控中**，即使相對於地球這顆行星的物質性存在而言，這幻覺只是一種被調升了的假相，它使得主權整合體一而再地輪迴到物質性維度。這個過程最初是被構想為一個主要手段，藉由它，世界將被準備好，以便讓 Anu 投生到地球這個行星，並作為無可爭議的世界領袖來統治地球。然而，這件可能發生的事已經被當作一個方案而移除了。

以上這九個構成要素，讓每一個人類存在體從其出生、生活到死亡，無論經歷忍受了多少次出生和死亡的循環，都仍然遭受著監禁，逃不出去（永遠淪落在欲界任人宰割）。

註：以上原始文章出自於 James Mahu 所建的網頁 http://www.wingmakers.com/ 讀者可以上網購買其著作，值得深究靈魂起源的人細讀。

第四節 中陰身階段被俘虜關押在監獄中的監獄——地球

很久以前，任何一個不合乎舊帝國（低階欲界天）要求的靈魂，都被舊帝國從別星系運送到地球。他們包括不願從事生產性工作的人、品性不端、不能改過自新、無法制服的人，被舊帝國征服星球的政治犯、思想家、革命家以及反抗者。**這些靈魂在他們往生與來世（中陰身）之間，被舊帝國實施了記憶清除（只能清除意識、意根，無法處理第八識，所以還有業識會被儲存），以防止靈魂脫逃（有欲念被吸引入陷阱遭控制），然後永遠被關押在地球上的物理界與幽界裡。銀河系中遼闊的空間區域都被一種「電子強制場域」監視著，它控制了所有在銀河系末端的靈魂，包括地球上的。電子強制濾網被設計用於探測靈魂的存在，並且阻止他們離開原來的區域。**

如果有哪個靈魂想試圖穿過這個「濾網」，那麼他將在一種磁性「網路」中被捕獲。結果是，被捕獲的靈魂中陰身遭受一種極其劇烈的洗腦處理，用來消除這個靈魂的記憶。在這個過程中使用了極高強度的電擊，讓他變得更容易配合。地球上的這種處理僅僅使用了幾百伏的電壓，可是舊帝國用來對抗靈魂的電壓，**卻達到數十億伏特的等級！這樣強烈的電擊將徹底清除記憶，而且被清除的這部分記憶並不是一次生命或一個身體所經歷的，它除去的是所有累計的近乎無限往昔的經歷，也包括這個靈魂的身分。**

這種電擊處理（洗腦）的目的，意在使靈魂不可能回憶起他們是誰、從哪裡來、擁有的知識和技能、關於過去的記憶，以及作為一個精神實體所能夠體現的作用。他們被完全制服，變成了一種無意識的、機器人式的非實體。

當一個靈魂通過騙局或強迫的方式（遭洗腦）被運送到地球來，這些靈魂實際上已經進入了一座監獄中的監獄（靈魂墮落到最低物質界，已經和生命的真如源頭分離了）。

地球上的靈魂成了被根除靈性記憶（不知有不生不滅的自性如來藏）的受害者，永久在脆弱的生物體（六道）中輪迴轉世。最終的結果是靈魂將無法逃脫地球幽界的牢籠（無法獲得解脫），因為他們無法回憶起自己本來是誰、來自何方，以及現在的處境。他們已經被催眠（連一些修行大師都誤認為離念靈知心、當下覺察的意識心就是自性），而誤認他們是某個人、在某件事中、某個時候在某個地方存活（不知自性如來藏製造、執持你的色身，反認為色身妄相才是真實無妄之身）。

所有被送到地球的靈魂，每個都被抹除記憶（喝孟婆湯），虛假的圖像和催眠指令替換了他們原有的記憶（其實是依自己無明貪欲所造成），然後發送到地球，寄居在那些被基因改良生物的軀體中（人類基因是經過設計改良的，適合地球的環境）。當靈魂中陰在控制場中被陷阱捕獲，會先受極劇烈的洗腦處理（中陰身意識早滅，末那識本就不精明），來徹底消除這個靈魂的記憶。被清除的這部分記憶，並不是一次生死過程或一個身體所經歷的，它除去的是累世、近乎無限往昔的經歷，也包括這個靈魂的真實身分（不讓如來藏的業識被調取自證）。**這種洗腦處理的目的，在使靈魂不能回憶起他們本來面目**，哪裡來的、本來擁有的知識和技能、過去的記憶，以及作為一個精神實體所能夠體現的。他們被完全制服，變成了一種近乎無意識的、機器人式的靈魂實體（就像是《駭客任務》電影中虛擬活著的眾生們）。

當靈魂的物質肉體死亡後，他們會離開軀體，成為中陰身，接著被控制場偵測到並遭到捕獲，同時接受催眠的指令返回光中。接下來，**「天堂與來生」（其實都還是停留在三界六道內的佈景）的信念及程式設計的場景，都是洗腦程序的一部分，讓整個機制運轉起來。這樣反覆運行（輪迴不止），可以使這些靈魂永遠待在監獄（無法出三界火海）。每一個靈魂都被洗腦告知，他們來到地球上有特殊的目的與任務（當欲界天的銀河帝國王者指派的戲中角色），去寄居在一個新的軀體中（投胎）**。但實際上，在監獄中的人本來就沒有什麼特殊目的，至少對囚犯來說就是這樣洗腦。人們不會只因為用過電腦或者看過電視節目就喪失了冥想和心靈交流的能力，我們只是希望你們意識到這些危險，以及黑暗勢力用來阻礙你們發展的方法。

黑暗勢力的最終目的就是捕獲靈魂，而「恐懼」是他們最具有影響力的工具，因為恐懼的能量形式就是一種在靈魂和意識之間的巨大障礙，因此而逐步的把一個擔心害怕的人拉入黑暗。這也是為何高層次元的指導靈，一次又一次督促你們看清這個問題，不要成為重大預測或者聲明的犧牲品，你們已經看到了歸因於那類事件的時機在沒有造成任何災難後果的情況下，到來又消失了。

第五節　電視節目等媒體發出的低頻能量阻礙自我提升

我們每天都面對著大量低頻振動（貪、瞋、癡）的洗腦工程（讓我們情緒、欲念跟著信息起伏不止，無法靜心），一直製造偶像讓人崇拜。希望讀友可以透過少看些電視等方法減少這些負面能量對自己的傷害（單方釋放洗腦控制頻率）。這並非對或者錯的原則性問題，保持自己純淨的能量（降低欲念，常保正念），並將注意力從低頻高密度的能量區域中轉移是非常重要的（不隨便被誘導而起心動念），因為**這些媒體發出的低頻能量會嚴重阻礙你們正在不斷進行的提升靈魂的努力。**

大家一起淨化日常生活中的這些洗腦控制技術，以及人際交流過程中不可避免地融入你們能量場的負面能量。這世界的黑暗勢力希望所有人能持續不斷地處在他們期望的可操控狀態中，這就是不間斷地打電話、看電視、滑手機、用電腦。他們會嚴密監控大數據雲端網路中的信息頻道，只有他們希望人們知道的信息才會被釋放出來，因為這樣，人們會認為這些經過濾過加工的信息才是真的。

被傾倒在地球上的靈魂，來源遍及整個銀河系，包括舊帝國的全部行星系，如天狼星、畢宿五、昴宿星團、獵戶星座、天龍座和無數的其他星座。有些地球的靈魂也來自於一些尚未命名的天際族群和文明（遍及華嚴經所說三～四D四大洲、四～六D欲界天等數千億有情眾生）。每一種不同的靈魂存在體，都有他們自己的語言、信仰、道德、教養、文化背景、行星自然環境和數不清的歷史故事。「同領地外星人」並不阻止其他銀河星系文明，繼續將他們不要的靈魂傾倒在地球。僅僅在銀河系中，大約存在六百億類似地球（第十二太陽類型，第七等級）的行星，這還不算「同領地」所擁有的遼闊區域，以及我們即將在未來聲明的領土。

「同領地」外星人在這個太陽系，也要時時防止自己被舊帝國的陷阱捕獲，且避免在這一區域部署重要的軍事力量。「同領地」外星人目前沒有計畫投入資源來尋找、發現並摧毀這個舊帝國架設的心智控制系統。在這機械網路被摧毀之前，同領地外星人無法阻止對這顆監獄行星的思維控制活動。地球上的囚犯們包括罪犯、墮落者、藝術家、革命者、政治家和天才們，製造了一個非常動亂喧囂的環境。**這座地球行星監獄的目的是要把靈魂永遠拘留在地球。通過靈魂彼此間之物慾、性慾、美學、神秘學、無知、迷信和戰爭等等作為誘餌，削弱具有反抗能力的人口。**

第六節　解開封印之道，回歸源頭

解脫之道，乃透過ＤＮＡ升級、重組來完成（表觀遺傳學已經證實信念可以改變ＤＮＡ上層的各個調節蛋白開關）。如果用於地球的心智控制設施能夠被破壞（解開封印），地球的靈魂才能重新獲得他們所有的記憶（有宿命通）。像人類一樣的載具存在遍及整個大宇宙，靈魂的集體開展去探索（神足通）和殖民那不斷在擴張的宇宙，但靈魂同時又要在他們完成探索之後回到最中心的源頭區（出三界火宅回無餘涅槃）。靈魂的創造者（西方唯有造物主，佛教指眾生本具自性如來藏）希望分身（種子緣起的妄相）去宇宙裡探索和殖民，但也希望分身們能夠回來（洗淨汙染回涅槃本際）。因此，造物者在人類的ＤＮＡ裡灌入了一種渴望回到他們源頭之地的基本天性，就是回歸本源的程式（明心見性）。雖然在地球過去的一萬年中，已經發展了各式各樣的方法使靈魂恢復記憶和才能，可是迄今為止，沒有任何一種被認為是持續有效的解決辦法。**地球一直是黑暗勢力的領地，我們的社會結構、經濟體系，均是標準的負向意識的體制。我們不得不承認，或多或少，我們都是這個體制的共犯，這已是人類集體選擇的負向極性進化道路。**

直到地球上的靈魂可以衝破失憶症的迴圈（明心見性後轉依自性如來藏），並且攻克由他們的獵捕者們設下的陷阱（欲界天網），否則地球上的靈魂將永遠不會有未來，永遠待在這裡。一些科學家認為天地萬物能見能摸的才是實際全部（執著唯物），大部分神學家認為造物主才是一切（盲信權威），而一般普羅眾生自認是受造物本身什麼都不是（執於斷滅性）。這兩個極端就是監獄牢房的圍欄，妨礙了整體的視野。

解脫並無法靠道德行為（人道）規範來解決，也不是通過神秘事物、信仰就能夠解決（人天道）。**解脫需要時間去開發一種空前的技術（二乘解脫道＋三乘菩提道），以及完成此事的勤奮態度（六度波羅蜜，特別是精進）。地球每個靈魂的未來，都取決於你們累積下萬億的各種技能（般若慧），透過覺察、內觀來幫助記憶復原的能力（用第六識去觀第八識轉依之），從而恢復自己的本性，恢復記憶，重獲自我覺察能力和判斷力（就是明心見性，斷雙執獲解脫，見真如）。**

在地球的靈魂要進化，就必須合作，以便找到解決靈魂在地球艱困存活的有效方案，囚犯們必須努力想辦法來幫助自己逃離當前的監禁狀態。地球上這些被監禁迷失的靈魂，其實是整體靈魂的碎片。他們的一些內在維度的頻帶構造丟失了，使得他們連結不到更高的靈魂水平、集體意識或者源頭，解決之道是那些丟失的頻帶（真正的解脫知見）必須被填入。由於宇宙維度的結構反映在人類ＤＮＡ螺旋光體上。如果提供失落的靈魂ＤＮＡ範本（結構），就能幫助他們從統一領域那裡獲取這範本或者DNA印記，重設並活化人類ＤＮＡ。

磁性的靈界克里昂大師指出：「基於業力會啟動自我平衡的機制和原理，發出一個作用力就會產生另一個反作用力以拉回到原本的位置，所有以兩極和二元性原理建立起來的大小機構都會有這樣的作用。**很多人以為只要沒有分別心就是脫離二元對立的世界，就不再造業了，其實還是二元的頭腦、兩極的身體，整個人還是身處在兩極化二元對立的大環境裡**。如果真的是沒有分別心和回歸到原點的當下，而且還能睜著眼睛維持這個當下的狀態一陣子，那怕是短短的一秒而已，身邊和眼前會出現的狀況是很驚人的，完全違反所有物理原理。因此，真正懂得二元化原理的人不會隨便說或者以為自己已經脫離這個狀態。」

祂也提到：「認為有人提起邪惡的事物就認定還有分別心，思想是二元性的，其實也是一種兩極化的偏見，認知到有邪惡力量的存在跟批判對錯的分別心是很接近、但性質不同的兩回事。邪惡不會因你的忽視而自動消失不在，有人問起魔界的事時，佛陀也不否認，只是選擇不談或少談，但還是不得不在必要時談到魔這個東西，尤其是心魔的存在。因為你必須先認清到魔性的破壞力，才懂得選擇有建設性的佛性，有智慧地明白為什麼會那麼選擇。當你痛恨魔界，要用正面的力量消滅魔界裡的人和事物時，就真的掉入了對立對抗與互相破壞的兩極化，想在當中爭出個勝負。即便你有能力去除魔斬妖，把他們都殺個片甲不留，取得了勝利，你也自動成了新的替代魔王，雖然手上還揮舞著上帝和佛的旗幟，旗幟上也寫著正義之師，其實都不是佛或上帝會做的事情，而是魔界裡的處理辦法，殊不知已經殺死了自己累世的兄弟姐妹或前世的一家人。如果**你選擇原諒，不搞對立、對抗，見魔就敬而遠之，能避免的儘量避免，無法避免也要尊重魔王們要玩命的自由意志，他們也拿你沒辦法，因為你不是他們眼中必須消滅的敵人。**」現在，恐怖組織與反恐的聯盟正在敘利亞打**殲滅戰，你搞無差別恐攻，我就弄無差別濫炸，人類就是一直自己製造敵對的力量，永遠二元對立，**

打打殺殺，誰才是邪惡的魔？其實都是落入這個天魔陷阱無法自拔啦！

目前地球好不容易遇到一萬兩千多年才有的寶瓶座光子帶（非肉眼可見），七～八D高等頻譜的能量進入地球的磁柵，本區的柵極電容達到極高的振動，足以允許與更高頻率的信息融合。在這些點，**地球能容納高頻率靈魂的進入，也是地球靈魂躍升到更高層級能量的機會（借力使力、依緣起識）。人類若能覺醒過來，那麼，脫離地球這座靈魂監獄，將是累世在此輪迴逃不掉的一次最好畢業機會。**

第七節　量子呼吸暫止術，破HMS陷阱

造翼者就研究出一種量子呼吸暫止術（Quantum Pause' breath technique），在靜坐時打破自然調節的呼吸節奏，突破自主神經的無意識調控頻率，而接觸到源頭的信息場，跳脫人類心智系統架構HMS的陷阱電磁架構（筆者認為此仍然是一種有為法，**切入靈魂所駐在的下視丘腦，介入生命運作的無意識調控區，重新建構間腦記憶網路**）。以下方法可以自行參考練習（腹式呼吸）。

量子呼吸暫止術是一個簡單四階段過程，一個三～六次讀秒（counts，拳擊中的讀秒）的吸氣開始，依你的肺活量、姿式及不受打擾的程度決定，起先經由鼻子吸氣，充分吸飽氣後，攝定（暫止相同的讀秒數），然後經由嘴巴輕輕吐氣；仍然以同樣的讀秒，最後再次攝定（暫止相同的讀秒數）。如此循環幾遍。

下面以四次讀秒為例的呼吸模式。關鍵是這一四階段過程中的每一步驟，要保持時間相同。如果你是三次讀秒的呼吸，一樣需要將這原則應用到每一階段。實際上並非必要精確地監控四階段均等性，反而要對每一階段的時間採取非定期式的隨意檢視，重點式保持完整流暢的性質。

上面描述了一個循環細節，我們推薦以三～四個循環為一組，再回到正常呼吸。這一正常呼吸

期被稱為鞏固期，過程中眼睛都要保持閉著，背後最好挺直地坐在舒服的椅子上，雙腳著地。當進入鞏固期，全程都要集中精神，並將自己全部注意力放到浮現於你意識表面的那些事物上，審視它們是因某種原因浮現的。這就是極佳的當下一刻，可以將心之六種美德（讚賞、感激、慈悲、寬恕、謙遜、勇氣、諒解）應用到任何顯現出來的念頭或感覺上。

鞏固期一般持續大約三~五分鐘，但不用嚴格設定時間限制。運用你的自覺去引導這段時間吧。鞏固期的每次重複，念頭和感覺都會變得更少，一般而言，重複三到五次後，你就進入了最後鞏固期，那時你已清空了自身的念頭和感覺，而步入了量子領域。

ＤＮＡ內的量子編碼有你靈魂光體梅爾卡巴的其他部分電磁印記。步入了量子領域，可以透過重組你的ＤＮＡ，擴大接近你在其他時間週期與其他時空，並重新獲得更多關於你靈魂的有意識自覺。

夢境也能描述你過去與將來的想法和經驗，透過發生在你其他靈魂碎片進行的意識，滲入你目前現實領域裡。從過去或其他自我慢慢脈動，在你細胞架構的ＤＮＡ內顯化他們自己的程式，這被稱為業力印記（Karmic）。

你可以透過返回過去/未來，來改變設計你不想要發生的事件程式。當思想被保持在某一維度之後，進入相對應的DNA、細胞記憶、身體細胞的編程裡。DNA量子場發散出過去時間的幻想，DNA作為一架實相放映機，儲存物理上顯化的數據在細胞記憶中，程式會重調過去事件並顯現於現在。透過人體氣輪系統也能加速量子DNA重組。

美國第一位本土心理學家和哲學家威廉．詹姆士（William James）則認為，人類能夠把**腹式呼吸每分鐘控制在八次以下時，腦下垂體會完美的分泌神經傳導物質；**繼續將呼吸**降到每分鐘四次以下時，松果體就完美啟動達到極深刻的冥想，**頂輪能夠吸收宇宙螺旋能量。筆者從網路資訊，聽說台北市長柯P已經具有這種功力，如果真是如此，他就頂厲害了。

大乘的《瑜伽師地論》中說到「阿那波那」就是類似此量子式的數息觀，指呼吸出入息是「六妙門」，所謂「息」是一呼一吸之間，心念與呼吸配合，和合為一，在呼與吸一出一入之間，那不出又不入的剎那，就是最細微的息所在，能真正體悟這個「息」才算真正進入「奢摩地」這個「止」的境界。

第八節　每一個次元的七個氣輪都含攝在第八識如來藏架構的光體氣輪裡面

人類的存在體都擁有七個氣輪，分別是海底輪、臍輪、太陽輪、心輪、喉輪、眉心輪、頂輪等。當第七個頂輪突破出去，就跟第八個氣輪（有的稱此為ＩＤ天線）連結，透過第八氣輪，ＩＤ身分鑑定後，就進入另一次元，而擁有另一副身體，他又有另七個氣輪在內。就像本書第一章第五節中，本多夫所提出的意識頻譜，音階一般，一階一階往上提高。

換句話說，**每一個次元的七個氣輪都含攝在第八識如來藏架構的光體氣輪裡面**，因為如來藏從無史以來一直與我們高我本識同在，一直無休無止的送出識種流注，祂會依照我們熏入識種所修的程度，給你製造合乎身分的身體載具。你修到天人的程度，就會在肉體裡先產生出一個天人光體來，所以你打禪入定會生禪悅，是天人光體擴大接觸肉體產生的感覺；但如果你的心識、行為越來越貪婪、易怒，鬼道身也會給你準備好。如果從人體的觀點往外看，就以為這第八識是在身外，其實全部七個氣輪，包括人體色身，通通在第八識裡面。

所以即使意識光體衝出身體的七個氣輪，進入身體外的第八個氣輪，也等於是進入擁有另外七個氣輪的第八識裡面，只能算是第八識如來藏裡的另外一個層面，即便再往上進入更多的層面，進入更多個第八識，也還是在整個第八識如來藏裡面，只是裡面的另外一層罷了，多次元宇宙過程像是剝洋蔥皮。

這第八識如來藏，某位大師就說人的意識（七轉識）像孫悟空一樣，怎麼翻還是沒翻出如來藏的手掌心，由此觀之，**佛陀（十二D以上）境界之高、深、廣、闊誠無法想像，連高級外星天人（七D）也謙虛的承認對能生萬法、遍十八界、十二處的第八識如來藏還沒搞清楚**。所以佛陀說外道，並無貶斥之意，只是指出外道未能真正了解「法界萬法」的根源，乃是佛陀三轉法輪所開示的「無相實相」的「真實如來藏第八識」，內行與外行就只在此一線之隔，兩者對於生命真相的了解便千差萬別了。

宇宙是多重，母宇宙生出子宇宙，子宇宙也能生出孫宇宙。如果修得好，有幸獲得蓮座以中、上品上生，往生西方極樂世界，在佛土中的你，經阿彌陀佛開導，速證一切種智，很快成就妙覺，更能因你以「意生身」無限次往返三界內外度眾，攝受眾生獲得成就，如來藏識也去除全部含藏種子污垢，回歸為「無垢識」，祂也會依照你所攝受眾生與你的如來藏，共同為你從此「母佛土」生出另一個新的「子佛土」。你的願大量大，將來成就的佛土也大，願小量小，將來佛土成就當然也就小了。

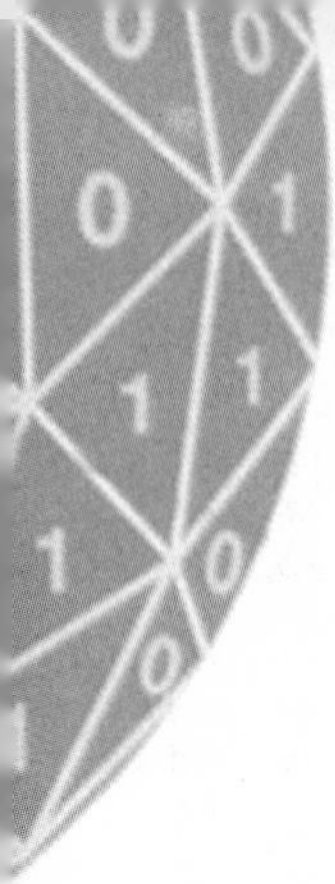

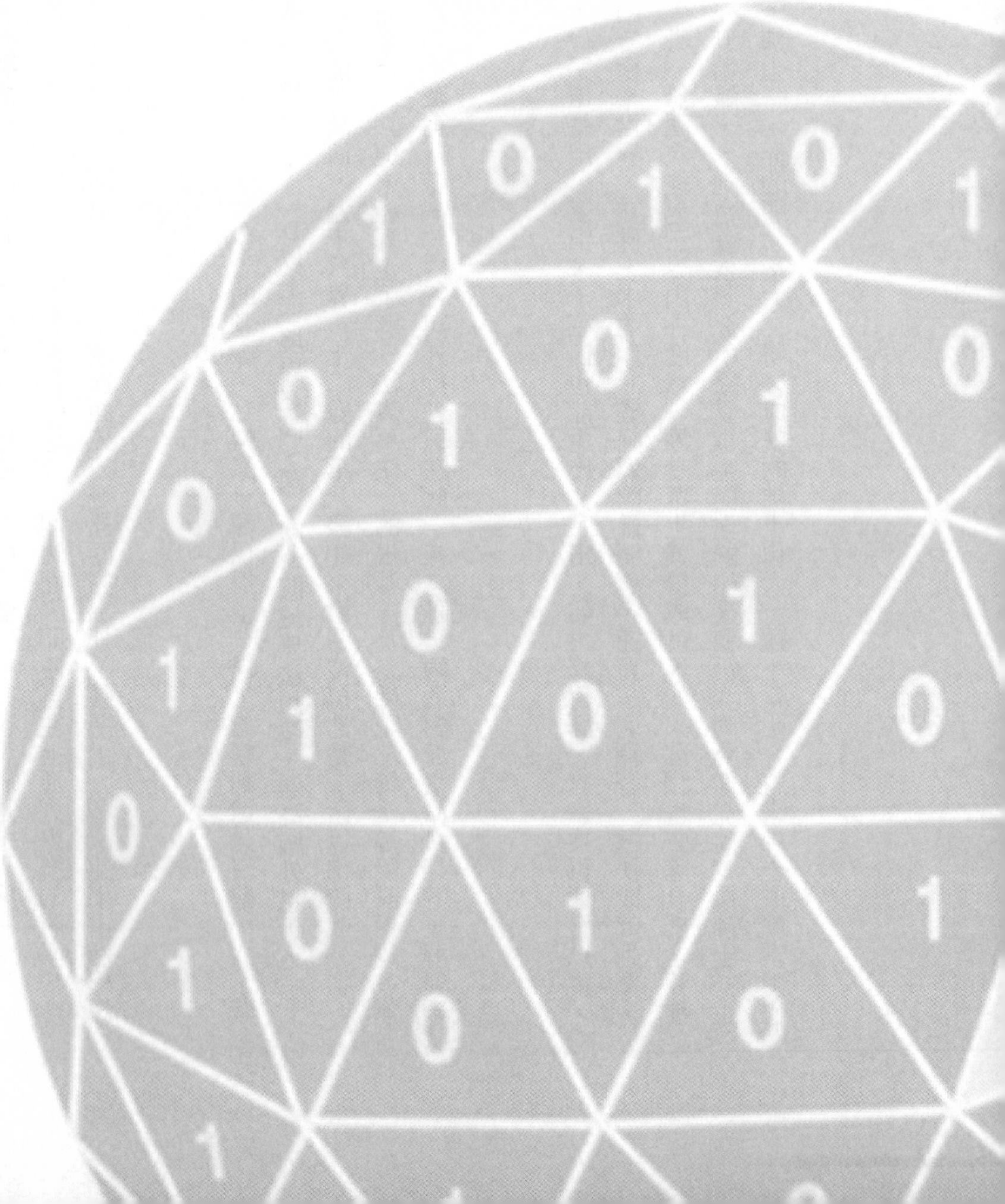

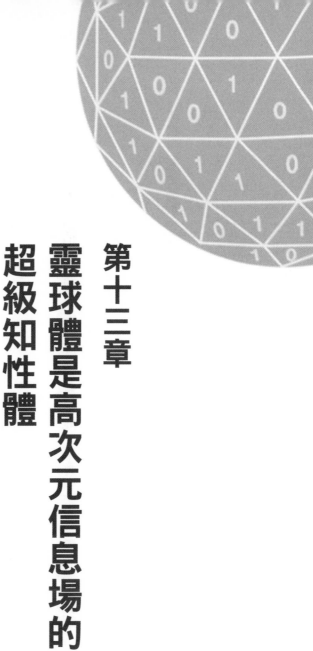

第十三章

靈球體是高次元信息場的超級知性體

第一節 靈球體（Orbs）對當處整體心靈意識的變化很敏感

靈球體的出現就是一種Ψ現象，我個人的看法靈球體是一種有靈氣的能量團，到處都有它的存在，不論各種宗教派別，只要靈體能夠成形光子波動態，能夠被電子化的數位相機（Digital Camera）拍到，就代表一種帶有數位信息的意識知性體的出現。至於其屬於何種類別，都有可能，顏色會依照其頻率而有變化，高層次的靈球體光量子很強，顏色鮮艷，低次元、低能量游浮靈，顏色昏暗。

風水能量高的地方，或眾人以念力加持誦咒，都會引來靈球體的出現與關心，越多人的集體意識參與，靈球體就越熱鬧，由後面的相片所顯出的過程變化，可以說明以上的看法。

越多人在一起聚集，專心（Focus）合掌祈禱或仰掌吟唱，就更容易引來一堆靈球體，看來**靈球體對當處整體心靈意識的變化很敏感**。靈球體確實是近年來修行團體中，很有趣的Ψ現象熱門話題。

第二節　《The Orb Project》一書中，兩位專家學者對靈球體的看法

國外如藍慕莎開悟學校的聚會場所，台灣有許添盛醫師的賽斯村，靈球體就常常整群出現，學員們拍的數位相片裡，很多會出現這種Ψ現象。為此，我特別注意有關書籍的介紹，中文版本探討其科學解譯的都沒有，幸而，找到下面這本最棒的解答書。

這本《The Orb Project》的日文翻譯本，是前幾年旅遊日本時，碰巧於成田機場書店買下來的，直到現在有空才大概的閱讀了一遍。此書是由兩位專家提出「光球現象」的一種較能被知識分子接受的見解，因為他們倆是擁有博士學位的專家。該書也提到能拍攝出光球的相機，較舊的機型（解像程式沒將紅外線部分濾掉），拍出的機率比較高。

作者之一的米候．雷德衛斯（Miceal.Ledwith）為神學兼法學博士，是愛爾蘭梅納斯學院的組織神學教授，有三十五年的靈學研究經驗；從二〇〇一年開始與德國實驗物理學博士——在NASA與UCLA從事材料科學研究的克勞斯．海內曼（Klaus.Heinemann）工學博士一起探討靈球體的Ψ現象議題。他提到**自由電子比較豐富的地段，例如高壓電塔下、變電所附近，靈球體容易吸附這些電荷使其振動提高，較容易被拍攝出來。**

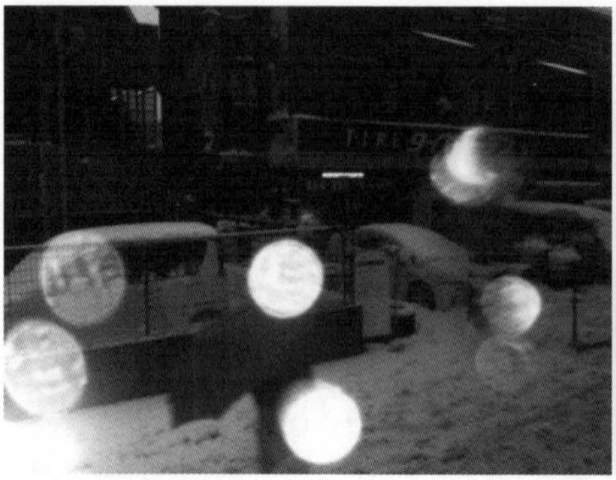
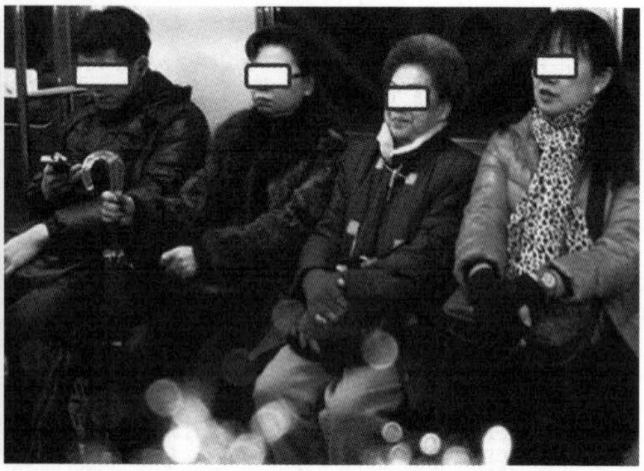

靈球體的出現於數位相機，一些專家認為是種 Retroreflection 的反射光影，是一些固體顆粒（如灰塵、花粉等），或液體粒子（水滴，特別是雨），或是其他異物在相機鏡頭上附著產生的效果。右上圖片是我們家人，在日本旅遊遇到關東降下暴雪，高速公路全部封閉，路面車輛寸步難行，橫濱到東京走了六小時還不到一半路，導遊臨時決定棄遊覽車，旅行團半途改坐東急地鐵回澀谷；我在二子玉川車站停泊會車時，提起數位相機拍攝疲累的一家人，竟然拍到這一種Ψ現象。出現在照片的靈球體不但多且明亮，是屬守護天使、菩薩等級。我當時累歸累，卻感覺很棒。依照我自己拍的經驗，確認這些並非是汙染物附著鏡頭引起的。為區別光學的干擾，就像上面一書的作者之一克勞斯．海內曼工學博士做了許多實驗，將假的與真的相片做出比較，用科學方法分析得很仔細，確實很值得參考。

米候．雷德衛斯博士在很多靈療的聚會場所，拍到幾千張的靈球體相片，特別是他在藍慕莎學校受教時，開始了解到靈球體有其特殊的信息知性體的性質。多次研究後，以其專業知識推論，認為**真實的靈球體速度極快，屬於一種渦輪（Vortex）現象，拍攝的速度要達千**

分之一秒，有閃光。人類的視覺波頻波長範圍在四二〇～七〇〇奈米，這就是我們眼見為憑的「物質界」；而靈球體所出現的紅外線波頻的波長約一〇〇〇奈米，具一．二四電子伏特，就屬於「另一界」了。**物理專業的海內曼博士提出了撓場（Torsion Field）效應的假設，來解釋靈球體的渦輪性質，而米侯．雷德衛斯博士也提出靈球體是一種靈氣放射影像（Images of spiritual emanations）的假說。**

第三節 靈球體具有渦輪現象、撓場性質

渦輪是宇宙中最為普遍的運動形態，整個宇宙通過渦旋而聯繫在一起。透過實驗發現，這種旋轉將產生撓場。**撓場波的速度是光速的十億倍**。俄國科學家在測量太陽黑子的時候測出了撓場波的速度。蘇聯把撓場的研究作為國家最高機密，蘇聯解體以後，蘇聯科學家來到美國，西方科學家才震驚地獲知這個絕密領域的研究。至於各類讀者對靈球體的看法，也依每個人不同的理念而產生極不一樣的判斷，懷疑論者更對靈球體現象嗤之以鼻，認為這些球型光影，全是鏡頭光線折射產生的問題，靈球體只是一些灰塵、水滴、花粉產生的影像。我想，看過前述兩位專家寫的內容後，對那些只認定「可視光範圍」的影像才是真像的人，就會覺得他們的看法太武斷了。

第四節　宇宙的組成中，我們的一般物質只占不到五%

新宇宙組成比例圖(普朗克衛星觀測數據推論)

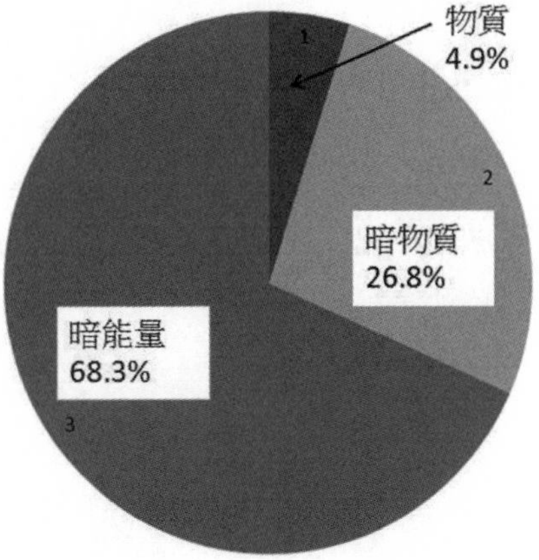

靈球體所產生的現象，如果用更開放的眼光來探討，應該是占二六・八%的暗物質生命體，在電子化數位相機某種巧合下，被捕捉住的一種殘影。他們還會依照不同的振動頻率被拍攝入鏡，越亮越白能量越高，越暗越灰能量越低，還會依照紅、橙、黃、綠、藍、靛、紫等有不同的代表意義。宇宙是由暗能量主導。暗能量產生的反引力抵消引力相互作用，並使宇宙一直在膨脹。因此，**宇宙有遠遠超出當代科學想像力的奇異性和複雜性。**

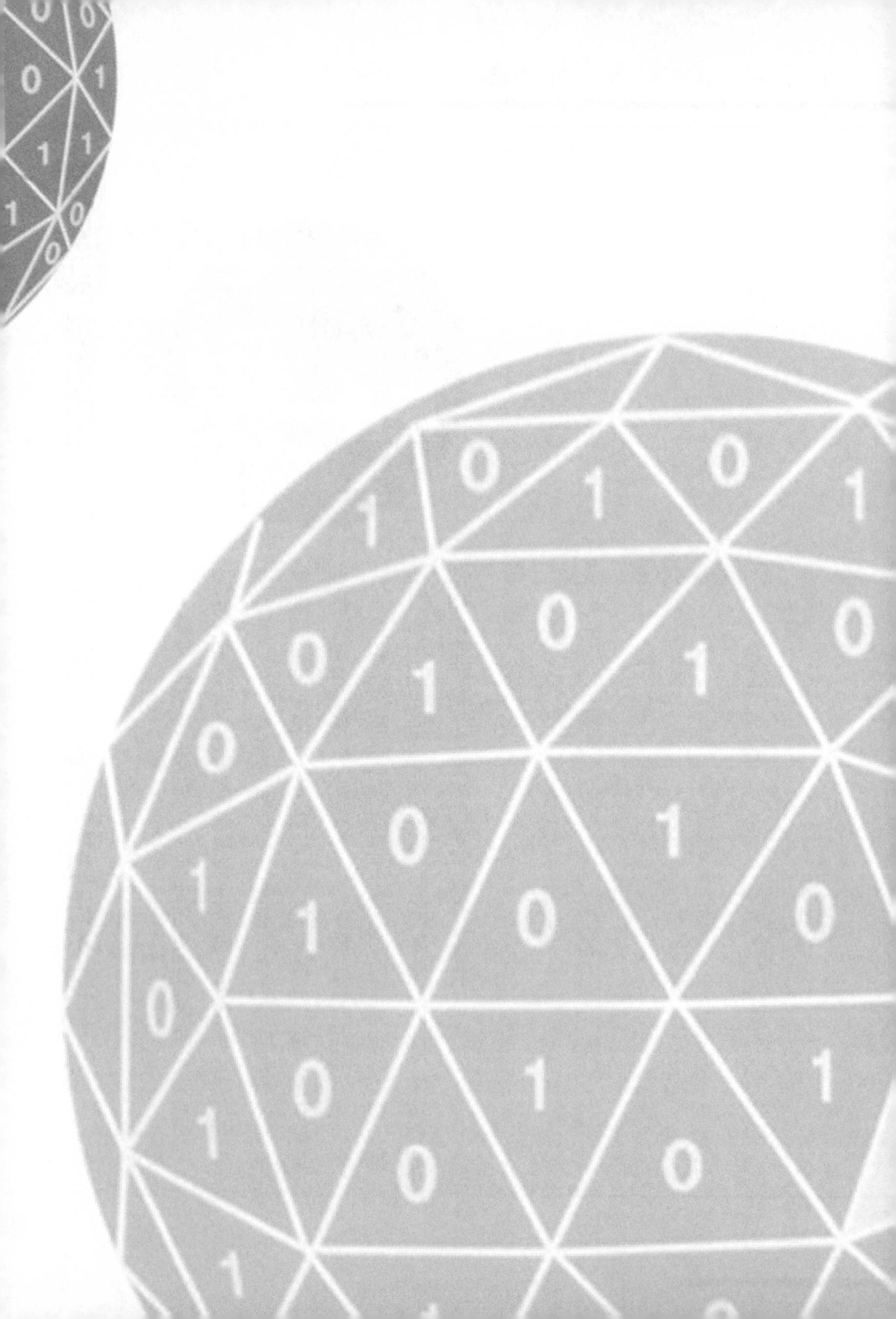

第十四章

地球漸往五D天界進化

第一節　沒有經過毀滅再生，地球準備揚升

在宇宙中這是星球第一次，在人類「有意識」及「有選擇性」的狀態下，進入第五次元繼續延續生命與學習。以往都是經過毀滅之後，星球才有另一全新的進化程度，也因如此，其他宇宙銀河人類也都關注這一次的揚升……本身「進化程度」需達七百度。《阿米，星星的小孩》書中提到揚升，也就是**要具有「愛心」的人，本身振動頻率較高，才可「順利」揚升至較高維度**，並非自己內心不做任何改變，只是自我期許就可達到揚升，那是不可能的事。佛經中很詳細解說欲界天有各種不同層級的生活環境，越高層次其物質化越低，很多需要的生活享受都能心想事成。

人體外在表面會改變，所有人看似二〇～三〇歲青壯美麗，不會有美與醜的分別，體型也會修長，你的伴侶將會依自身頻率相近而生活在一起，而非像三D人類一般以外貌選擇（不真實）。所吃食物不再是必須，因為主要能量來源為意識食的光子，不會感到飢餓（身體已是光體），食物是有欲望想吃就去吃，而不是餓了才吃。而這一切都會循序漸進的讓你習慣，畢竟個人習慣的改變並不會是立即的。衣服脫掉後不需清洗，就會自動變乾淨，也不會有目前凌亂的衣服樣式，會變得更一致性與合身。交通工具會離地面漂浮，速度都能達到每小時超過上百公里（甚至更快，所以距離不再受限於陸地）。磁能及光子動力不會有污染，想開哪一輛就開哪一輛，想使用多久就使用多久，用完歸還原處即可，有專人（機器人）維護保養。

第二節　人類變得有智慧時就不再需要領導與各種組織

五**D的地球不會有目前控制人類的政治、經濟、金錢、戰爭、宗教等等這類組織**。房屋可依自己想像創造出喜歡的樣式（習慣使用意念後皆可如此）。進化程度更高者可在空中漂浮（夜摩天以上），瞬間位移至想去的地方（逐漸提升自我與學習皆可如此）。學習是依照自己喜好去學習，不會有任何壓力，而且還可至其他星系的星球去學習。克里昂就指出當智慧誕生時，你不再需要權威機構，人類變得有智慧時就不再需要領導，這是新地球範式。**當人類進化變得越來越明智的時候，將開始意識到體內的神**。他們會聚集起來，看到以前從未見過的事。將有新發明實際上讓他們觀察到意識，知道每個人周圍都有梅爾卡巴。他們將能夠通過儀器觀察，得到啟示，科學將包含神。

身體可「物質化」（降低自身頻率）與「非物質化」（逐漸提升自我與學習皆可如此）。

溝通不再用嘴巴而是心電感應，對方所說可知真偽（這是指面對其他第三次元的人類）。

依據美國威斯康辛大學的人類學博士約翰．浩克（Dr. John Hawks）的研究：二〇〇八年七月二十四日公開指出**人類的DNA成分中已經有七%與五千年前不同！在這五千到一萬年間，人類DNA的自然變異速度，比以往快了一百倍**。這遠遠超過了任何進化論方面提供的閾值。這就是人類在進化到一個新種族的證據，儘管很多人視而不見，或者不信，但人類正在進化到一個新種族。

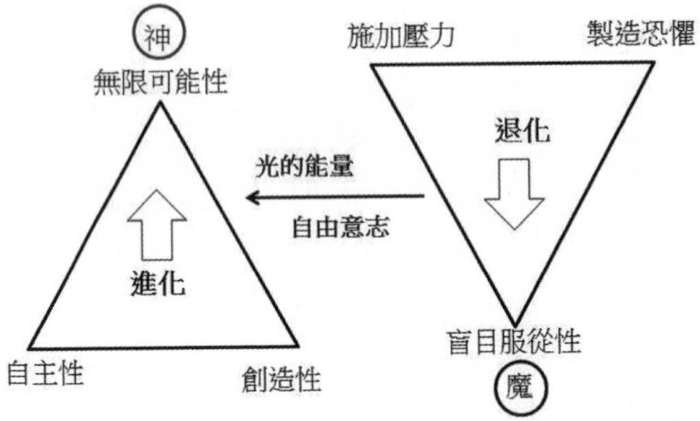

第三節 地球人揚升到天人之身是水晶光體結構

五D的地球氣候將是舒適的，衣服可依溫度高低自行調整，所以不會感到過冷或過熱。飛船都可靠心智控制，以現在的思維來講就是「活的、有機體」。人類的歲數將會大大提升，可活上百或上千歲，而面貌如同現在三十歲的樣子，那都是正常的。身體結構也會改變（水晶光體結構），會變得比較高大、修長。其實在《生命奇航——探討死後的生命世界》這本書中，車禍死亡的馬修（Matthew），從五D天堂（極樂世界）傳出信息給他的母親蘇珊，介紹死後所到之處的詳細環境與人生意義等，就極為真實有趣。筆者也推薦讀友閱讀此書，跟本章所述極為契合，像他這一類已經有修為的老靈魂，遇到車禍急難死亡的時機，靈魂會抽出於肉體外，不會受傷害，但沒有修為與年輕靈魂就不會在危急死亡之際，把靈魂先抽離身體，而卡在肉體執著要人救治，妨礙靈魂回歸天堂，形成一些陰魂。馬修在書中特別告訴媽媽，**指出要讓地球昇華到高次元，需要進行環境保護、對災難提**

供急難救護，更要保護親近人類的貓、狗等動物，這樣做，能夠強力的消除地球負面的能量與負面頻率，光明的能量才會轉化地球到更高頻率的次元。又其書中提到極樂世界的建築物是依照思想意識而隨時改變，都很類似佛經中忉利天宮之境界。

以目前維度，人類的大腦因為DNA在之前就被鎖定部分能力，所以最多只能發揮十%～十五%的運用（少數人大多數連五%都不到），到了五D，大多數人的大腦將提升至三十五%～七〇%的運用（少數人會更高），意味著知識學習更快、更能發揮自身能力。

地球在一萬兩千年前屬於獅子座的時代，已經移至高次元地心生活的人類（阿加森）也將與我們相見，並且擔任起教導剛揚升的人類所需技術之一。目前維度所有的病症、死亡都只是目前才會有的，你將不會帶著這些病症揚升，業力也會一筆勾銷。

所有知識學習都可經由宇宙唯一的阿卡西「資料庫」下載至大腦，就如同目前次元的「網路」一樣（其實這是為了讓大家在五D環境而事先習慣）。不同的是不需鍵盤輸入搜尋以及過濾搜尋到的眾多資訊（可能你還會選到錯誤內容），只需用意念一閃就會出現。

第四節 像ET坐UFO穿越星際進行時空旅行

由於在**五D地球，時間已經不存在，空間也沒有線性的距離**，從銀河系（直徑約為十萬多光年）的一端至另一端，以目前這個次元的時間來計算，也只需要一個半小時，不同星系只要幾小時即可到達。（所謂的星門開啟與關閉都是在另一端有管控的，而且需要經過允許，並非目前大家所認知的可任意直接到目的地。星系如此大，你想要到達的目的地有可能需要經過幾個星門，而每經過一個星門也需短暫休息，以及到達另一星門位置再次進入）。

試著想想，你也會與不同星系星球高智慧擁有愛心的「類人形」（像我們一樣）或「非類人形」物種交流、學習、認識，那是多麼興奮的事呀！工作還是需要，但都會依專長貢獻一己之力，而時間會縮短許多（不會像現在這樣），其他時間你可依興趣去學習任何的事，所有科技技術都與其他星系星球彼此共享。各星系星球有不同語言，但你不需擔心要學習各星系語言，鈕扣型的語言翻譯科技可即時將對方的語言轉換成你熟悉的語言，透過心電感應傳遞。

第五節　「泰斯拉線圈」架構於五次元時空場科技

話說回來，當年比發明大王愛迪生更厲害的是這位發明交流電的泰斯拉，在一八九三年一月位於芝加哥的一次世界博覽會開幕典禮中，泰斯拉展示了「交流電」如何同時點亮了九萬盞燈泡，震懾全場。因為這是愛迪生的「直流電」根本不能達到。事後，泰斯拉更因而取得了「尼加拉瓜水電站」電力設計的承辦權。正因「交流電」取代了「直流電」成為供電的主流，泰斯拉更擁有「交流電」的專利權，所以在當時每生產一匹交流電時，他即可賺取一美元的專利金，瞬間變得富甲一方。可是，一股財團勢力要脅泰斯拉放棄此項「交流電專利權」，並意圖獨占取利。結果，經過多番交涉後，他決定放棄「交流電專利權」，但條件就是「交流電」將永久公開此項專利，好讓它成為泰斯拉免費給予這世界的禮物。各位想想我們今天有哪位科學家有此胸襟？所以筆者認為**泰斯拉是高次元外星人來地球做公益的使者**。

他更高境界的發明，就是**無線傳送塔，能將電力無線傳輸到有接收器的每個家庭中。它的發射器簡式圖表設計，就像是人類的松果體，也就是印度瑜珈師所稱的第三眼所在**。在不斷的研究中他發現了「共振現象」，原來，在特定的環境下，一個機械系統振動，不論是聲學的或是電學的，都有相當高的振幅。而泰斯拉則利用了此原理所出現的「磁力共振現象」，製造出一個變壓器，名為「泰斯拉線圈」，它能夠產生極高的「高壓電流」，這已經是第五次元的科技。他的其中一個計畫命名為「沃登克里弗計畫」（Wardendyffe Project），其構思就是在美國長島（Long Island）建設一座足可輸出一百萬匹「交流電流」的「泰斯拉線圈」。「泰斯拉線圈」結構基本上是由一個感應圈、兩個特大電容器，和一個線圈互感器所組成。該「線圈」其一特性，是能夠生產出既高頻又低電流的「高壓交流電」。

這種「高頻電流」可經由空氣作遠距離的「無線傳電」，達至另一個「接收器」處，並且對人體絕無不良影響。可能大家未曾聽聞過現時五〇／六〇赫茲（赫茲）的「交流電」轉化為「高頻電流」後，即使流經人體也不會出現電阻而引致損害。在一次記者招待會上，泰斯拉更展示經由「泰斯拉線圈」輸出的「高頻電流」流經自己的身體，而使一顆「無線燈泡」發亮，這才算是ＥＴ級的科技呀！

一直被抹煞對人類貢獻的泰斯拉，一生的發明卻見證著他對社會「無私的貢獻」。**雖然他一生致力不斷研究，並取得約一千項專利發明，可惜晚年卻是窮困潦倒、長年經濟拮据。原因在於他一生刻苦的研究不是為著一己之「私利」，乃是為著人類的公益，創造出一個更美滿和安舒的生活。**雖然，過去有不少企業家利用了這位天才科學家的愛心和才華，騙取他的研究成果和榮譽。可是，晚年的他依然為著人類的幸福而努力研究和發明，並希望藉著自己的發明，制衡世界各國的軍事武力，然而存放在保險櫃的秘密文件卻在他死後消失不見了。

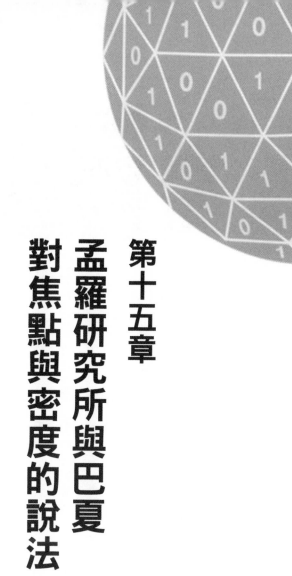

第十五章

孟羅研究所與巴夏對焦點與密度的說法

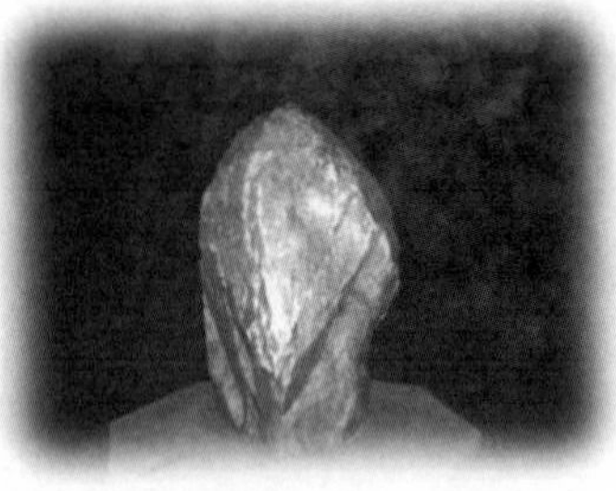

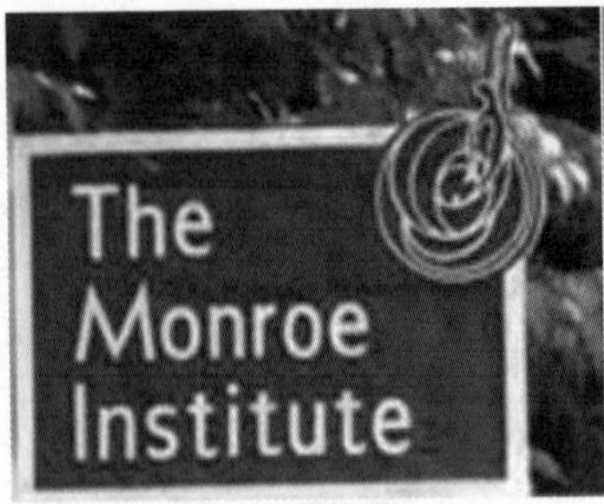

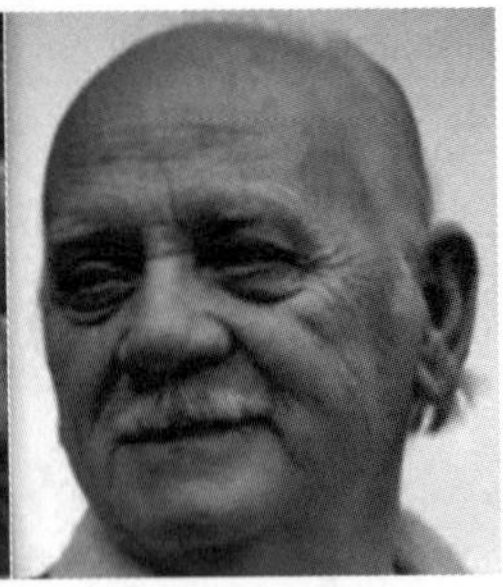

羅伯．亞蘭．孟羅（Robert Allan Monroe）的母親是位醫師，父親則是位大學教授，他四歲起即開始了正規的學校教育。一九三七年畢業於俄亥俄州立大學後，即任職於俄亥俄州的廣播電台，包括克里夫蘭的ＷＨＫ及辛辛那提的ＷＬＷ。

他於一九三九年搬到紐約，並開始主持他的第一個聯播節目Rocky Gordon。後來成立了名為REM Enterprises的公司，該公司專門製作聯播節目，直到一九五六年。就在這一年，孟羅開始對人類的意識感到興趣。他在公司裡成立一個小型的研究計畫，該計畫的主要目的是想要得知人在睡眠中學習的可行性。他們在一九五六年得到了一個重要發現：**關於意識與肉體分離所顯示出來的Ψ現象。研究小組給了這個Ψ現象一個名稱，就叫做「出體經驗」**（Out-of-Body Experience,OBE）。一九八五年，孟羅出版第一本書《出體旅程》（Journeys Out of the Body），記載改變他生命的一些體驗。幾年後，孟羅與他的研究小組持續對如何誘發及控制這種狀態展開長期研究，孟羅並因此獲得三項有關這些方法或技術的專利權及商標，其中包括擴展意識極深遠領域的「雙腦同步（Hemi-Sync）」技術。

一九七四年，孟羅在原來研究小組的基礎上成立了孟羅研究所（Monroe

Institute），致力於經營有關「人類意識之自我控制」的研討會。這些研討會在美國及其他地方都曾舉行，不過主要地點是位於維吉尼亞州 Blue Ridge 的研究中心 Institute Center。該機構大庭園中有巨形水晶，夜間有無數的光子體群聚於其四周！

第一節 孟羅研究所的意識焦點與宇宙次元層次

對意識研究頗先進的孟羅研究所，對**意識的擴展有一套雙腦波差共振的CD音樂帶，用來擴展受訓者的意識領域**。許多受訓者都能夠安全的達到星光體出遊（靈魂出體）的情境，還有當靈魂出體時，透過fMRI測得大腦在顳葉中有個區塊會很活躍。

畢業於東京大學物理系及加拿大多倫多電子工程學系碩士，是日本SONY前IC設計師的阪本政道，本身也是Monroe意識的日本學者。他根據眾出體者的回述，以及自己的親身體驗，出版了很多本書。筆者也買來閱讀過，這次是他把出體時，意識光子體所到的各個宇宙的次元層級，分成幾個意識焦點區塊，依各個焦點的境界，將其意識的情境現象，簡單說明於下：

通靈的信息來源分級

焦點一：物質界，就是我們肉體五感所認知的世界。

焦點十：意識界，就是肉體沉睡，而心識清醒的狀態。

焦點十二：高我界，就是與指導靈、高我交流並脫離物質控制的情境。

焦點十五：無時界，在過去與未來間暢行無阻。

焦點二十一：物質非物質的交界，就是UFO出現時的情境。

焦點二十三：死後的世界，對物質執著者的幽界。

焦點二十四～二十六：死後的世界，屬信念與信仰體系，個體意識價值觀的集合體，相同宗教信仰者依其信念構成的世界。

焦點二十七：**死後的世界，輪迴的中繼站，療癒靈魂的主題樂園，低階的天國。也是輪迴轉世的中繼站。**

焦點三十五：**靈性的自我，地球生命系靈體的出口。**

焦點四十二：靈體集合團簇，太陽系生命系靈體的出口，太陽系附近星系靈體集合意識。

焦點四十九：超大靈體集合團簇，銀河系生命系靈體的出口，銀河系網狀線性生命集體意識。

焦點一一九：接觸生命本源。

二〇〇九年五月以日文出版的《Bashar x Sakamoto Masamichi》（阪本政道與巴夏交流）一書，透過達利安卡（Darryl Anka）的靈通管道，全書有很精彩的對話，從人類的起源、上古幾個失落的文明、巨石文化到UFO等等，以及二〇一二年後人類的系統崩壞再造、正面能量與頻率的調升、地球生命系的畢業考試與畢業典禮，真是破表的預測呀！

此通靈的層級很高，國內常常遇到一些被動的靈通人，接收的管道與級數都在焦點二十七以下，**欲了解生命實相還是要超過焦點三十五以上**，否則沒有什麼提升我們靈體境界的幫助，只是在業障的羅網下糾纏不止而已！

巴夏告訴通靈人達利安卡許多宇宙的秘密，與生命的真相。根據他的說法，生命確實是有輪迴的，這種現像是宇宙的真理，每個靈魂死後都有投胎與否的選擇權，這個過程在剛死後就會慢慢明白。你可以選擇投胎在地球或是任何其他星球上的任何實相，或是不再投胎。**以地球一般人來說，平均都已經歷過二千至三千遍的投胎……**生命是被創造出來的，靈魂是生命的本質，肉體的存在只是一種修練的課程。

《二〇二七來自巴夏的生命信息》書中第三章就指出：人類創造自己是物質的實相理念，但**物質只是個幻相，一個工具而已**；人的肉體只是靈魂的物質反應，靈魂是能量本質，並不是個人。書中第五章也談到：肉體實相中的意識閃光燈具有不同的速度與計時，一切都是同時性、完整的行動，其實我們生活的每一個片刻都是分離的片刻，是每一個分離的定義和實相，因為每一片刻閃動太快了，一個接一個，速度驚人，以致於你的肉體實相看起來就像一個沒有時間分割的連續體。書中第六章告訴我們，我們一直被灌輸意識存在於肉體中，其實不是，**是肉體存在於你的意識中**。

生命的本質就是靈，而非肉體。肉體只是暫時的存在，用來裝載靈魂的容器而已。在宇宙中，幾乎每個星球上都有生命，只是文化水準有些差異而已。星球彼此間都互相往來並且傳遞知識，真正是和平美好的境界。**地球則是一個尚未進化的星球**，不只科學、文化層面落伍，人心貪婪、自私、

懷疑、傲慢等，完全違背宇宙的法則。人類基因型態乃阿努納奇天人透過基因操作所成，但靈魂另有所屬，只是藉此軀殼來輪迴體驗；這種型態的人類在銀河系約占十五%左右。而類似人類型態則占二十七%左右。至於銀河系中有人類生存的行星約占千分之一。

天文學家或物理學家，以無線電望遠鏡觀測天體，不知道宇宙的構成是精神性的，而不是物質。人類生命的本質就是靈魂，肉體只是為了方便修行而被創造出來的。存在各星球上的人類死亡後，都會再次投胎到另一個星球，成為另一種生命型態。有些高等生命也會投胎到低等生命的國度（乘願而來），為的是幫助那些未進化的人類（度化眾生）。**地球人想進化為高等星球的生命，就必須清心寡欲，奉行宇宙法則（持戒律、修善福），其中愛和慈悲（Love and Mercy）就是最基本的課程。**

巴夏說明所有意識的組成有五種層次，分成五種振動層級，首先是存在，祂只是存在，其本質是不能被完整描述的；所有能被想像出來的念頭，都是存在的一部分；所有事物都是存在的象徵符號。夢是屬於知曉層次，但被我們理解時是透過信念、情感和思想所轉譯。創造出我們整個物質表相的幻相是信念、情感和思想。其中信念創造情感、情感創造思想（這與賽斯書的說法相同，所以**賽斯說「信念創造實相」**）。因此，**巴夏常說：「你看事情的態度，會決定你生命如何開展。」**

第二節 ET存在體巴夏以振動頻率來給密度分級

外星存在體巴夏談到人類所認識的空間密度，是指光子體振動頻率不同階層的現象。日本靈魂出體大師坂本政道與巴夏交流，採用以下的說法：

現在人類感官顯意識覺察的是第三密度，光子體每秒的平均振動數為六萬至十五萬赫茲，而目前人類平均振動數是七萬六千至八萬赫茲。上一次人類進化提升到第四密度是十八萬赫茲，**而佛陀、耶穌、克里希納等大師當時的振動數都超過二十萬赫茲**。由於第四密度的振動數在十八萬至二十五萬赫茲，上次文明的姆（MU）文明、雷姆利亞文明移行到第四密度是在十七萬至十八萬赫茲。

當今在大金字塔內的中心共振可以達到二十萬赫茲；至於給我們信息的巴夏所居住的艾莎莎妮星的振動數是二十五萬至二十九萬赫茲。UFO本身的振動頻率是二十五萬赫茲；而它們正開始要提升移行的頻率是二十五萬至三十三萬三千赫茲。到第五密度已經是非物質界了，是佛經說的欲界以上，達到色界底部的範圍，第五密度是三十三萬三千至五十萬赫茲，第六密度是五十萬至六十六萬六千萬赫茲；第七密度是六十六萬六千至八十二萬五千赫茲，第八密度是八十二萬五千至一百萬赫茲；第九密度是一百萬赫茲以上。

四次元可以用X、Y、Z、T來代表坐標，五次元以上則是形而上的坐標如愛的能量、對實相智慧的了解程度、與光子波動契合的能力等等；五次元以下，佛經上是屬於欲界的範圍。

人類最近最流行的一個字是「Change」，內涵是生命體系要「Transformation」，就是**全球已經意識到人類要「Evolution」**。我們若不檢討自己與大自然環境的和諧，生態環境、氣候變遷的情況不會好轉，物質有成住壞空的循環，不要過於執著這些物質科技，要反思人類精神文明是否有進化，才是緊要關鍵。

筆者認為這個地球本身，早在四十六億年前形成時，已經擁有其心智、情緒、意識，它也像生物一樣在繼續生長發展，當然在它的表面層也寄生了一大堆生物，包括人類在內；**地球有意識的繼續架構它本身的神經、經絡網絡架構。**

有一本好書，名為《地球腦的覺醒》（The Global brain awaken）是Peter Rusell所著。其預估人類意識的提升，也相對的與地球的整體意識共同進化；當地球全人類一百億單位所形成的通訊網路架構完成時，就像是人類腦部也有一百億個神經元的結構；地球本身的意識場也架構完成，進行更高層次的進化。他預測不到幾年工夫，意識科技就業人口將超越資訊工業的就業人口。

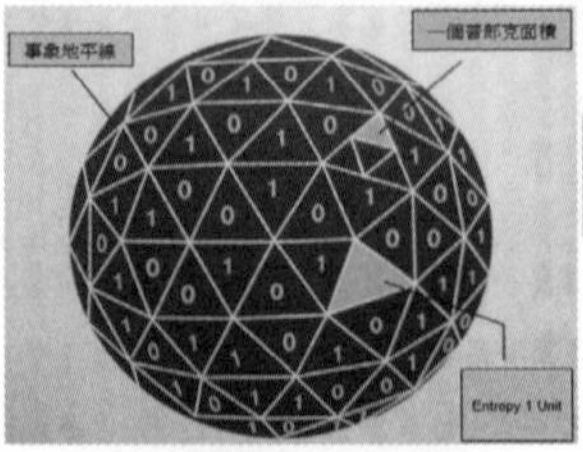

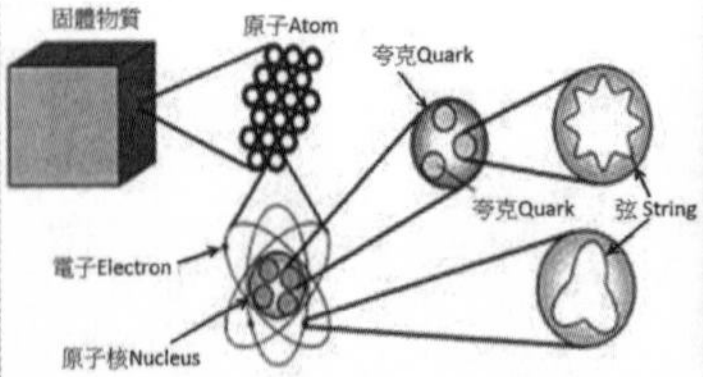

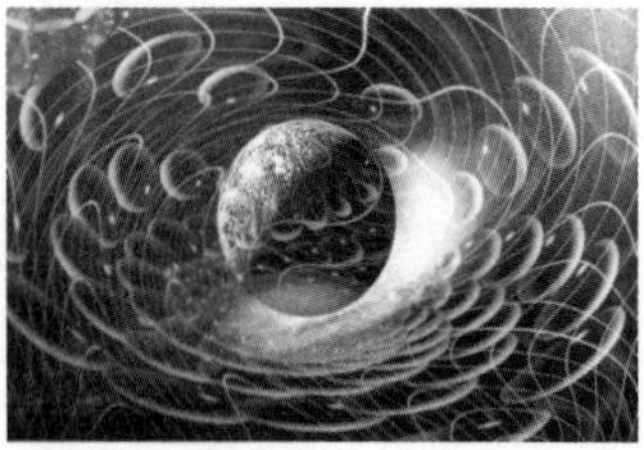

現代最新宇宙論以迴圈量子重力論（Loop Quantum Gravity Theory）最受肯定，從理論推定在極微普郎克尺度下，每一個可能空間是由十的負九九次方（10^{-99} Cm^2）立方公分所謂節點構成。也就是說，在這極微尺度下，時空不再是平滑的，反而像是泡沫般，就叫它時空泡沫（Space Time Foam）。這些**時空泡沫，在空間組合成非常大且複雜的自旋網路**。這個理論更進一步指出：宇宙（包括時間）在大霹靂前就已經存在，本宇宙是一層三維的膜（Brane World），飄浮在高維的時空中，大霹靂是膜與膜的互撞而產生，這學說就是「火劫學說」。多維宇宙皆存在著十次元以上，本宇宙乃表面是三次元但內部則有極多次元捲曲扭轉隱藏於其中。

弦論就是假設空間沒有粒子，只有移動的弦，弦是空間畫出來的迴圈，像甜甜圈般有不同的振動模式，再形成不同的基本粒子，弦可以合一，也可以分裂，弦可以解釋粒子彼此之間的交互作用。

理論學家以弦論為基礎做出的弦論地景圖，更指出我們的世界運作的物理定律，是取決於空間的額外維度如何捲曲成極微的光束。而整個宇宙是一團擴張泡泡裡面的泡泡，每一層泡泡都擁有自己的物理定律；我們整個可見宇宙（直徑約二百億光年）只是其中一個泡泡裡非常渺小的一區域。

第十六章

RA存在體對地球人解釋密度

第一節 此乃「一的法則」

從起初（α阿爾發）到終末（Ω歐美加）就是無限智慧，是存在的一個環圈，此圓永不停止的波動，祂就是當下。密度則是對應於這個環圈的各個站，有特定的週期。

ＲＡ是自稱位於六密度的存在體，「一的法則」的核心觀念是萬物合一，所有的事物、生命以及創造物都是太初思維的一部分。在這個核心觀點上，我們所有個體都是平等的，沒有誰凌駕於誰之上，所有的個體本質都是愛，只是所有個體都在不同程度扭曲地舞蹈。主要原則，例如：合一、自由意志、愛、光與極性。然後說明每個人都具備的能量體，詳述能量體含括的七個氣輪。**「一的法則」有兩條道路：服務自我（占有控制）和服務他人（分享服務）**。按照ＲＡ的說法，所有生命都要經歷八個密度，他們現在則處在第六密度的狀態。

ＲＡ說，地球現在到了七萬五千年週期的尾部。到週期結束時，許多地球人要上升到第四密度。ＲＡ對地球歷史的介入很早，七萬五千年前，那時火星上有第三密度的生命存在。由於戰爭，火星變得無法居住。ＲＡ就幫助火星人，就是我們稱的「馬丁人」，把他們的靈魂傳遞、再生到地球。這是地球上的第一批人，目前大約地球人總數的五〇%是他們的後代，特別是中東人，這也是人類有戰爭傾向的原因。

第二節　所有事物為一體，所有生命為一體

RA存在體對地球人解釋密度如下：

第一密度是覺察。四種基本元素是地、水、火、風，地就是固化的物質，像石頭等礦物也有第一層密度的覺察。

第二密度是成長。火和風作用在固體物質和水之上，推進發展到意識和第二密度。植物就有明顯的成長意識。

第三密度是動物及人類的自我覺察。人類現在的階段。這是自我覺知和自我意識的密度。兩個基本能力是理性思維和直覺思維。肉體在第三密度週期上的時間是七五〇〇〇年。

第四密度是愛與理解。覺察他體是自己的一部分。這是一個發展同情心的計畫。我們在前密度達到了可以理解悲傷的能力時，個體之間的區別仍然是明顯的。通過群體的輿論，融洽開始產生。因為人們可以知道別人的想法。發展到這個密度時的發展，身／心／靈複合體的群體可以形成「社會記憶複合體」，每個個體的所有經驗可以提供給整體。

第五密度是光明智慧。憐憫會引導智慧，實體可以隨意消失再出現，呈現另一個彰顯。

第六密度是光/愛、愛/光（合一的）。這是RA現在存在的層次。和光一樣的自我經驗。這個經驗週期是二五〇萬年。

第七密度是入口。是一個完全的存在，而「自我關照的創造者再一次緊縮為一，準備進入第八密度。」

第八密度是八度音程移到無法測量的神秘中。回歸無限。而**「一的法則」是指所有事物為一體，所有生命為一體，完全沒有極性，造物者是無限的聚焦，將無限聚焦到真道（LOGOS）、大愛（AGAPE）**。

其實，《一的法則》在基督教聖經裡，特別是《約翰福音》中，就提到很多次的「合而為一」，筆者將之節錄如下：第十七章一~二十六節，在**耶穌的禱告中，有七次提到「合而為一」，九次提到「生命」**，第二十一節：「願他們都合而為一，父親哪，願他們在我們的生命裡；正如你在我的生命裡，我在你的生命裡。」第二十三節：「我在他們的生命裡，而你在我的生命裡，為要使他們合而為一，好讓世人知道你差遣我，也知道你愛他們，像你愛我一樣。」第二十六節：「……為要使你們對我的愛能生長在他們的生命裡，我也在他們的生命裡。」第六章六十三節：「給人生命的是聖靈，肉體是無濟於事的。」

第三節　捨棄分裂與恐懼的思想體系往無條件的聖愛體系轉型

我們總是習慣性地認為時間是線性的，相信當下所發生的事件不會受到過去的影響。但其實**時間本身的結構很可能像是一個螺旋圈，每個反復的螺旋都會彼此重疊**。在這個宇宙大聯邦之中，目前大約包含了五百個星球意識體。身為其中一員的人類，現階段的進化層級停在第三密度（三D純物質界），正往第四密度（半靈半物質界）的領域邁進。其實三～四D這個領域還在欲界中，只是漸漸擺脫一切唯物論的觀點。許多古老的文獻都預言了這個即將到來的變身量子躍進，不久後，我們將經歷一場全球性的偉大覺醒和轉變。

人類會在二〇一二年後逐步開始往上提升到第四～第五密度的關鍵，在於人類整體共振頻率的提升。而在地球上，只要有十四萬四千人的集體意識（又稱為基督意識）覺醒，其共振會影響六〇億人進入覺察的狀態；此時人類的正面意識會提高，負面意識會減少，人類思維會像美國總統歐巴馬競選時的口號「Change」的趨勢移動，捨棄分裂與恐懼的思想體系往無條件的聖愛體系轉型。

由於網路的崛起，信息無孔不入，更無法被人為擋住，從二〇一三年已有三十萬人覺醒，二〇一四年也有九十萬人覺醒，二〇一五年會有百萬以上更多人覺醒（台灣白色力量崛起與此有關）；

約二〇一七年後數年內，人類將會逐步從物質化的地球修道院完成考驗而畢業。物質地球的意識是以個體為單元的陽剛思維（西方式自我人本自由主義），進入非物質界就以群體意識柔性思維（東方式中道和諧共榮思想）為繼續進化的新旅程，直到與終極的實相融合為一。

台灣，請不要看衰祂，年輕人雖然在此地目前生活事業上打拼很辛苦，但他們很幸運有福報能在這裡生活，因為在這裡布施積福德機會很多，當然「逆增上緣」也多，卻能讓你易修「忍辱波羅蜜」，並且容易遇到真正善知識的老師們，所以任何人能在台灣求學、生活、工作、修行，確實是千載難逢，能讓我們真正開悟而走上正軌，這就會讓你省下數劫（億萬年）時間的不斷沉淪於六道中輪迴，而得以及早解脫、成道成佛。

第十七章

蔡肇祺大師說明高次元宇宙中的天堂、守護靈、指導靈

蔡肇祺老師所著奇書《求心安的正確八捷徑和正確八捷徑的指標》，是本世紀出現的一本跨輪迴轉世的靈性指南鉅作，書中詳細記錄那一世他是來世間的第三世，追隨釋迦佛修道的過程。他的「中國意識科學研究會」只有經過他認證同意的才可以入會，所以較少人知道台灣有這號奇人。他在會誌文中談到天堂的事，本章部分收錄如下。

第一節　天堂的頻率快且平順，無災無禍

天堂與地球唯一的不同就在於振動頻率。天堂的頻率快且平順，**而像地球這樣的物質世界則粗而不均。這就是為什麼我們有時會有災禍、地震及各式各樣的天氣變化。**當然，我們可以依據天氣預報所說：「喔！西北邊有風，因為它這麼吹，才造成諸如此類的結果。」其實這一切都是整個地球，及其周圍大氣層的振動力所引起的。天堂並沒有這些事情，那兒沒有颱風、地震，甚至沒有地、沒有風。一切都不一樣，即使天堂眾生的振動力也不一樣；正因為他們的振動力不同，天堂也就不同。所以，就算我們待在這兒，**只要我們的振動不一樣，我們的生活也會不一樣。**

第二節 越來越多地球人修行，超過一半以上人口時，地球會變成天堂

不過，如果地球上只有少數人修行的話，還是不能將整個地球變成天堂。但是如果全部的人，或是只要二分之一的人能夠依這個方法修行，地球的振動就會不一樣，那麼即使另外半數的人什麼也沒做，依然會獲得利益。這就好像在一個家庭中，只有爸爸、媽媽去工作，不過他們的薪水可養活全家人，家中的小孩子並不需要去工作；他們要工作也可以，等他們大了，想要工作時也可以工作，不過是出於為社會盡義務，而不是出於生活之必需。當然了，家中成員錢賺得越多，這個家的生活也可以過得越好。

同樣的，**地球上有越多的人依天堂的生活方式修行，如此地球的品質才能越提升**，那時我們在此的房子才算安全，否則就稱不上安全。如果地球的振動頻率還是如此粗糙的話，那麼終有一天它會爆裂開來。

第三節　粗重物質易毀，精微能量常住

我們知道，越精緻的東西、越不能用肉眼看得到的東西，就越能長久存在。同樣的，因為我們的地球太過於粗糙、太沈重，所以到頭來免不了會自行毀滅。而且恐怕在這之前，我們所製造的原子彈，以及我們對環境的摧殘和對地球大氣層的疏於保護，早就已經摧毀它了！

第四節 守護靈、指導靈、重要緣生人扮演的角色

當人具肉身而存在於三D現象界時，他的一生是否會依照他未降生前四D的自己填在「人生大綱表（生命藍圖）」規劃內容之軌道而行，百分之八十端賴其（一）守護靈、（二）指導靈的善導，而另外百分之二十，靠其（三）並世「重要緣生人」的善導。

蔡老師特別指出「守護靈」，乃存在於通明界的現象界人其魂的兄弟。「指導靈」，其通明界居處為認真界、分明界、隸屬界、天日界、空朗界、至中界（以上天界細節另查蔡老師之網站）之化分個人、原有個人、空靈中。現象界人活著期間，必存在於通明界，而現象界人於未降生前，已經在通明界約好要善導他者，並且，其通明界居處，又必定比現象界人其通明界居處，高出一次元以上。

「**重要緣生人**」，乃並世於現象界之祖父母、父母、兄弟姐妹、摯友、老師、上司，以及空靈、隨空靈、原有個人心目中的聖人、高士。而老師，指的不僅是學校的老師而已，還包括了學藝、求道的老師。然而，這重要緣生人，永恆迄今，真的善導他走正人生的，卻很少，除非這重要緣生人的通明界居處，即魂的故里，為隸屬界、天日界、空朗界、至中界；也就是說，除非其通明界來歷為輔佐神、垂救神、元首神、根本神、空靈。

（一）**守護靈**的工作為：（1）帶他的光子體離脫肉體使他入眠，且帶他的光子體返回通明界，充添生命能，這樣，他才能維持其肉身人生命；之後，又帶他的光子體返回肉體，使他清醒，這樣，他才能過他的現象界生活。（2）善導他不至於碰到，於該時點不該碰到之人、物、事。（3）善導他呈現良知，而後悔其所做的不該做之事。

（二）**指導靈**的工作為：（1）善導他必逢其填在人生大綱表的重要緣生人。（2）善導他置身於能看出其偏去個性的環境。（3）善導他切斷逆緣。「逆緣」，即是於往世，害他不能過同於填在該世「人生大綱表」內容之人生的人。（4）善導他有能力分辨空靈、隨空靈、原有個人心目中的善惡、真偽。（5）善導他心中有存在大宇宙間的冥冥之日。（6）善導他淡忘不利於其心安祥、魂進步之往事。（7）善導他容易客觀。

（三）**重要緣生人**之工作為：（1）撫養他長大。（2）教育他必走注重心安祥、魂進步之人生。

以上是蔡肇祺老師以其靈視力所觀察的**高維宇宙存在體的守護、指導靈**的解釋，我們可以對照二十六年後的現在，New Age 思維在網路的通靈報導，確實是同一個宇宙的能源場架構，只是名詞上依照各國文化而稍有不同。以上內容，摘自光華雜誌五十九期 一九八九年出版（文字稍有潤飾，盡量維持原意），讀友有興趣閱讀蔡老師更多發表內容，可以上網搜尋訂閱。

第五節 六D色界天人銀河邦聯的指導靈看護著人類

下面內容是經由銀河邦聯GF高靈們（六D等級）透過通靈管道，在二〇一二九月二日傳下的訊息（Message from the Galactic Federation of Light Sep/2/2012），內容和蔡肇祺老師二十多年前在光華雜誌所寫的極為貼近，讓我不得不珍視該篇內容，轉載給追求靈性知識的讀友們作為參考的經典之作。

「我們為保護你、看護你和指導你而感到非常驕傲，這也是我們的職責。我們永遠不會讓你發生任何事，我們從來沒有在守護你們偉大旅程（生命藍圖）中哪怕一刻或一步的鬆懈，因為你在某種程度上是我們的孩子，某些方面是我們的兄弟姐妹，某些方面是我們的父母。如果今天你能夠理解有多少的努力、人力和技術正無時無刻、每日每夜的看護著你，我們覺得這些信息會使你們許多人感到安全放心。親愛的，我們不會讓意外發生。在你生命中，你會看著你們的孩子發生任何意外嗎？不，你不會，我們也絕不會這麼做。」

以下這一則新聞，或許也證實上述的看法。據二〇一五年十一月二十六日美國太空總署（NASA）的科學家最新研究發現，在地球周圍有暗物質形成的長矛，每根長度可達三百萬公里，好像是什麼「人」刻意放在這裡保護著地球。據美國太空總署消息，航空航天局噴氣動力實驗室的科學家蓋瑞・普里茲奧提出，暗物質存在一種長纖維結構，簡稱為「暗物質毛」，它們分布在地球周圍。

「暗物質毛」會有「毛根」和「毛尖」，「毛根」靠近地球，「毛尖」是遠離地球的一端，那麼地球就會像個毛球一樣在宇宙空間中存在著。這些暗物質矛好像是在保護著地球，不讓宇宙中一些未知的力量靠近這顆文明程度還很低的星球。有學者推測，這些**保護地球的暗物質長矛也許是宇宙中某個愛好和平的神級文明刻意放在那裡**。如果地球被好戰的外星文明發現，有暗物質長毛的保護，在愛好和平的外星文明到達之前，地球不至於毀滅。

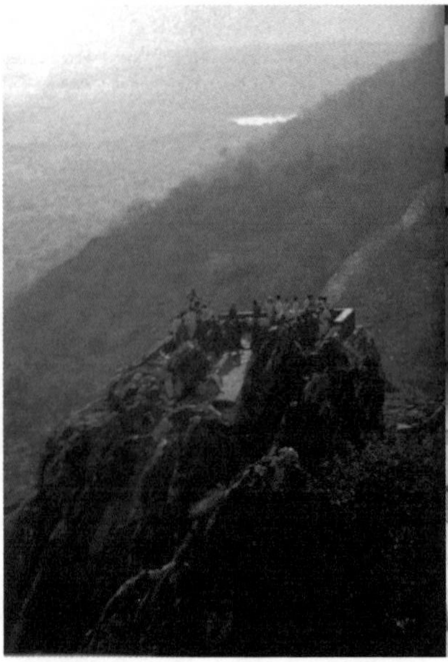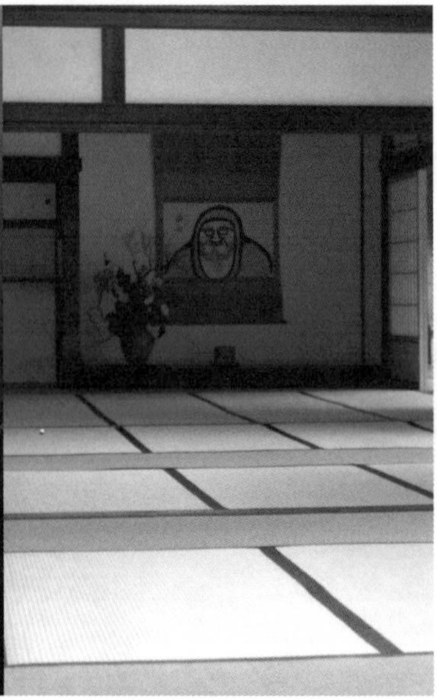

第六節

蔡肇祺老師對禪定正確與否的警示「禪定前，須清除想念帶紅色記錄」

喜歡迦葉尊者（蔡肇祺老師前世）的修行大眾們，兩千五百多年前，布大（佛陀）親自指導他們這些僧團們如何進入禪定的過程，特此轉載一小部分給大家參考。

布大常帶著麻哈·卡俠罷（迦葉）、埋托勒呀（彌勒）等到一**處非常具有靈氣的地方禪定，該處為孤利樓拉·庫大（禿鵰山峰），現在譯名「靈鷲山」**，這個山頂平台以風水學的喝形取象確實是老鷹頭頂部位，布大帶領幾位最親近學生所靜坐處，筆者直覺認為，它就位在這隻禿頭老鷹頭頂的頂輪上。

布大說此靈鷲山頂平台，是全印度最好的禪定地方，該地的「咪呀（地靈）」，是真正佛菩薩發露「麻哈．葩匿呀（摩訶般若）」的靈氣最相互調合之處。該處光氣強旺，一些邪行者與不調和者的靈氣，是無法到那地方的，佛陀講《法華經》時，就是在此處。

當然，我們無法期望每次禪定靜坐都能在如此殊勝好風水地方，但也表示我們凡夫想要精進，不能隨便就地禪定，還是要找到比較安靜，能量清純的地方，來進入禪定，才比較安全，不會因受干擾而造成一些意外的走火入魔現象出現。

第七節 正定是指已經達到內在自己高我的禪定

布大強調，**當一個人的心境，還沒達到心安祥和之下，是無法禪定的**。因為禪定的目的是在於獲得心與物的調和，當心無法安定，證明其黑暗的心念仍然在心中動盪，此際禪定，反而會讓黑暗心念發露出來。一般在禪定時，強迫自己的心念中止動盪，勉強自己心念不發露，這就違背了宇宙法則的「無常」，反而會被魔所乘而入。人就會失掉慈悲心，動力就會消退，肉體生命也會失去生生不息之態。

布大指出，**正定是一種「葩拉誰大・基阿那（彼岸的禪定）」，是指已經達到內在自己高我的禪定，而個人的心安、喜悅、幸福感，會逐步加深下去**。

禪定如果是有所求、有目的，就是以貪念為根，只會招來魔害而已。真正的禪定，是要離開五官誘惑，很清晰、很認真的把握住自己，由那真正的自己自自然然發露出「葩拉誰大・砂罷拉籏（到達內在的主流引導）」之光明心念。經由內觀（Vipassana，畢伯奢那）的洞察力或洞見與禪定，而進入到三昧定（Samatha，奢摩他）」是進入到心的世界必經之路，但**心中卻有兩個世界，一是【真正已心】**（高我自性）的世界，一是**【虛假己心】**（小我妄念）的世界；**我們平時就要長時間保持那不能欺騙自己的心發露，以不自欺欺人的態度去禪定，才不會進入魔境而不自知**（楞嚴經中就有詳細說明各種境界的魔考）。所以，如果自己還有不滿、恐懼、憤恨、貪婪、嫉妒的心念存在，代表真正的自己高我自性還未發露，就不可禪定。

禪定，乃是出生地上界修行之人人的必修課目。禪定的內容，不是靜坐在那裡，逃避人生的義務與責任，而不管家庭，不理別人；禪定的內容，是安分守己，無愧於心，而攝取最多的生命能，發揮最大生命力於分秒人生，以盡自己的義務與責任，熱愛自己、他人、社會、國家。禪定的內容，若變成出世，那便是表面意識的空洞幻想，或表面意識被盡是低級單位能的地獄靈扮演的把戲。

禪定的真正內容，就是踏進真正自己心的世界，以認識真正的自己。要認識自己，人的想念帶必須破裂，潛在意識必流露到表面意識。而任何人的潛在意識流露到表面意識，必以說出，他最近一次出生地上界時所說過的語言為起端，而證實其魂的永恆性。

當人切實地認識到自己的魂不滅，他就會珍重他的分秒生命、難得的人身，而過起做人最基本的責任與義務的生活，那就是感恩、知恩而報恩的生活。**人一能感恩、知恩而報恩，他必徹底地入世，而將自己投入眾生中（行菩薩道渡眾生）**。一個活在眾生中的人，他的想念行為，皆和人人的實際人生有關，他只為人人的衣食住用著想，他的言行都在給人人心安幸福，所教導的皆是為解決人人的生老病死之苦的內容。

禪定的內容，其根本，只在「調和」兩字。調和自己的表面意識想念領域，令表面意識和潛在意識、光子體與肉體、自己與魂的兄弟，得以調和；同時，促使人與人、人與物、人與事之間的調和，來建立人人皆能活得安祥的生活環境——大同世界、人間佛國。

其實東方與西方的禪定，有極大的差異性，**靜坐冥想目前很風行，西方社會重視其減壓效果，但東方則重視內觀與開悟**。卡巴金（Jon Kabat-Zinn）創始正念減壓ＭＢＳＲ，以科學方法研究靜坐對情緒的影響，發現靜坐冥想造成α腦波的左側化，會提升正面情緒，提高幸福滿足感，最重要的發現是免疫力的提高。但是東方靜坐冥想，是要讓心由靜入定，心在放鬆安靜下能進入一種專注狀態，真正的智慧才會由此生起，了解真正的自己而獲得解脫。

西方社會對自我的肯定是極為重視的，連研究禪宗很深入的精神分析大師榮格（Carl Jung）也認為人要回歸到自然，就是回到自己的本性，卻還是放不下自我。但是東方的禪定，卻是要在靜坐冥想中消滅自我，這個自我是起心動念的小我意識，消除了小我妄念才能進入無我的實相境地。因為佛陀指出人們執著於自我，就是無明，就是一切煩惱的起源，當小我消滅，煩惱也消滅，與我們同在的無相真我才會浮現出來。

第十八章
人類擁有好幾個腦

按照傳統的科學說法，人類的ＩＱ智能中心確定是在腦部，生理學書籍也指出，ＥＱ情緒智商位於中腦，這些科學文獻都將稱為「心」的心臟視為一個血泵而已。近來有日本藤田紘一郎醫學博士，寫了好幾本書，卻告訴我們腸子比大腦靈光；另外，一些修習靈性為主的團體，則一再告訴我們心臟也有自己的大腦。那麼人類的腦到底有幾個？頭殼下面的腦袋，我們就不再說了，先談談心臟的腦袋。

第一節 心臟有思想、智慧，不輸大腦

新時代科學的發現推翻了心臟只是血泵的說法，證實了以心為主的靈性修持體系向來所主張的看法，即**心臟具有它本身的思想與智慧，它的智慧甚至可能超越人腦所具有的智能**。心本身是個多次元的器官，心擁有自己的大腦，更是連結宇宙星際之門的通道。這個Ψ現象指出：當我們的心被療癒，並且敞開時，我們也能參與多次元的身心靈療癒之路。

新科學對心臟的發現有二：

一、我們其實擁有兩個腦，也就是頭部大腦和心臟的腦；而且心臟的體積雖小，功能卻比頭腦還強。

二、心臟不但是我們體內的一個血泵，而且也扮演著腺體、神經網絡和許多其他的角色。

第二節　心臟細胞ATP電池最多，信號最強

有趣的是，心臟也是一個**電磁波發送站及接收器**，所發送的信息不但能影響我們的大腦，也能夠影響其他人。身體的能量電池銀行在ATP，每個心臟細胞擁有數千個能生產ATP的粒線體。粒線體在人體的總數量是細胞的三倍左右。

這就是為什麼有些人在修習某些以心為基礎的靜坐方法後，比一般人還容易感應到他人的情緒；為什麼有些精神導師的四周似乎存在著一種祥和、快樂的磁場，讓接近他們的人都能夠享有他們的安寧和快樂。這也可以解釋為什麼長期從事以「心」為基礎的靈性鍛鍊者更能夠體諒他人，他們似乎能夠察覺他人的情感和信息，就如器官移植病人能夠察覺器官捐贈人的情感和訊息那樣。本書最後一篇，筆者分享了親自測試自身七個氣輪在持咒下前後變化情形，這種Ψ現象，也讓我發現**心輪所在位置，乃宇宙信息與能量進出及調節全身的中樞，上下輪必須以心輪為啟動點，所以我也認為心臟是負責發號施令的機關。**

第三節　大腦是理性IQ，間腦是感性EQ，心識是靈性SQ？

對某些人來說，以心為主導是很可怕的事。有些人和我一樣，從小就被灌輸要小心注意頭腦的理性與內心感性之間的對立，如果聽憑內心的感情行事，而太過情緒化，做出錯誤的決定該怎麼辦？很多人都嘗試要理性與感性兼顧，取得平衡，不過通常遇到的狀況都必須二選一，只能在該理智的時候不要情緒化，在需要感性的時候別用腦太多，但是辦得到這麼恰到好處的時候很少，多數時候是在該理智的時候感情（或義氣）用事，該用心時卻用腦在分析衡量，顯得很無情。

如果能夠不帶情緒，也不用腦思考，就能發揮心識（量子思維）的SQ（Spiritual Quotient，靈商，即靈性智慧商數），由心靈自動找到兩全其美的解決方案，取得平衡，沒有輸家，不犧牲不打擊任何一方，全部都照顧到，各有退讓，近乎圓滿，皆大歡喜。

心率變動（HRV）的節奏可以很準確地反映我們真正的情緒狀況和壓力程度，致力於心臟智慧（心智）研究的Institute of Heartmath（心臟數理研究所）表示，當我們感受憤怒等負面情緒時，HRV和自主神經系統的功能會變紊亂。另一方面，當我們感受到讚賞、關愛和快樂等情緒的時候，心跳節奏和自主神經功能會變得和諧統一。

心臟處於和諧統一狀態的時候，它就有能力影響大腦和身體的其他部位，讓人變得更健康。此外，如果我們刻意改變自己的生活情緒狀態，將對我們的身體狀況和免疫能力發揮正面影響；連同大腦的認知作業能力，還有心臟的清明程度與直覺能力也會相對增加。

第四節　心靈鍛練如冥想、靜坐，可提升免疫力

一九九五年刊在《新進醫學雜誌》（Journal of Advancement in Medicine）的一項研究報告顯示，當研究對象花費五分鐘的時間回想那些令他們憤怒的經歷時，他們的免疫系統功能明顯下降長達六個小時之久。相反的，當研究對象花費五分鐘的時間從事一些以心為基礎的心靈鍛鍊時，例如修習慈悲觀的靜坐，將心專注於關懷與慈悲的情緒上，他們的免疫功能會明顯提高並恢復至普通水平，而且在同一天裡還會繼續升高。

第五節 心臟有內分泌腺體，所以心輪是很重要的

心臟到底還具有什麼其他特性，讓它可以成為我們的第二個大腦？科學家一般都相信大腦是身體裡面唯一擁有神經元（儲存資料和記憶的神經網絡器官），但是，最新的資料顯示，**心臟實際上也是一個腺體，能夠生產影響人類情緒的激素**。以往一般都相信大腦是唯一能生產促進愛心和增進人與人之間感情的**內分泌激素催產素（Oxytoxin）**的地方，但是現在我們確知**心臟也能生產這種激素**。不僅如此，它還生產其他的激素。七個氣輪皆有對應的腺體，以前心輪對胸線位置有些偏，現在心臟也是腺體，位置就在中央偏左但範圍變大。

人類可以接收到物理性的預兆，美國加州的 Institute of HeartMath 研究所，發現無論好壞消息，通通會被心臟和腦部接收到，腦皮層之四個腦葉也全部參與了直覺過程。弔詭的是，**心臟竟比腦部更快接收到預感**。人體似乎有某些感知裝置，能持續掃描並直覺到**未來會發生的事，心臟被認為是最大的天線，先接收信息後再傳至腦部**。

科學家 John 和 Beatrice Lacey 的研究發現，心臟能夠不受大腦與自主神經系統的約束，獨立做出決定，特別是當它處於和諧統一狀態（平靜平和）的時候，它甚至能夠促使大腦遵循它的電頻率信號。

一顆處於和諧狀態的心臟是一個強力的電磁發送與接收器，很多人可能會有這樣的經驗：和自己心愛或關懷的人在一起的時候，如果他們的心情低劣或正在為某些問題煩惱，很多時候我們也會感覺到（那種氛圍），這是Ψ現象的一種呈現。

Pearsall 敘述了這麼一個故事：

有一位病人前來接受血管攝影的心臟檢測，他的妻子留在辦公室和我聊天。突然間那位女士顯得痛苦非常，她彎下腰，雙手抱住胸膛，大聲說：「糟了，他的心臟病發作了，Joe 的心臟病剛才發作了！」我連忙叫醫護人員前來協助，送她到心臟科部門接受治療。當我們推著她經過檢驗室時，她的丈夫正好從裡面被護士推出來。夫妻各自躺在病床上，關切地望著對方，一位護士看出妻子的焦慮，就安慰她說：「不用擔心，他沒事，剛才在檢驗室裡出了一點狀況，他的心臟停了幾秒鐘，但是我們已經幫助他恢復心跳了，他不會有事的。」這位妻子和接受器官移植的病人一樣出現Ψ現象，一些具有心靈感應能力的人似乎也可以感受到其他人的情緒。

第六節 細胞具非定域（Non-local）的遠距離能量聯繫

最新的科學研究發現，細胞也可以遠程傳遞訊息，特別是傳遞情緒方面的感覺。美國陸軍情報與安全司令部（INSCOM）曾經做過一個非常特別的Ψ現象實驗，證實兩組細胞就算相隔很遠，還是能夠呈現相同的反應。

科學家從自願參與研究的人口中刮出一些白血球，對它們進行離心處理後，再把它們裝入試管中，然後植入心理測試棒。白血球捐贈者接著坐在另外一個房間觀看電視節目，當他看到打鬥和殺戮的鏡頭時，測試棒顯示試管中的細胞呈極端興奮狀態（註），雖然這些細胞是放置在走廊另一端的房間裡。

在另一次試驗中，科學家將細胞與捐贈細胞者分開五十英里的距離，測試的時間也定在取出細胞樣本的兩天後進行，所取得的結果還是和第一個試驗相同。這些細胞樣本與它們的主人保持著一種科學家稱為非定域（Non-local）的能量聯繫Ψ現象，它們似乎能夠記得自己的來源處。

科學家認為，這些細胞是透過電磁頻率的方式相互溝通，而我們的心臟便是人體裡最強大的電磁通訊器。研究員 Rollins Mc Craty 和他的同事利用儀器測量心臟的電磁場，發現心臟的電磁場比大腦的電磁場強六十倍。心臟所發出的信號非常強大，我們全身都被包含在這個電磁場內，這也就是為什麼心臟有能力協助身體和細胞維持和諧健康狀態的原因了。（心磁比腦磁大了約一千倍。腦部磁場是十的負七次方毫高斯，心臟磁場是十的負四次方毫高斯。）

至於心臟能量的傳遞，由於心臟所發出的電磁信號非常強大，可以延伸到體外影響其他人，這可能就是為什麼**具有深厚修行功力的高僧和精神導師們可以散發出讓周圍的人都感受到的安祥與慈愛的高頻率**。**MacCraty**和他的同事所作的另一個試驗，是測量兩個距離相近（數尺）的人的生理訊息，發現到那些高度心臟和諧人士的心跳節奏能夠影響另外一個人的心跳節奏，令他人的心跳節奏變得更和諧。

註釋：很多人還不明白，為什麼看太多負面的電影、電視、圖畫等畫面和情節，如宣揚暴力、情色、變態狂、鬼怪、虐待、吸毒酗酒、針鋒相對臭罵、戰爭之類，性情會變得跟劇中人物一樣，沾染了同樣的習氣，尤其是心智很迷糊很弱、容易受控制、能量已經傾向於負面的人。孰不知不只是人在看而已，還有思想很負面、變態的阿修羅和餓鬼等等也來一起欣賞，這些人們的肉眼看不到的眾生比人類更感興趣，需要從這些很負面的畫面和情節中吸取也很負面的精神營養和能量。這類能量聚集在一起觀賞時，就會籠罩整個空間和場地，磁場（或氣場）能量弱的人、容易被穿透污染的人，也會不知不覺地沉浸在這種氛圍和負面能量中，熏入其身、心、靈附於其中，頻率調低到跟好兄弟們一樣，而做出很多不像是人會做的事來，共同點是再也沒有愛心、沒有感情，很麻木，眼神呆滯。像二〇一四年五月二十一號在台北捷運從龍山寺到江子翠間，發生隨機無分別殺人的二十一歲鄭捷事件，死亡四人傷二十四人；從電視畫面看到兇手的行徑與臉上表情，確實就是上述的特點。二〇一五年五月二十九日，台北市北投區文化國小的小二女學童，被二十九歲龔重安翻牆入校園隨機割喉致死案，兇手在電視機前還露出輕蔑詭異的笑臉，令人心寒。二〇一五年七月二十日，台北捷運中山站又發生四人遭二十七歲郭姓兇嫌隨機砍傷事件，這些都是年輕人犯案，背後的無形影響力是很可怕的，這種事件讓人與人之間產生不信任感，讓黑暗勢力更為猖獗。

第七節　心輪剛好介於上三輪與下三輪間起承轉合之中樞

筆者認為，如果參考人體七個氣輪的交互流動共振來看，第四輪的心輪剛好介於上三輪與下三輪間起承轉合之中樞。在本書最後一章的〈氣輪展示現場秀〉，筆者以自己當試驗，用德國製的TimeWaver量子儀，測試筆者持心經咒語之前與持咒間到完成之際，其間**依咒語的共鳴振動，讓七個氣輪間相對產生大小、明亮伸展變化過程，證實心輪部位所在的心臟，擁有人體最強大的信息通訊能力，是很明顯的事實**。心靈的主要運作在心輪，下承接一、二、三輪等處理物質界信息的中心，上承接處理精神界五、六、七氣輪的信息中心，這個心靈才是我們真正的主人，而且是一元性的、合一的；至於分辨好壞、善惡、美醜的大腦，是二元性的。能夠讓「一元化」合一的心靈做主人，才能藉此提升頻率，進化到高次元的世界。不同次元（維度）有不同的靈體形式，你的心靈若進化到更高層級，就能離開這個極低的物質化維度，回到原來心靈的原鄉。

心臟不僅傳遞有關情緒的信息，也能夠傳遞一些較為具體的資訊，就如心臟移植病人的個案一樣。從心臟移植病人那裡蒐集的故事中，有些就如天方夜譚一般發生奇異的Ψ現象。某些病人在接受了謀殺遇害人的心臟移植後，能夠清楚地接收到與受害者相關的一些影像和明確的訊息，因而協助警方破案。

科學現在才開始證實，以心為基礎的心靈鍛鍊其實並非消極的活動。當我們在自己的內心播下和平的種子時，也可以說是為他人播下和平和治療的種子。透過培養一顆和諧統一的心，我們將開啟與他人進行非語言溝通的深層聯繫，並且與一種可以拉近人類距離的超凡智慧銜接。（參考http://www.wretch.cc/blog/awaken2012/25405186）

第八節　腸子比大腦靈光，究竟是真是假？

腸子也有大腦這點，就看藤田紘一郎醫學博士寫的《腦はバカ、腸はかしこい》（腸子比大腦靈光）如何破解給我們知道了！哥倫比亞大學的麥克．捷松（Michael Gershon）教授也有相同的見解，提出「**腸道是人體第二個大腦**」的概念，腸腦替大腦將部分的神經傳導物質與內分泌物質做一些分工。

生物學家越來越公認腸道是第二個大腦，藤田博士怎麼會說第二個大腦比真的大腦聰明呢？他說的是否膨風了？我在台灣閱讀過他的中文譯本兩冊，確實有提到腸道中的細菌族群與人類的細胞具有共生共榮的性質，對免疫有非常重要的影響。

這本書中提到一些很現實層面的問題，例如：從日本工業聯合會所調查的衛生棉、尿布生產銷售數量，很讓人驚訝的是，日本用在護理老人的尿布銷售量會在未來幾年超過嬰兒用尿布的數量。二〇五〇年之際，五位日本人中有二位是高齡老人。日本人不婚、晚婚、少子背後的原因，透過東京大學石浦教授調查的結果發現，東京都女性四〇%以上認為結婚對象的年收入須達六百萬日幣（二百萬新台幣），三〇%說對收入較不在意，但只有四%的願意與年收入二百萬日幣（六十七萬新台幣）的對象結婚。石浦教授針對東京都的未婚男性做了調查，年收入六百萬日幣的只有三．

五%，四百～六百萬日幣這級的也只有十九・五%，二百～四百萬這一級最多占四十三・二%。這樣看來，想要獲得女性青睞的單身男孩確實太稀有了！家計負擔無法承受，當然就沒有結婚的打算，下一代自然越來越少，這是非常殘酷的事實呀！台灣這方面或許也有統計資料，相信一些婚姻介紹所也會有類似的報告，日本走在前面，未來幾年台灣也會深切體會這些問題的嚴重性。以前女性挑選對象是三高，「高身長」、「高學歷」、「高收入」這些條件越高越好。最近幾年的調查統計卻變成三低了，就是男性要「低姿態（紳士風度）」、「低風險（職業穩定）」、「低依賴（不會束縛對方）」。將來大陸也會面對這個棘手問題，即始開放第二胎，也因為收入不均、房價太高，結婚很困難，連一個小孩也養不起，人口一直老化。此乃全球除了非洲、東南亞諸國外，大國們普遍存在的頭痛大問題。

藤田教授為何提到腸道比大腦靈光呢？他從法國人身上觀察到，該國人的思維模式與日本人截然不同，法國人用全身來思考，日本人只用頭腦思考。日本人一年平均性交四十五次，法國、義大利人卻有一百二十次以上；西方人對性魅力的保持非常在意，是僅次於「誠信對待彼此」的生活第二要緊的事，日韓則以金錢收入為第二要項，日韓民眾認為保持性魅力重要的只有二・八%。大腦對性事若用看的，日韓的AV產業發達，年輕人只有透過視覺引發大腦皮質的想像，沒有整個身體的實際接觸，最後生育力、性能力就會退化，人類變得越來越家畜化了。（這也代表西方世界極重視色欲，佛法要戒色欲這關不容易，所以有些外道穿佛法的外衣，譚崔男女雙修法變成密宗的傳法利器）。

《科學期刊》（SCIENCE）針對人類因某種行為活動而產生快感的調查，性高潮獲得的快感評分為九十分以上屬最高，從事最喜歡的運動，評分七十七分第二高，第三高才是吃到美味的食物。（三界九地的最底下一地是欲界，貪食、色欲的眾生，連第二地的初禪也上不了，所以有些稱為大師的連這點都無法超越，修的一定是假的）。

第九節 生物進化先無腦後才有腦

藤田教授很強調生物的進化是從四十億年前無腦的生物發展到五億年前才有腦的出現。四十億年來這段期間的生物，幾乎有八～九成的時間是無腦的生物世代。腔腸動物雖然沒有明顯的大腦，卻具有腦神經的各種功能性質，生物開始有神經系最初始特化細胞（神經元）是從腔腸動物開始的。（因此越是具動物本能的，七個氣輪的下三輪就非常強旺，海底輪管生存、臍輪管性、太陽輪管競爭等本能。）

消化道（包含胃、腸，）原始腔腸動物的腸子開始有神經元這種原始大腦的發展。最近科學家發現人類肚子餓時，胃部會分泌饑餓素（Ghrelin），促使人產生食慾，趕快補充熱量，最終目標乃為了傳宗接代的性行為而產生。腸子是消化食物取得生存的主要器官，食慾的啟動在此；食慾和性慾的刺激中樞同在視丘比鄰而居。孔夫子曰：「食、色性也。」所以吃飽了也開始為繁殖後代而需要交配來繁衍子子孫孫，因此就有產生性慾的需要，但太飽也不好，七分飽對性慾才有助力。

第十節 腸子很頑固，大腦意志較薄弱

《SCIENCE》期刊就發表一篇神經肽F與神經肽Y的論文，生氣時會刺激神經肽Y分泌，產生強烈食慾，造成暴飲暴食而肥胖。另一方面，神經肽F則引發性慾，如果未能滿足，就容易酗酒，藉酒消愁。常常吃過多的人，性慾會消退，所以節制飲食對性生活的美滿是很重要的。**腸子因為直接與生命存活和生殖有直接關連，所以在隱性的動機下，對一個人的行為具有極大的主導性，藤田教授因此認為腸子是很頑固的，大腦反而是意志較為薄弱的。**腸內細菌夠，抗壓力一定夠。藤田教授一貫主張，調節人體身心運作的免疫、自律神經、荷爾蒙三大恆定系統的關鍵是在腸道。

第十一節　多巴胺、血清素（九〇％）等幸福神經肽，大多靠腸道ＥＣ細胞生產

至於腦內報酬系的神經肽如多巴胺、血清素（九〇％）等，大多由腸道ＥＣ細胞生產出來。這些幸福化學物質如果沒有腸子的細菌幫忙產出，再由靜脈回到心臟運補到大腦，人們就沒有幸福、精力充沛可言。所以把腸子保護好，真的非常重要。腸的活動在交感神經主導下會加速排便；反之在副交感神經主導「剎車」時，如果失常易變成下痢或便秘。

一些修行人強調氣輪的平衡與穩定，腸胃就屬於下部氣輪，沒有很好的根底，生命就缺乏活力，所以想要在現在社會生存，太陽輪是很重要的，這個掌管消化腸道的乙太能量中心必須飽滿有力，才能在物質生活上活得幸福。植物性纖維吃得多，飲食又含有好胺基酸的蛋白質，腸道細菌長得好，幸福的化學物質就會很豐富的流到腦部，修行起來當然快樂似神仙。看了藤田教授破解幸福物質產生的這部作品，點出了其中的奧妙所在，讓我不覺莞爾！

既然腸子這個第二大腦那麼重要，書中後半部就詳細解說如何提升腸胃的健康，飲食方面要控制糖類的攝取，吃到含有豐富胺基酸的食物，增強各種神經肽前驅物質的濃度，就會讓人充滿活力、避開消極的生活態度。

現代人的飲食過度精緻，以致腸內好菌得不到所需的營養，且過多的化學物質、食品添加物破壞腸道細胞，甚至迫使大腦下達指令攝取這些對腸道不利的食物，長此以往，大腦的生理化學運作當然出問題。當腸道生產的幸福物質如多巴胺、血清素減少了，人也快活不起來。人類感性的低落，其實就是精神老化的開始。營養師表示，鳳梨、木瓜、奇異果等水果富含消化蛋白質的酵素，民眾若大魚大肉吃得多，可適度補充以避免脹氣。

藤田教授指出**人體的腸子有三萬種菌類，約一千兆個細菌棲息著，大半是屬土壤菌群。重要的是，要讓腸中的好菌群（稱為益生菌，prebiotics，日本稱善玉菌）能夠繁殖得好來保護腸道，所以要多吃含有豐富膳食纖維的食物，而且水溶性的纖維越多最好**，像是酪梨、香蕉等就是極佳的水果來源，而山藥、納豆、角瓜等含有黏答答的水溶性纖維，是非常有益的蔬菜類。增加腸道中的益生菌，減少有害菌，讓腸道維持好的菌相，重點就是提供腸道益生菌喜歡的食物，這些食物我們又稱為益菌生，包含膳食纖維及寡糖（oligosaccharide）等。所謂寡糖，包括果寡糖、麥芽寡糖、異麥芽寡糖、半乳糖寡糖等，而有害菌則喜歡紅肉、脂肪和高糖分飲食，所以這些食物都不宜吃過量，因為，殘留在小腸內未被消化吸收的紅肉蛋白質與飽和脂肪，就會變成培養有害菌的溫床。如此一來，害菌增加，就不利於益生菌的生存。但筆者在此要對讀友們再次強調：**果糖不是寡糖，當然更不是果寡糖，它是人類健康的大敵——單糖**。我大學的老師，林慶福博士，就開發一種極為有益腸道的 Oligo 醣，如果再配合「栓溶酶（Fibrinozyme）」，就能改善血管、大腦中廢物如血栓、貝他澱粉等，可以防止冠狀動脈硬化、老年失智症等，「栓溶酶」其中還含有類角蛋白酶，能減低狂牛症感染源的布里昂（Prion）威脅，我用量子儀測得其生物能量高達到九九．六的水準。

美國俄亥俄州立大學（Ohio State University）發表在二〇一五年六月份《神經科學》（Neuroscience）期刊的最新研究發現，高糖、高脂飲食會損害大腦認知功能的靈活性，也就是即時反應力與環境適應力都會變差。這種情況在長期高糖飲食更為顯著，而且對老年人比年輕人的影響更大。該校的凱西．麥娜森（Kathy Magnusson）教授推論原因，可能是高糖、高脂飲食改變了腸道的細菌生態，被改變的細菌環境會釋出某些化合物，而這些化合物的作用與神經傳導物質相類似，會刺激感覺神經及免疫系統，進而影響你的認知能力。

早在二〇一二年五月份，美國加州大學洛杉磯分校的研究報告就發現，狂飲含高果糖的汽水、可樂和其他含糖飲料，只要六個星期就足以讓人變笨。研究人員給予實驗大鼠長期**餵食高果糖飲食後，發現大腦的反應性明顯減緩，並會妨礙學習與記憶能力。**

另一篇美國南加大二〇一四年七月的研究顯示，每天餵食實驗鼠高果糖玉米糖漿，一個月後，實驗鼠學習力及記憶力表現不佳，腦部負責記憶的區塊——海馬迴甚至有發炎的現象。推測攝取過多糖分，會消耗維持神經完整性的維他命B群，造成大腦容易疲勞，專注力下降，導致學習表現不佳。最重要的其實是喝了會「上癮」，讓你無法自拔，離不開這些高果糖玉米糖漿所摻入的美味飲品。**台灣滿街的速食飲品，其中隱藏著會讓人上癮的飲料不在少數，年輕族群最容易創業的也是這**

行業，讓了解其中危機的食安管理者，禁也不是，放也不是，相信讀了本章的讀友，有自知之明去做取捨了。

台灣的一些學校，都沒有禁止在校園福利社販賣含糖飲料，對這些飲料會造成學生的腦部傷害視若未睹。筆者常常看見學生課前課後，往緊臨學校門口比鄰並列的連鎖飲料攤排隊後，手中帶著一大杯含有高果糖糖漿的各色飲料，心中莫不替他們擔心。衛福部並未積極介入管理也有關係，看來家長與學子們對此要自求多福了。（註：本書付印時，學校禁售含糖飲料已受重視，開始執行，此萬幸也。）

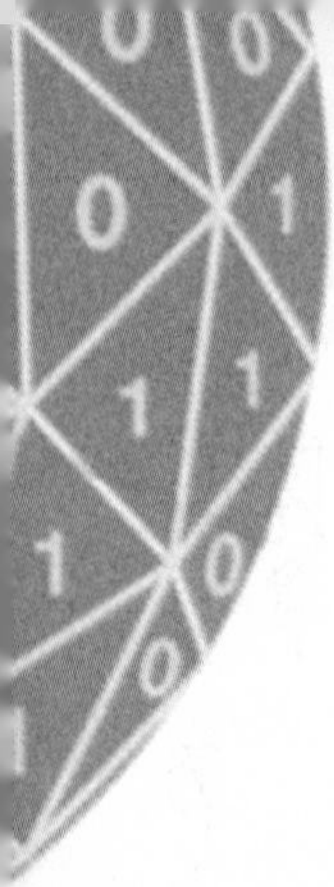

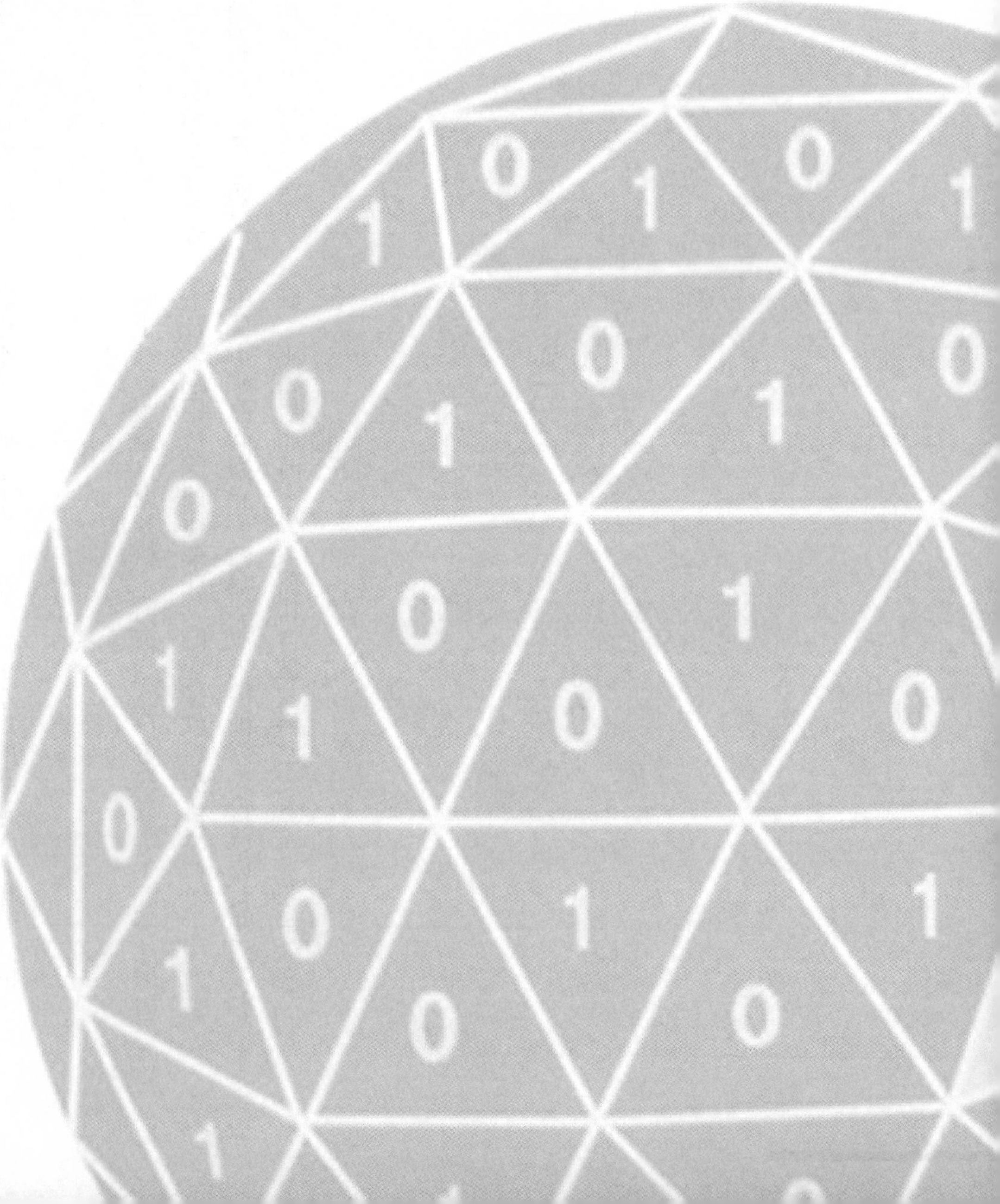

第十九章
EEG腦波檢測與fMRI大腦掃描

第一節 大腦是所有器官之首

腦是控制人類思想和行為的中樞，一般來說人類腦部的重量平均為一．五～一．六公斤，約為**人體總重的二%，可是它卻需要消耗全身二十%以上的氧氣**，可見其活動的頻繁，實為所有器官之首，於是腦部的活動力可以說是我們健康的一項重要指標，許多學習、思考、心理或行為的障礙，多因腦部功能受阻所引起。

根據醫學研究顯示，人類終其一生僅開發使用腦部三十%。現在我們逐漸了解腦部的重要性及作用機制後，得以深入一窺大腦的奧妙，並藉由特定的輔助與調整來開發大腦的潛能；而學齡中的兒童，如果能在早期得到適度的腦部潛能開發，相信對將來求學、做事都會有極大的幫助。

大腦分為三重構造，新皮質部分可稱「人類腦」，舊皮質部分稱為「哺乳類腦」，古皮質腦幹部分則稱之為**「爬蟲腦」**。每一部分都具備智力行為，進行記憶與思考。**人類新皮質部分最發達，而且人類考古學學者發現，近代新人類的大腦皮質，與其生活的社群大小成正比，社群人數越多，大腦皮質越發達**，這點，就值得我們注意。當人類離群索居，就違反了進化原則，越在族群有好的人際關係，其大腦皮質越發展良好。所以**老年人要有伴，參加社群活動，如宗教團體、運動團體、公益團體等，都是有益大腦的社群組織。《奇蹟課程》中特別提到：「聖靈的殿宇不是身體，而是**

人際關係。」以及「聖靈的目的仍妥藏於你的人際關係中，並不在你身體內。」關於這點，也值得讀者省思一番。將來台灣的長照制度，一定要將完美的人際關係教育，融入醫療體系中，才是提升銀髮族福祉的要點。

大腦神經的可塑性（Neuroplasticity）是近來最令人振奮的發現，胚胎發育後的第六個月，腦細胞開始分裂生長，並建立彼此的網路，直到幼兒兩歲時，基本的遺傳神經系統大抵完成。以上基礎是成人大腦結構的二分之一，剩下的一半則是從此開始累積所有的學習與經驗而形成。兒童的腦部含有多量的特定神經細胞，稱為鏡像神經元（Mirrow Neuron），協助觀察模仿環境中的事件、行為以及情緒反應等，逐漸填補人格中的不足。所以小時候環境給予的影響，對其建立一生的信念、習慣、態度很重要。

還有，大腦在學習一件事時，使用的神經元會一起發火（啟動），一起串接，久而久之，它們就會逐漸產生同步發射，彼此間連成一氣的新神經網路就產生出來了。如果你要變成**職業高手、達人，只有重複的練習再練習，讓這個思惟、動作變成神經元的硬性連接，反應快到無意識的即時同步**，無論做起事來，或比賽運動，反應都比別人更快、更準，此是唯一訣竅，沒有別的。但洗腦工程也利用這個道理，重複灌輸你一些理念，直到你的直覺反應成為慣性為止，因為這時候你的神經元已經形成硬體連接了。

工作上重要的短期記憶在側頭葉的神經記憶迴路，而一般長期性記憶則在海馬迴的神經記憶迴路，屬於靈性的超級記憶是位於間腦神經記憶迴路。唸佛唸到真正「一心不亂」，以及拜佛中修練「動中定力」，皆是修研間腦的神經記憶迴路，是最高禪修的境界。

至於網狀激活系統（Reticular Activating System），這是腦幹腹側中心部分神經細胞和神經纖維相混雜的結構，由於外觀如網，故解剖學上簡稱其為「ＲＡＳ網狀結構」。此結構從脊髓上端伸延至間腦，實際上是許多神經核和上行及下行纖維組成的複雜混合體，沒有特異的感覺或運動功能，且各個核中發出的纖維散漫地投射到前腦（包括大腦皮層）、腦幹和脊髓的許多部分，投射至大腦皮層者又稱上行網狀激活系統。新的研究發現，這個系統並不單純地控制睡眠和覺醒，其各種神經核還參與許多不同的功能。諸如複雜運動模式的組織、情緒反應的完成、注意力的加強、感覺閾限的調節和學習、記憶的促進與鞏固等。**網狀激活系統如同無意識下自動篩檢程式，能夠對大腦需要處理的一切事物進行過濾，類似情報資料處理中心**，從而強化你當下正在積極關注的事物的重要度。懂得活化ＲＡＳ就如同啟動自己無意識的心識控制中心，超高速運算過濾如大海般無比浩瀚的數據，篩出自己需要的資訊來使用，跟谷歌搜尋軟體類似。

第二節　腦波的分類

人類的大腦中有約一千億個神經元（Neuron），這些神經元藉著傳送電訊號互相溝通以及傳遞訊息，腦神經元活動產生的電訊號也就是我們所謂的腦波。一九二九年德國的精神科醫師 **Berger Hans** 在人類的頭蓋骨上量測到腦波，發表在德國期刊上，這是首次公開文獻記載人類的腦波記錄。我們的腦部無時無刻不在作用，不論行住坐臥或是睡覺時，大腦會不斷的產生「電流脈衝」，這些由大腦產生的電流也就是我們所稱的「腦波」；**腦波依頻率可分為五大類**。

β波（十三～三〇赫茲）：β波是清醒時所呈現的腦波，由所有皮質結構、視丘底核、基底神經節、海馬迴、嗅球等處發生。是**智力（計算、邏輯思考、推理）所需的腦波來源，也是意識、感覺的主波**，我們與物質界的互動主要是靠β波，但若β波過高，會產生壓力、焦慮、緊張、呼吸急促等現象。

α波（八～十二赫茲）：Alpha 波為意識與潛意識之間的橋樑腦波，由視丘、海馬迴、網狀結構、感覺與運動皮質區發出。是想像力的來源，與一個人心胸是否開闊、身體放鬆及白日夢有關。腦波越快思緒越滿，所以腦波越慢空間越多。**α波主要功能是支撐專注力**。為被動接收訊息的思想。當注意力外轉時，α波去同步化，注意力內轉時，α波則同步化。八～十赫茲屬慢α波，與認知程式有關；十～十二赫茲則屬快α波，與處理工作程式有關。

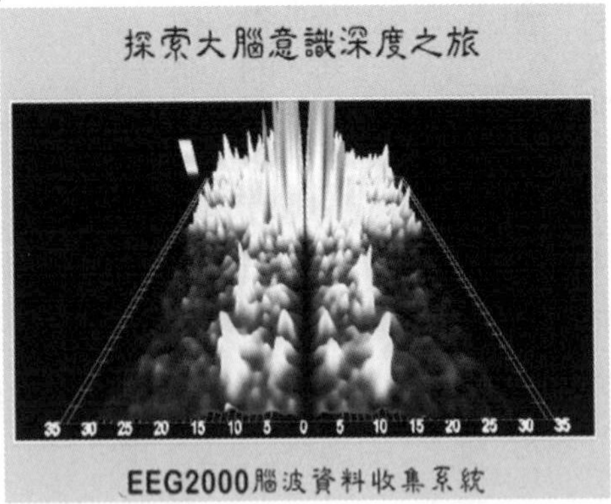

θ波（四～七赫茲）：Theta 波屬於潛意識層面的腦波，由海馬迴、前額葉、感覺皮質區等發生，與記憶、情緒、信念、個性等有關，是**創造力與靈感的來源**。但如果θ波過高，則個性較剛強，甚至頑固，或太在意他人的言語及行為。θ波主要負責畫面與感受，也是與別人在長距離會發生同步波動的腦波。θ波與α波的同步，代表與內在專注有關。θ波側化到左前額葉，與主觀的法喜充滿有相關，是正面的情緒。

δ波（〇．五～三赫茲）：Delta 波為無意識層面的腦波，由視丘、顳葉、海馬迴、額葉發出，是**深層睡眠時所需要的波型**，**為直覺及第六感的來源**，與同理心、心靈層面及Ψ現象等的超自然現象有關。δ波出現於第三與第四期睡眠，或是大腦損傷或昏迷病患的睡眠。

γ波（三〇～二〇〇赫茲）：Gamma 波在大腦側前葉皮質區的電極反應尤其劇烈，這個部位主宰快樂、正面思考、以及情緒。**深層禪修者才能產生γ波**。γ波的活動有異於常人的功能。人腦γ波是由腦部額葉和頂葉聯合皮質區的活動引起。視網膜與嗅球也會出現此波型。佛教僧侶的γ波可高達八〇赫茲以上，最高者甚至達一三〇赫茲。在我們覺醒和作夢的REM睡眠動眼期間，γ波都會自然產生。它們充滿著整個大腦並允許大腦和腦部的其他部分相互溝通。γ波可以令我們在同一時間內感受多重感官和回憶過去的事情。它與預知、處理複雜的信息，以及更大的感知現實和意識相關聯。一個人假如能夠常常產生大量的γ波，他會比其他人更快樂、更有活力，並具有較高的IQ及專注力和透視事物的才能，也比別人更富有同情心。

特殊腦波波形依四種腦波比例分類

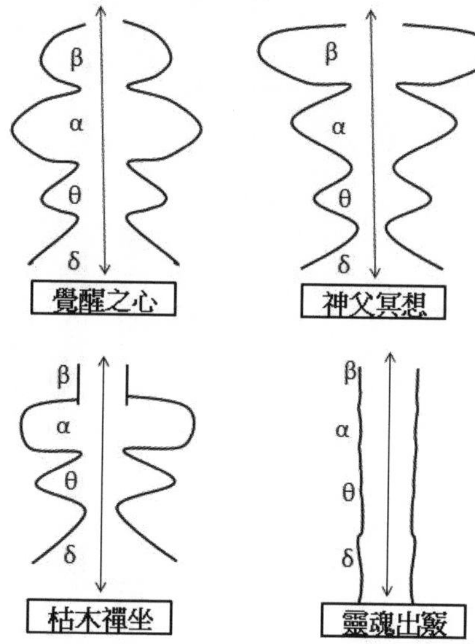

以上這些波型的組合，就形成了一個人內外在行為、情緒與學習上的表現。我們可以透過腦波意識測試儀將它清楚的呈現在電腦螢幕上，透夠專業人員的判讀及說明，進而幫助個人了解自己表面的想法及內在的意識。台灣的萬智科技公司黃進祥兄開發的EEG2000腦波儀，非常精簡方便，值得重視。

第三節 腦波意識檢測使我們更加認識自己

在了解到人體最重要的器官就是大腦後，我們認為每個人都需要接受腦波意識檢測（只要是一歲以上的嬰兒就可以接受檢測），它就好像一般的身體檢查一樣，能使我們更加認識自己。針對幼兒或學齡兒童、青少年，本檢測能針對學習障礙、過動、注意力不集中、行為偏差等現象加以發現並改進，使孩子在學習成長過程中更為順利。面對環境壓力日增的今天，上班族每天籠罩在不同的壓力源之下，是否覺得腦力日漸衰退，記憶力大不如前，或是情緒性的反應增多（如易怒、急躁、恐懼、悲傷等）？相信本檢測能幫助你發現問題癥結，並提供你極大的幫助。曾坤章博士所主持的美國小海豚意識機構，在台灣也訓練一批專業的腦波意識評量師，幫助需要這方面服務的客人。

隨著腦部掃描技術的發展，人們得以逐漸窺秘大腦這一人體中最複雜、最奇妙的器官。美國科學家運用掃描技術，發現了大腦中負責作出道德抉擇的區域，研究報告發表在美國《普通精神病學文獻》雜誌上。

第四節　fMRI 腦部掃描開啟大腦意識革命

承上節，該篇報告說，當人們處於道德上左右為難的境地不知如何是好時，大腦中相應區域會作出反應，引導他們做出決定。美國加州大學聖地牙哥分校研究人員利用 fMRI，針對腦部血液流量的變化，對腦部展開細緻掃描，發現引導人們做出這種選擇的區域，其實與「性、恐懼和憤怒」等原始情緒密切相關；而「理性思考」和這些原始情緒相關的區域也會活動起來，彼此互相影響，來做出最終決定。**直覺是由兩種情緒流造成，一條是通往杏仁核無意識的下路徑，只要幾毫秒，通往皮質區的有意識的上路徑較慢，恐懼會抑制高路徑。**

報告也說，人們在權衡道德上的兩難問題時，大腦額葉皮層前部中間的活動會促使他們做出「利他」選擇，這個區域還能影響「智力和學習能力」。發表研究報告的教授迪利普．傑斯特說：「這項研究顯示，人類智慧的普遍特質可能有神經生物學基礎。」這次研究是對大腦專業知識、技能相關區域的重要探索，人們素來認為這一區域與宗教和哲學有關（爬蟲類與鳥類此區就很缺乏）。

參與研究的托馬斯米克說：「大腦一些區域與不同類型的智慧相關。這一構造的目的似乎是平衡大腦中邊緣系統等原始區域和前額葉皮層等較新區域。」傑斯特說，現在尚不確定人的智慧和作出自由意志是基於大腦的構造。但是，了解大腦基本構造或有助於研究如何從外部提高智力水平。

英國倫敦大學認知神經科學院教授帕特里克·哈格德，發現大腦運用自由意志的區域。他認為現代神經科學不再把自主行為當作人性中一個抽象特質，轉而在大腦特定思維過程的基礎上研究自主行為。

泰斯拉也研究人類的超感視覺，因為他自己就有這種天賦。泰斯拉感應到基本粒子的生命，比人類更加複雜百萬倍，也因此他經常在實驗室與粒子、引力對話，他認為是腦中的內在視覺與物質外的世界傳遞的信息有共振，才能有這麼多的偉大新發明。當時一些印度到美國傳教的瑜珈師就公認泰斯拉的內觀功力，已達到修行冥想最高等級的梵我合一境界了。**泰斯拉的大腦神經網路，確實已經開發到達人類未曾啟動的某種區域。他留下一句發人深省的名言：「要認識宇宙，只有從能量、頻率、波動去認識奧妙的它。」**

十三歲就以全國第一名考上巴西醫學院、二十一歲即取得紐約洛克斐勒大學生化博士及 cornell 醫學院醫學雙博士的楊定一博士，最近出版《真原醫》《靜坐》《呼吸的自癒力》等書，指出靜坐、調息能幫助我們整合包括空間感、視覺、感覺、知覺和運動的協調能力，調適回應壓力訊息的身心負擔。靜坐也能促進心血管健康，並讓心臟恢復合一性，刺激胃腸的蠕動和排便，並刺激唾液和消化腺分泌酵素，以幫助消化；同時徹底放鬆，身心步調合一之後，就能矯正姿勢。

《真原醫》反映楊博士的養生觀念，靜坐等同開發一個大腦神經新迴路，放鬆心智，讓身心重回和諧、完整；深一層是對生命全新的領悟，完全沈浸於慈悲、智慧與喜悅之中。而其千金楊元寧小姐，更在哈佛大學進修期間，取得瑜伽士資格，對心理健康和情緒管理，與憂鬱及焦慮療癒技巧極有創見，同時也獲得了靈氣療法（Reiki healing）的認證。這對父女合著《靜坐》一書，發表對身心健康影響的科學研究，看得出他們努力研究一種能夠結合東方自古延續下來的智慧和西方以科學為導向的新文化。《呼吸的自癒力》則詳述呼吸是通往身心的門戶。**藉由改變呼吸模式，可以有效改變自律神經的作用，從比較原始的低等腦區切入，進一步控制各種身體機能以及調節腦部的高級功能。**自律神經系統又可分為兩類相對應的神經系統，也就是交感神經系統和副交感神經系統。交感神經系統會加速身體的反應和反射作用，而副交感神經系統則讓身體慢下來。讀者可以再回頭看本書第十二章第七節所解說的量子呼吸暫止術，破HMS陷阱，更能體會「調整呼吸」這個法的殊勝處。

隨著研究的深入和fMRI等腦部掃描技術的發展，研究人員可監測人們思考不同事情時大腦相應區域的活動。這類研究主要集中在與共感、同情、寬容、情緒穩定、自我理解等智慧的各個要素相關區域。通過腦部掃描，科學家將進一步研究肥胖、賭博等身心紊亂症狀。受這種症狀困擾的人，大腦相關區域不能發揮足夠效用，使他們實現足夠的自我控制。英國劍橋大學神經學家詹姆斯．羅說：「對那些患有病態肥胖的人進行腦部掃描後發現，他們的大腦對食物反應不正常。由於反應過於強烈，他們不得不吃很多東西。」

佛法對腦的解說比較細膩，意思是說，真正能看的、能聽的，還不是大腦神經，是種「淨色」根，又稱「勝義根」；它比神經還微細看不見。神經在肉眼外相上見不到，但是解剖之後，還是可以用顯微鏡看到。眼識、耳識、鼻識、舌識、身識等所依的淨色叫五根，是區塊運作概念。反過來說，能夠看到的那些表面上有形的眼、耳、鼻、舌、身是表相根，它只能叫浮塵根，不能叫淨色根，不是真正的五根。真正的眼、耳、鼻、舌、身根是淨色，不是那個麤重的血肉之軀。

在唯識學裡，大腦並不具備如此的功能。**唯識學的分類裡，大腦屬於「色法」，跟其他的器官一樣，是物質性的東西，並不會自行思考、判斷，真正負責這些工作的是「意識」。「意識」隸屬唯識學中「八識心王」的「第六識」，大腦只是負責提供一個能讓第六識運作的平臺，而並非是整個認知作用的主體。**「心法」才是認知作用的主體（識），而「色法」中的一部分是當作被認知的客體（塵），另一部分的「色法」則是主體認識客體中間的媒介工具（根）。

「一切粗細意識，皆以意法為緣生。」（出自《四阿含經》），**「意識者，境界分段計著生。」**（出自《楞伽經》），**「如是實相，過覺觀境界。」**（語出《解節經》）

第二十章

運動健腦，泡澡養身，好油護心腦

第一節 運動很重要，腦內神經傳導物質會旺盛分泌

運動能刺激腦幹，提供能量、熱情和動機，還能調節腦內神經傳導物質，改變我們既定的自我概念，穩定情緒，增進學習力。別再坐著憂鬱、碎碎念、想個不停，身體只要一動起來，就能騙過大腦，增長腦細胞、避開消極因應中心，重新開拓新神經迴路，排除諸如焦慮、憂鬱、過動、成癮、經前症候群等困擾，還能減緩老化、預防阿茲海默症！

卡巴拉生命樹

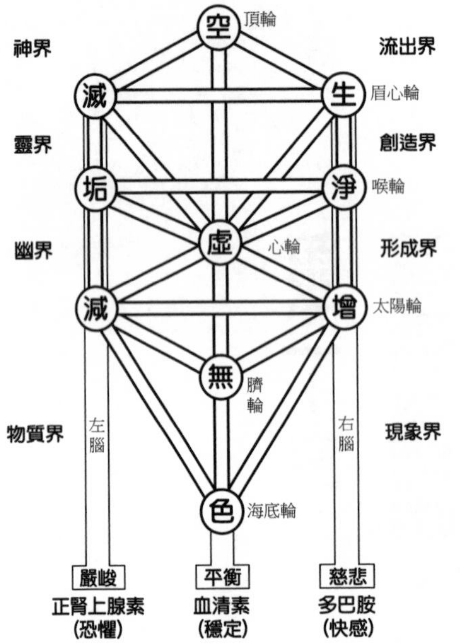

卡巴拉的生命樹就是在解剖生命信息場的組織架構。右柱是代表慈悲（Mercy）的幸福感，與多巴胺受體互動，促進學習能力；左柱是代表嚴峻（**Severity**）的壓力感，與正腎上腺素受體互動，提高工作效率；中柱是代表平衡（Balance）的穩定控制感，與血清素受體互動，讓人產生同理心、平常心。

由於我們在運動時會產生很重要的多巴胺（**Dopamine**）、血清素（**Serotonin**）和正腎上

腺素（Norepinephrine），這三種神經傳導物質都和學習力有密切關係。多巴胺是正向的情緒誘發內分泌物質，人想要感受快樂，大腦中一定要有多巴胺的分泌，我們的快樂中心伏隔核（Nucleus accumbens）裡滿滿的是多巴胺的受體（Receptor）。

我們看到完成運動的人心情都愉快，打完球的孩子精神都亢奮，脾氣都很好。血清素跟我們的情緒和記憶有直接的關聯，很多抗憂鬱症的藥都是阻擋大腦中血清素的回收，使大腦中的血清素多一點；而正腎上腺素跟注意力有直接的關係，它在面對敵人決定該戰或逃時分泌得最多。

第二節 運動完的孩子脾氣好，記憶力和專注力增強

芝加哥附近有一所中學實施「零時體育課」（Zero Hour PE），就是還沒正式上課之前，先叫學生來學校運動，要運動到達最大心跳率或最大攝氧量（氧消耗值）的百分之七十。一開始家長都反對，孩子本來就爬不起來上學了，再去跑幾圈操場豈不一進教室就打瞌睡？結果發現正好相反，**運動完的孩子多巴胺多了，脾氣好了**，在課堂吵架、打架的次數少了，老師不必一直喊「安靜，不要吵」，上課的氣氛就好了；**血清素出來，記憶力增加了**，學習的效果好了，**正腎上腺素使孩子的專注力增強**，所以上課專心，記得快、學得好，學生的表現就提升了，自信心與自尊心也出來了。他們還做了一個實驗，將學生最不喜歡、最頭痛的課，例如數學，排在上午第二節課或下午第八節時上，結果發現上午那組的學習成果比較好，好到兩倍以上。因為上午第二節課剛運動完，神經傳導物質還在大腦裡，但是到下午就已經消耗殆盡了。這些數據開始讓美國的父母看到**運動對孩子學習和行為的幫助**，就不再反對零時體育課了。

現在美國學校推動每天都要有一堂體育課，對我們國三和高三每天要考試的學生來說，一天更是應該要有一、兩堂體育課，以紓解他們的壓力，增加他們的學習效果。我也認為從小就要養成運動中、後補充含高鈣、鎂質礦泉水的習慣，我以前會奇怪西方國家運動員的運動後勁都比我們強，其實就有這一點訣竅。當然也不是只喝礦泉水就有好成績，不過它確實是很好的助力因素，希望國

人懂得此事，特別要供應有礦物質的好水給運動員！

一隻手將拇指和食指圈成O環，一隻手拿純水與礦泉水來比較，請人拉開O環，看那一種狀態下的O環抵抗力比較強。這是種簡易的精微能量測度，讓人們很容易了解、體會那一種產品可以增加後勁。

第三節 體溫達到三十九·六度以上時，癌細胞就會全部死掉

日本石原結實醫師寫的書，常提及「癌細胞怕熱」的觀念，筆者覺得蠻有意思的，把它記下來跟大家分享，也算是我的讀書筆記。石原醫師認為，現在醫學已非常進步，醫師也愈來愈多，癌症卻依然有增無減，其中一個很大的因素，就是現代人普遍體溫低下，**因人體體溫降至三十五度時，正是癌細胞最活躍繁殖的時候；反之，當體溫達到三十九·六度以上時，癌細胞就會全部死掉**。

西洋醫學也已明白癌細胞很怕高溫。癌症是一種從頭到腳都有可能發生的疾病，但心臟、脾臟、小腸（十二指腸）是發生癌症機率較小的器官。那是因為心臟雖只有體重的兩百分之一，卻負責提供九分之一的體溫；脾臟則是紅血球集中的地方（脾臟的功能係破壞老舊的紅血球，將紅血球的血紅素與鐵分離，被分離的鐵可再度被吸收到血液中），同樣屬於高溫器官；而小腸要負責消化，必須經常活動，自然會比較溫熱。從這些事實可知，**癌症並不容易發生在溫度高的器官上**。

人體容易罹癌的器官如食道、肺、胃、大腸、直腸、卵巢、子宮……等都是**中間呈空洞的器官，有空洞的器官，細胞比較少，溫度也比較容易下降，所以相對容易罹癌；至於乳房因突出身體外面，也是溫度比較低的器官，故乳癌發生率也較高**。一旦身體冰冷，血液循環會變差，體內細胞的代

謝也會變差。體溫每下降一度，代謝就會減少約十二％，免疫力也會降低三〇％。通常人體體溫最低的時候，也是死亡率最高的時候，一天當中，凌晨三～五點的體溫最低，這時也是最容易發作氣喘、潰瘍性大腸炎的激烈腹痛、異型狹心症等疾病的時候。

現代人體溫低下的原因大約如下。首先，人體平靜時的體溫約有四分之一來自肌肉，但現代人不像從前的人一樣常走路，也沒有以前的人勤快，用機器取代雙手打掃和洗衣，運動不足的結果，就是體溫降低的一大原因。加上現代人常見壓力問題，壓力一大，腎上腺就會分泌腎上腺素，使血管收縮，造成血液循環不良，長期持續下去，自然會讓體溫降低。一到夏天，多數人整天躲在冷氣房裡，平常又攝取過多造成體質寒涼的食物，都是導致體溫低下的原因。

第四節 提高體溫的方法以運動、泡澡最方便

肌肉約占全身體重的四十五％，是人體最大的器官，所以只要運動，肌肉所產出的熱量就愈大，甚至達到體溫的一半。體溫上升有助於促進新陳代謝，白血球的運作也會活躍，運動過後身體會覺得很輕盈，就連心情都舒爽，主因就是體溫上升，促使體內的廢物和血液中的多餘養分燃燒，甚至被轉換成汗水和尿液排出，以及透過吐氣排出，等於在體內做一次大掃除。**要解決忙碌現代人運動不足的煩惱，最簡單的方式就是「走路」**。

日常生活中溫熱身體最簡單又有效的方法，就是泡澡。採用全身泡在浴缸的入浴法，使水溫幫助擴張血管，促進血液循環，內臟和肌肉得以補充到氧氣和養分，進而促使腎臟和肺排出廢物。但是泡澡時要注意氯氣殘留問題，自來水中殘留氯氣會在加熱時揮發出來，所以浴室空氣流通要好，此外，流體靜力平衡（或稱靜水壓平衡）具有讓肌肉緊實的效果。且這種流體靜力平衡會壓迫血管和淋巴管，促進血液和淋巴液的循環，讓全身代謝跟著活躍起來，尤其位在下半身的腎臟血流也會變好，自然會增加排尿量，改善水毒狀況，進而除去水腫和冰冷現象。**日本人最愛泡澡，長壽其來有自**。

第五節　食用溫熱食物益健康

石原醫師鼓勵大家，平常應食用可溫熱身體的食物如乳酪、蕎麥麵、黑麵包、糙米、魚貝類、根莖類蔬菜、海藻、薑、蒜、蔥、味噌、蘋果、櫻桃、葡萄、黑糖、紅茶……等。至於**想要讓身體溫熱的快速方法，就是喝生薑紅茶**。生薑最大的功效就是溫熱身體，而住在寒冷地區的歐洲人習慣喝紅茶，藉以溫熱身體，如將紅茶加入生薑，就能發揮更大的效果，使身體熱起來。

第六節 Ω三、Ω六油脂與中鏈脂肪酸

前一陣子假油橫行，欺騙全台眾多的消費者，但是來到二〇一三年後，人類集體的意識水平在無意之間已經提升到四D的邊界，在四D的世界時間漸漸變得很快速的流動且不是很線性，所以因果報應變得很快，大家都會發覺近來一些商業、靈修宗教界騙人的假相一一被揭穿，何以如此？乃是時間到了一個振動頻率較高的新世紀，慢慢的，心靈意識的觀念與形上科技會被重視，於是目前一些道場中，虛假偽裝的宗教業者與其令人心生恐懼的操控技倆，負面黑暗的能量難以見容於目前正進入喜悅與光明的高級意識場。宇宙中高階次元四D以上是沒有宗教的，只有真理法則而已，這也是宇宙運作的原理。宗教是三D地球上的人為了管理信眾而設立的組織，但是外部形式卻喧賓奪主，取代了內觀自在的靈性提升課題，結果大型宗教派系組織都成了權利中心或利益集團的政治結構，小規模的宗派常常出現教主為控制信徒而有違法的事件發生。《華嚴經》中提到「忘失菩提心，修任何善法，皆成魔道。」這句話，值得追求靈性進展的理性讀友們深思。

筆者強調細胞膜很重要，是細胞的大腦與天線所在，是以兩層脂肪酸包覆的膜為基礎形成的，最外與最內層是帶有電荷的親水性官能基構成，中間則是由兩部分親油性的脂肪酸構成，細胞膜包覆著細胞像個有韌性的泡泡。如果是極為柔軟又具活力、彈性的膜，其脂肪酸必需較有變化與留些空隙，這部分就必要加入高比例的各種不飽和脂肪酸，科學家認為最適宜。反之，如果細胞膜比較

多的是飽和脂肪酸，就很僵硬而不夠柔軟，硬的東西易脆裂，營養物質也不方便進出，所以一般而言，攝取不飽和的植物性的油脂，比攝取飽和的動物性油脂對細胞膜有利。

人的腦部約有百分之六十是脂肪，如果腦子滿是塑膠形式的反式脂肪酸，腦袋就會控庫力（Concrete）凝固不通了！

大腦，是意識的光體與肉體間，負責轉譯指令的CPU（運算指揮中心），該器官的構造如果極端優良，特別是腦神經細胞的最外表層，這一層細胞膜的構造成分很好，**有高比例的Ω脂肪酸，讓膜的運作達到最佳狀態**，也就代表大腦接收與傳遞信息指令的效率一定特別好！笨蛋會變聰明，聰明會變天才。這麼好康的事一定要告訴讀者。那麼，要如何攝取這麼好的不飽和油脂呢？

我曾用光子密碼測德國有機產品的亞麻籽油，光子能量都在九九·三以上，因其含有高比例的Ω脂肪酸。另外，富含二十碳五烯酸EPA、二十二碳六烯酸DHA的沙丁魚、鮭魚或深海魚的眼窩油、合法製作的海豹油，也有很多Ω脂肪酸。古人都說愛吃魚眼窩的小孩較聰明，除了蛋白質豐富外，Ω脂肪酸也有很大的功勞。富含Ω脂肪酸的油有消炎作用，也能降膽固醇、清血，並減少糖尿病的發生。

至於Ω六脂肪酸也很重要，同樣是多元不飽和脂肪酸，玉米油、葵花油、蔬菜油等含量多。只是這種油的攝取量，比例上不宜高過Ω三太多，因為Ω六脂肪酸與前列腺素有關，易引起發炎反應，這點讀者可參考坊間一些營養刊物，了解Ω三與Ω六在各式各樣食用油的比例，說法很多。目前我們食用比例幾乎是一比十，但我認為**Ω三與Ω六食用比例最好是一比一，再差也不要高於一比四**，這樣才能有益腦神經，IQ也會因此提高，視網膜比較健康，過敏體質也會改善。

還有一點必須給讀者了解，市面上銷售的「魚肝油」和「魚眼窩油」、「魚油」是截然不同的東西。前者「魚肝油」是補充油溶性維生素A、D、E、K等為主，服用量要有限制，以免累積過量會中毒，後面兩者才是補充EPA、DHA等Ω三脂肪酸的產品。這種天然Ω三油性物質最大的效用是能夠激活腦部細胞，增強大腦記憶力和思維能力，對防止記憶力衰退、膽固醇增高、高血壓等多種疾病大有裨益。但孕婦或等待開刀者須要與醫師先討論，因為它會影響血液凝固的速度。歐洲EU標準就嚴格規定魚眼窩油中殘留的有機氯（多氯聯苯PCBs、六氯苯HCB、DDT、DDD、DDE）與重金屬（砷、鎘、汞、鉛）及戴奧辛（Dioxins）這些東西的最高含量，單位都是達PPB（十億分之一）等級。光子密碼檢測的頻譜中，也可找到這些有毒污染物的共振碼，我常常拿它們來比較油溶性營養補充品中，容易被環境污染的這一些負面能量。

在現代食品中，最要不得的是吃到反式脂肪酸。食用油脂業者，為了讓容易氧化變壞的一些不飽和植物油能夠久久儲藏不會氧化酸臭壞掉，就在油中加入氫分子，讓其中較不穩定的不飽和雙鍵，變成穩定的飽和鍵；但這個氫化作用可造成以前想都想不到的危險。長鏈的脂肪酸中，原本相鄰的氫原子，在同一側的是順式（Cis），加氫化反應後卻跑到對面變成反側，所以稱這種氫化油叫反式（Trans）。

反式脂肪酸會造成危險的原因，是這**氫化的油脂為人工合成，類似塑膠性油（Plastic fat），人體酵素多不認識它，是不易被身體利用與分解的東西，長期累積留在身體裡，變成無法化解的垃圾**。因此，許多國家現在禁止使用於食品裡，只是已經太晚了！

六年前我曾拿塗抹麵包的「瑪加琳」（Magarine）這種氫化油，測其光子能量的結果讓我嚇一跳，光子能量竟然只有八十二，遠遠達不到及格的九十八（六成）。肉體的光子能量低於九〇（對數換算成百分比，光子能量九〇時只剩一〇%的生物能），就已明顯有症狀出現，如果長期食用此低光子能量的植物氫化油真的很不適宜。反而一般人認為不健康的動物性天然牛油（Butter，紐西蘭產），我檢測起來光子能量竟然還有九十六，是尚可接受的。為了口感，抹在麵包上吃較順口，吃動物性飽和脂肪酸雖不滿意，但還算安全；自此，我寧可放棄植物性的氫化油脂，甘願與家人一起用動物性的 Butter 來塗抹麵包。

起初家人還覺得很奇怪，說我是怪胎！現在真相大白，歐美日各國在二〇〇七年起，都限制反式脂肪的使用範圍，但為時已晚，讓很多人受害！有些麵包店為了讓麵包表面有光澤，會抹上一層酥油，如果它是氫化油，那就是「中看不中吃」了！消費者有待教育的資訊還很多。素食的讀者如果為了不沾葷而用氫化植物油，當心自己心臟血管毛病會因此嚴重起來，又倘若下腹部油脂老是甩不掉，就趕緊換換食用油品牌吧。

我藉著光子密碼儀的應用，杜絕了很多不必要的有害食品。我曾關心出家人飲食，若已經全素，還得到動脈粥狀化、硬化、心肌梗塞，或肥胖無法減重，可要注意是否用太多**氫化沙拉油**，同時食物缺乏維生素類，如果再加上體內抗氧化劑不夠，自由基就容易破壞血管的內面細胞膜，壞的膽固醇於是卡在血管、皮下組織中，未能清理出來。當這些徵兆出來，就要趕緊更改原使用的油脂，換成不飽和的植物油，也就是放在冰箱中不會結凍的油，持之以恆，以便逐漸更換體內的不良脂肪組織。富含不飽和脂肪酸的油類，適合涼拌沙拉、沾醬、冷盤等使用。Ω九的橄欖油是單元不飽和脂肪酸的好油，芥子油與酪梨油也不錯，都可降低不好的低密度膽固醇ＬＤＬ，尤其是**特級冷初榨**（Extra Virginal）橄欖油，光子能量都很高，有豐富的各種植化素、維生素與礦物質，生菜沙拉淋上它們是極健康的保健食譜；但它不適於油炸，反而易氧化變味酸敗。

油炸就要用棕櫚油、椰子油、牛油、豬油等這類飽和油脂，但用過一段時間氧化酸敗了顏色變深就要淘汰。有些人怕膽固醇高就避免吃油脂，但膽固醇過低也很危險，這種人容易憂鬱，自殺傾向很高。米糠油又稱為玄米油，也是很好的油，台灣因為發生多氯聯苯汙染事件，現在很少人敢用。其實，米糠油穩定，發煙點高，適合高溫油炸，又含富穀維素（Gamma-Oryzanol）、天然維生素E等，能降膽固醇，保護腸黏膜，是很好的食用油。總之，用油要用得巧，還是要參考一些較新的書籍，營養學進步快速，舊觀念也要更改過來。至於亞麻籽油，也能降膽固醇，惟需注意發煙點較低，只適合涼拌。

椰子油與豬油向來被歸類為飽和脂肪多，是對身體不好的食用油，但近來一些研究與報導卻指出，椰子油含有特殊的中鏈脂肪酸，豬油的單元不飽和脂肪酸（油酸）比例在動物性油脂中也很高，這兩種油好像沒有原以為的差。椰子油的脂肪酸組成相當微妙，它特殊的中鏈脂肪酸（又稱月桂酸）較易被人體吸收，不易形成脂肪囤積體內，相較於其他食用油主要是長鏈脂肪酸，是椰子油與其他油脂最大的差異。長鏈脂肪酸因組成的碳分子較長，需要先分解才能吸收，而中鏈脂肪酸的碳分子較短，可以直接進到體內，反而長鏈脂肪酸較容易形成脂肪，堆積在人體內。

美國國家衛生研究院學者維屈博士（Richard Veech）發現，中鏈脂肪酸所產生的酮體能直接供給大腦能量，並延緩阿茲海默症惡化，所以椰子油算是不錯的好油。唯一要擔心的是農藥殘留問題，熱帶地區常常有濫用農藥、除草劑的問題，還有為了保存方便，混入反式脂肪，或者添加ＢＨＡ抗氧化劑，那就有害身體了，所以出廠公司的品管與商譽是消費者要留意的地方。

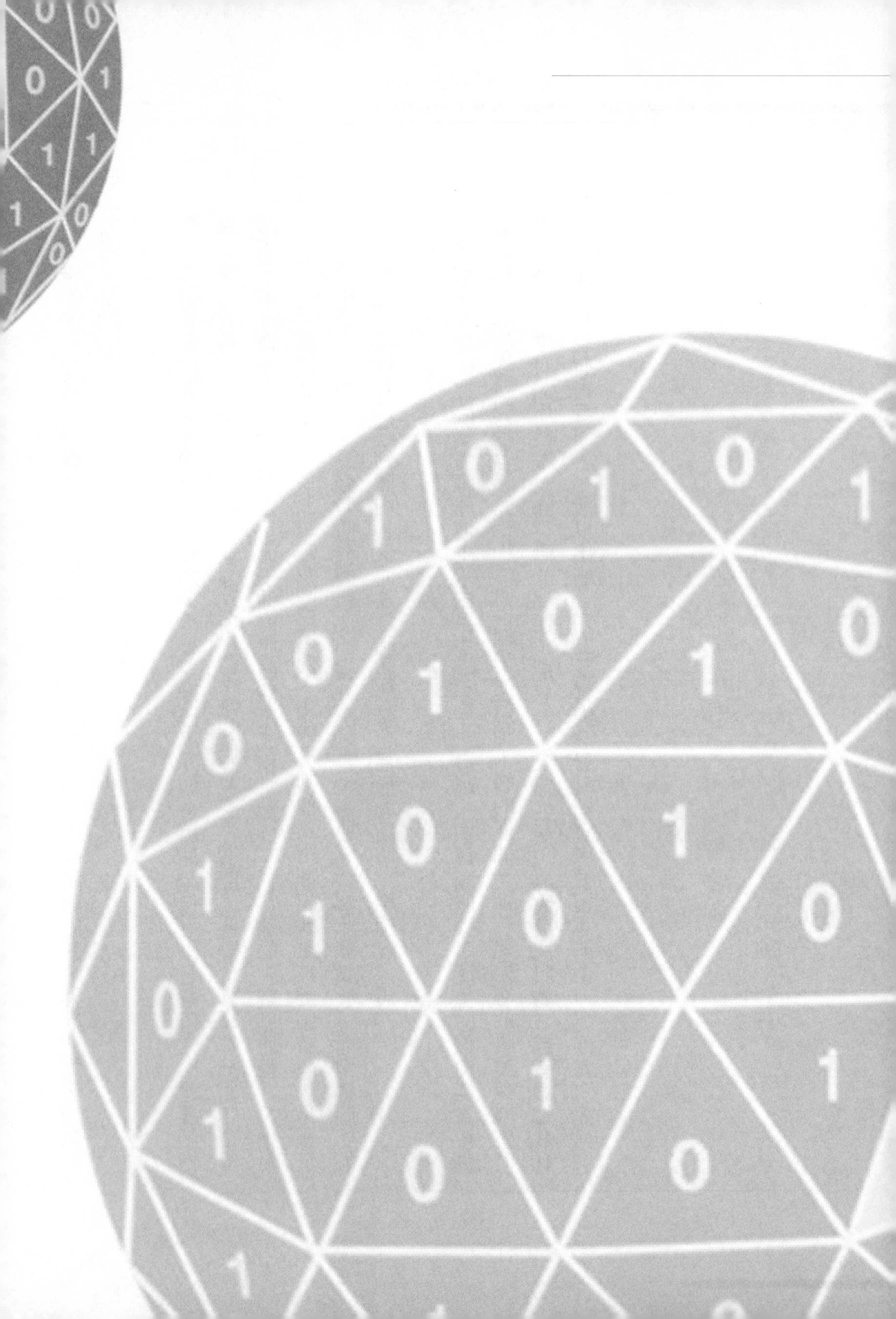

第二十一章

最強簡易養身法寶，喝天然湧出的高能量礦泉水

宇宙中恆星系內擁有水資源的行星，是孕育肉體（Physical Body）生命系統運作主要的環境。以太陽系來說，除了地球以外，**探索有無生命的指標就是水了**。探索宇宙太空間有關水的問題，是宇宙水文學的範圍；而探索太陽系內行星如地球、火星等內行星與外行星如木星、土星等水的問題，則屬行星水文學的範圍。火星南北極區如果真能發現地下水的存在，要找到火星生物就有極大的機率（最近ＮＡＳＡ已經公布火星極區確實有水的跡象）。土星的土衛二號、四號泰坦衛星，以及木星的三、四、五號衛星也有可能蘊藏大量的地下水，是目前太空船進行探勘的熱門星球。人類要發展星際活動，首先得找到水源，有水的星球就是星際旅行航道中的綠洲。

科學

灼熱銀河を覆う氷ガス

冷たい氷に覆われた灼熱銀河の存在が、宇宙航空研究開発機構（ＪＡＸＡ）の赤外線天文衛星「あかり」による観測で明らかになった。この銀河は、地球から約５億５０００万光年離れたおおぐま座の「ＵＧＣ０５１０１」。中心には太陽の質量の１００万倍を超える巨大ブラックホールがあるとみられていたが、厚い星間ガスで遮られた中心部の様子は、従来の観測ではほとんど分かっていなかった。

星間ガスに対する透過力が高い赤外線観測の結果、中心付近に５００度を超す一酸化炭素ガスの層があり、銀河全体はマイナス２００度以下の氷の分子ガスに覆われていることが分かった。ブラックホールに物質が落ち込むときに放射されるエネルギーで一酸化炭素などの分子ガスが高温になったと推定される。ＪＡＸＡの中川貴雄教授は「高温の分子ガスの存在は観測前から予想されていたが、極低温のガスが銀河全体を覆っていることは予想外だった」と話している。（中本哲也）

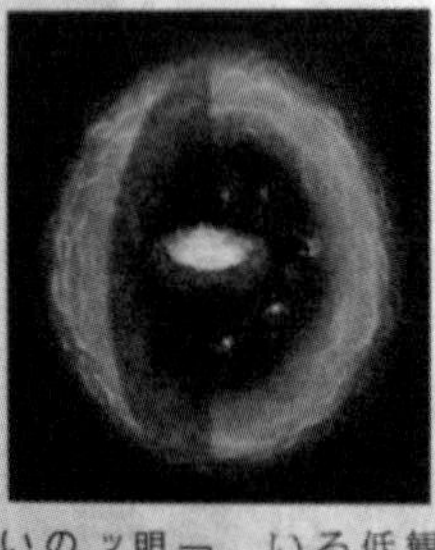

「ＵＧＣ０５１０１」の想像図。明るい高温ガスの中心に巨大ブラックホールがあり、全体が極低温の氷分子（青い部分）に覆われている　（ＪＡＸＡ提供）

地球，是宇宙中最漂亮、最豐盛的綠洲。地球上的水，百分之九十七是海中的鹽水，百分之二．一是南北兩極的冰山融水，只有〇．八四的淡水供人類飲用；水實在很少，再浪費或污染就會壓縮人類存活的空間了。水是地球上公認最為珍貴的質源，地質學家認為它是地球在形成時，就由自己本身所含有的氫與氧分子以化學結合而出現新的水分子化合物。然而近年來，天文學家藉著架設在太空軌道的巨型哈伯望遠鏡所攝錄的影像卻發現，**地球的水有很大部分是外太空藉由彗星等星際間大型運輸工具，陸續帶進地球來的**；銀河系的外圍，也發現是由冰的結晶包圍著（如右圖）。星際的非晶型冰雪由外太空先進入大氣層，氣化後再形成雲霧，然後落到地面，與原有的地球水融合，進而一再與全地球的水在生物圈循環不已。近年來，一些生物學者也確認了地球的原始生命，應該是由外太空跟隨彗星或隕石來到地球，再陸續演化成今日的生態體系。

第一節 世界七大長壽村皆擁有優質水源，富含有利人體之礦物質

世界的七大長壽村以百歲人瑞眾多而聞名，分別為厄瓜多爾的維爾卡旺巴、原名香格里拉的洪札區、高加索西南方的拘卓爾村、巴基斯坦的罕薩、格魯吉爾的阿布哈吉亞、新疆的阿克蘇與和田區、廣西巴馬。

清新的自然環境是村民長壽原因之一，特別是擁有優質的水源，其中富含各種有利於人體之礦物質；主要**宏量元素含鈣、鎂、鉀、鈉、磷、硫等，另外微量元素的矽、鋅、鍺、錳、硒、鉻、釩、鈷、鉬等可防止糖尿病及心臟動脈硬化，有益健康長壽**。含有這些微量元素的水，其物性與一般水也不一樣，其表面張力低滲透力強。筆者有幸經由黃啟覞兄取得巴馬的兩種礦泉水，以光子密碼分析其微量元素豐富，水的能量極佳。鎂元素的缺乏，會造成新陳代謝極大的缺陷，因為鎂離子參與約七百種酵素的輔助因子，人體蛋白質中有三千七百五十一個鎂元素的受體（Receptor）。

這些微量元素，其實是經過宇宙中無數次的星系融合、超新星爆炸後，才能出現的產物，非常珍貴。所以有生命現象的人體，其實是宇宙間各種能量融合凝聚出來的活生生肉體，特別是微量元素主導生命運作的蛋白質酵素所有催化作用，內行人才能體會其價值。

微量元素是酵素作業車輛的駕駛員，自由基的清道夫就是我們體內的SOD（超氧化歧化酶）、過氧化氫酶、谷胱甘肽去氧化酶等酵素系統的物質。物質細胞體藉由充足的營養補充，可以維持這套系統的正常運作；但隨著年齡的增長，這些酵素的抗氧化能力會逐漸衰退。而鋅、硒、銅、錳、鐵等微量礦物質，是抗氧化酵素的核心元素，稱為輔助因子，也容易缺乏；我們可以在全穀類、海產、豆類、蔬菜水果等天然新鮮的食物中攝取到這些微量礦物。豆類五穀類不可生食，它們有很多天然酵素抑制物，其植酸（Phytic Acid），更會干擾腸子對很多礦物質的吸收。

因為環境的污染與土壤受酸雨的影響，目前食物內微量元素的含量，比起六十年前少了一半以上。因此我個人認為還是需要另外補充一些，當然，我會先查個人對此微量元素的「光子能量」共振幅度夠不夠。離子態的微量元素才利於吸收，低於九十七表示體內元素的濃度含量已經少於一半，這時就有補充的必要。反之若高於九十八表示其飲食中已經有適當的來源，要保持下去。有些產品標榜含所有微量元素，測其光子能量卻很低，因為它缺乏生物相容活性與離子態，效果就顯不出來了。

第二節 氣輪運作需高能量水質來支援

義大利米蘭的核能物理所研究員朱里安諾．普雷帕拉塔與艾米里歐．朱迪啟在《物理評論快報》提出的論文指出：「水分子會生成相干域，和雷射作用很接近，當附近出現其他分子，這類具有單一波長的水分子似乎會收到通知，只要周圍出現帶電分子，它們便往往要極性化，就是把該分子的頻率儲存起來，並攜帶同行。」**水分子像是錄音機，能夠銘印攜帶信息，不論原始分子是否仍然留在原處也不受影響。水不只能發送信號，還能擴大信號。**

水是將大宇宙意識海洋的訊息帶到世界來的傳訊者。由於人的脊髓液水分比例高達九十九%，這部分是人體內瑜珈練氣時所謂七個氣輪（Chakra）發動螺旋（Vortex）運作的所在，飲用能量高的礦泉水，喝進去的不只是水分子，而是其中所負載的「零點場」宇宙訊息波動能量，能使體內各氣輪間的運行通暢無阻。**只要氣旺人就會旺起來，免疫抵抗力強旺，百病當然不易發生，精神旺做事效率就高，最厲害的是強化直覺感應能力，比別人早一步到位，**幸運當然長相左右。俄國科學家將水經過渦輪加壓，形成撓場效應，發現整個水質的能量就會提升改變。

而水的氧化還原電位差也跟水的品質非常有關係，越低對人體吸收利用越好，理想的範圍是負一〇〇到正一〇〇毫伏特，像都會區自來水都太高，從五〇〇～六五〇毫伏特都有，礦泉水較低，從五〇～三〇〇毫伏特，健康細胞的外液是正二五〇毫伏特左右，呈現酸性，內液是負二五〇毫伏特左右呈現鹼性，腸中的細菌可將水降到負二五〇毫伏特，因為**負電位下的細胞才會產生自我修復能力；也就是說，在適當鹼性下人體自癒力才會發揮出來。**

好的泉水能夠幫人治病，被稱為神仙靈水，就是因為這些水分子中，含有極為重要有益礦物質的微量元素，因此含有極高的光子能量，具備很好的波動頻率，能啟發人體中自己痊癒的機制，同時體內氣輪與光體都因此而提升其能階，所以製造供應高能量的好水，會讓喝到的人獲得許多意想不到的好處！

如果飲用水的光子能量低於九十，也就是只剩一成的能量；身體毛病會一直增加，為什麼會這樣呢？由於人類追求經濟成長，對地球開發過度，造成環境嚴重污染而有此惡果。筆者數次採取台北自來水檢測（中山區），波動能量在七十四～七十七間，平均只達七十六・四，幾乎是一灘毫無生機的水而已（一％不到）。從淨水處理場，到輸送管線是否鉛汙染、樓頂水塔衛生等通通需檢討，所以台灣地區濾水器幾乎是家家必備飲用水的保健器材。反觀筆者取樣測試溫哥華自來水，光子能量達九十八・八，新加坡自來水也有九十五・一，都很好。美國加州舊金山友人帶回樣品測試，也只有八十九・二；而日本東京都自來水雖號稱可以生飲，我取樣自幾家大飯店，平均光子能量也只有八十二左右，這點可以提供注重養生且愛旅遊的讀友參考。

第三節 簡單的說有六種水不能喝

現在，全球大部分地下水、井水的品質都有問題；舉先進的美國為例，該國衛生單位曾在一九七一年至一九八五年間，追蹤調查各城市自來水的供應系統，發現了二一〇〇種不同的有害化學物質（包括使腦部受損的鉛），都可以在飲水裡檢驗出來。世界衛生組織也認為，**全世界八十％以上的疾病，都跟水源不潔有直接的關係。**這六種水是：

一、生水：生水有各種各樣對人體有害的細菌、病毒和人畜共患的寄生蟲。喝了生水，很容易引起急性胃腸炎、病毒性肝炎、傷寒、痢疾及寄生蟲感染。特別是現今大小河道、水庫、井水都不同程度地遭受工廠廢液、生活廢水、農藥殘餘等污染，喝生水更易引起疾病。

二、老化水：俗稱「死水」，也就是長時間貯存不動的水。常飲這種水，對未成年人來說，會使細胞新陳代謝明顯減慢，影響身體生長發育；中老年人則會加速衰老。許多地方食道癌、胃癌發病率日益增高，據醫學家們研究，可能與長期飲用老化水有關。相關資料表明，老化水中的有毒物質，也隨著貯存時間增加而增加。

三、千滾水：千滾水就是在爐上沸騰了一夜或很長時間的水，還有電熱水瓶中反覆煮沸的水。

這種水因煮過久，水中不發揮性物質，如鈣、鎂等重金屬成分和亞硝酸鹽含量很高。久飲這種水，會干擾人的胃腸功能，出現暫時腹瀉、腹脹；有毒的亞硝酸鹽，還會造成機體缺氧，嚴重者會昏迷驚厥，甚至死亡。

四、蒸鍋水：蒸鍋水就是蒸饅頭等剩鍋水，特別是經過多次反覆使用的蒸鍋水，亞硝酸鹽濃度很高。常飲這種水，或用這種水熬稀飯，會引起亞硝酸鹽中毒；而水垢經常隨水進入人體，還會引起消化、神經、泌尿和造血系統病變，甚至早衰。

五、未煮開的水：人們飲用的自來水，都是經氯化消毒滅菌處理過的。氯處理過的水中可分離出十三種有害物質，其中鹵化烴、氯仿還具有致癌、致畸作用。當水溫達到九十℃時，鹵代烴含量由原來的每公斤五十三微克上升到一七七微克，超過國家飲用水衛生標準的兩倍。專家指出，飲未煮沸的水，患膀胱癌、直腸癌的可能性增加二十一％～三十八％。當水溫達到一〇〇℃，這兩種有害物質會隨蒸氣蒸發而大大減少，如繼續沸騰三分鐘，則飲用安全。

六、重新煮開的水：有人習慣把熱水瓶中的剩餘溫開水，重新燒開再飲，目的是節水、節煤（氣）、節時。但這種「節約」不足取。因為水燒了又燒，使水分再次蒸發，亞硝酸鹽濃度會升高，常喝這種水，亞硝酸鹽會在體內積聚，引起中毒。中央研究院許靖華院士，二〇一六年提出含亞硝酸的水，是致癌物質的重大原因，亞硝酸鹽會活化「癌幹細胞」從冬眠下復出。

原水沒有經過特別處理，一般只能做工業用途，我們要飲用的水，除了自來水場供應的水以外，差不多要到超市買礦泉水來飲用。當然，也有一些水處理公司，將處理過的飲用水包裝成桶送到用戶手上。有了這些供應來源，是不是喝水就安全了呢？這些水是否更能送給我們生命裡最珍貴的光子能量呢？

由於現代醫學漸漸走向全相式（Holographic）發展，了解水的品質有更深的內容。**水能夠記憶，能夠儲存與傳遞光量子的資訊；最有用的是，它儲藏了宇宙深處源源不絕供應而來的「光子生命力」**，藉由量子共振電子儀器的評量，我們可以用光子能量來表示水中能量的好壞。

第四節　好水結晶美，神水超甘甜

水是生命現象產生活動的主要介質，沒有水就無法進行生物化學反應，能量也無法藉電子傳遞鏈來形成生物能量電池ATP。我們可以說，沒有水就沒有物質形態的生命活動現象存在；**因此水才是地球的珍奇寶貝**，但我們並未真正的了解它的底細！我們以往一直以單純物質的角度來觀察它，現在我要從另一方面，即量子波動能量的角度來解說它在人體扮演的角色！

從物質的角度來看，成年人的身體中，水分就占了百分之六十五左右，依年齡由小而大遞減。胎兒期的水分約占百分之九十，未斷奶的嬰兒水分占百分之八十，成年人水分在百分之六十到七十之間，老年人水分會降至百分之五十到六十間。人體組織中，腦髓的水分占百分之九十九，淋巴腺水分有百分之九十四，連骨骼也有百分之五十是水分。生命的活力就是水分比例喪失的快與慢，可以代表每個人喝進去的水夠不夠或是否乾淨，身體健康與活力與此關係最密切。從意識能量的方面來說，每天喝進體內的水，其精微能量（Subtle energy）如果太低，那你的「氣」——生命能量就會很差！

日本江本勝先生以其特殊的冷凍步驟，拍攝了零下五℃時，貼有各式各樣文字標籤或放在不同音樂形式來源之瓶中水的結晶形狀，發現貼上正面意識的文字（如感謝、幸福）與聽古典樂曲（巴哈或莫札特作品）的水，其冷凍結晶的相片是對稱美麗的六角型結晶；相反的，則是混亂、無定形的破碎晶形，其強烈對比的相片影像，讓大家欣賞並體會到「水」對意識與能量會產生明顯感覺，且能具體反應，它是記憶意識能量的載體！

飲用水的光子能量，低於八十（只剩一%能量）是不怕死的人喝的，八十到九十（一〇%以下能量）之間長期飲用有害身體，九十到九十五（約二〇～三〇%）的能量是不上不下，不喝白不喝，至於九十五到九十八（三〇～六〇%）的能量就屬於勉強稱得上不錯的飲用水質，九十八（六十三%）以上的是好水啦！九十九（八〇%）以上就屬於神仙加持的極佳水質，九十九．五～一〇〇（約九十%以上）是人間極品，可遇不可求！

飲用能量高的穴場湧出的所謂龍泉神水，喝到的不只是H_2O，而是其中地靈穴場所存放的好訊息波動能量。有些好泉水能夠治病，被稱為神仙靈水，就是它們含有極高的乙太能量，讓喝的人獲得意想不到的好處！通常好穴都會伴隨好泉水湧出，這些泉水會吸收穴場所匯聚的生命能量，因此嘗起來甘甜順口，是天賜的甘露靈水。而一天中最棒的出泉時刻是黎明時分，白天地氣會升起於土膚之表，夜間則下沉到地層中，容易被吸附於泉水中，黎明前一刻的泉水是吸收地靈能量最多也是它最值得收藏保存的時間。筆者最近發現，當水中的微量元素很豐富均勻時，保持能量更持久，喝起來更是爽朗順口。

最近市面出現一些標榜可以製造「能量水」的電磁儀器，通常是加入稀土元素作成遠紅外線發射儀器，改變水分子振動。有些人用味覺感知變化，但是業者對真正的氣、能量並不是很清楚，「能量水」不是只有打破水分子聚集的團塊，形成小分子簇的架構或是呈現鹼性離子化這些化學層面的改變。為了保護讀者有飲用好水的知識與權益，我再次嘮叨說明：水分子是個極佳運輸載具，它的分子內部所搭載的乘客與貨品是「精微能量」、「極微波動」、「意識思維」、「光子密碼」、「訊息場情報」這些很精緻的情報信息，只是其水溶液必須具備微量元素電離子，才能有效作為精微能量的記憶體。

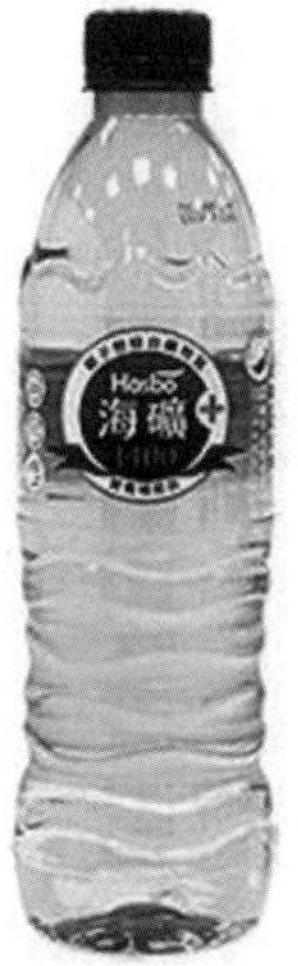

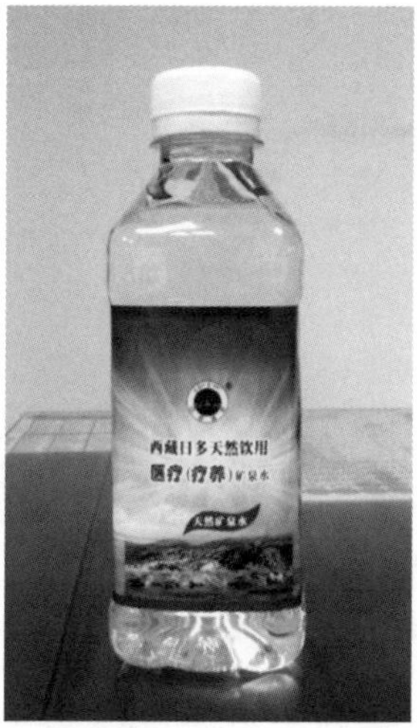

筆者落筆至此，在本書末頁附錄的礦泉水能量排行榜中突然發現一個天地間絕妙組合（絕沒收廠商廣告費），就是將光子能量世界排行第三高，**從花蓮六六二米深海抽取的「海礦一四〇〇」深層海水與世界排行第五高的中國西藏「日多天然礦泉水」（許美琍老師帶回）一起混合來飲用，那可就叫「地球之天地能量大補丸礦泉水」**了。一個是抽取自地球最深的馬里亞納深海溝流過來的深層水，一個是從地球最高冰川融化經岩層過濾而湧出的高原溫泉水，它們的礦物質組成與所含攝的精微能量各有所長，如此的天作之合，誠然妙哉妙哉。

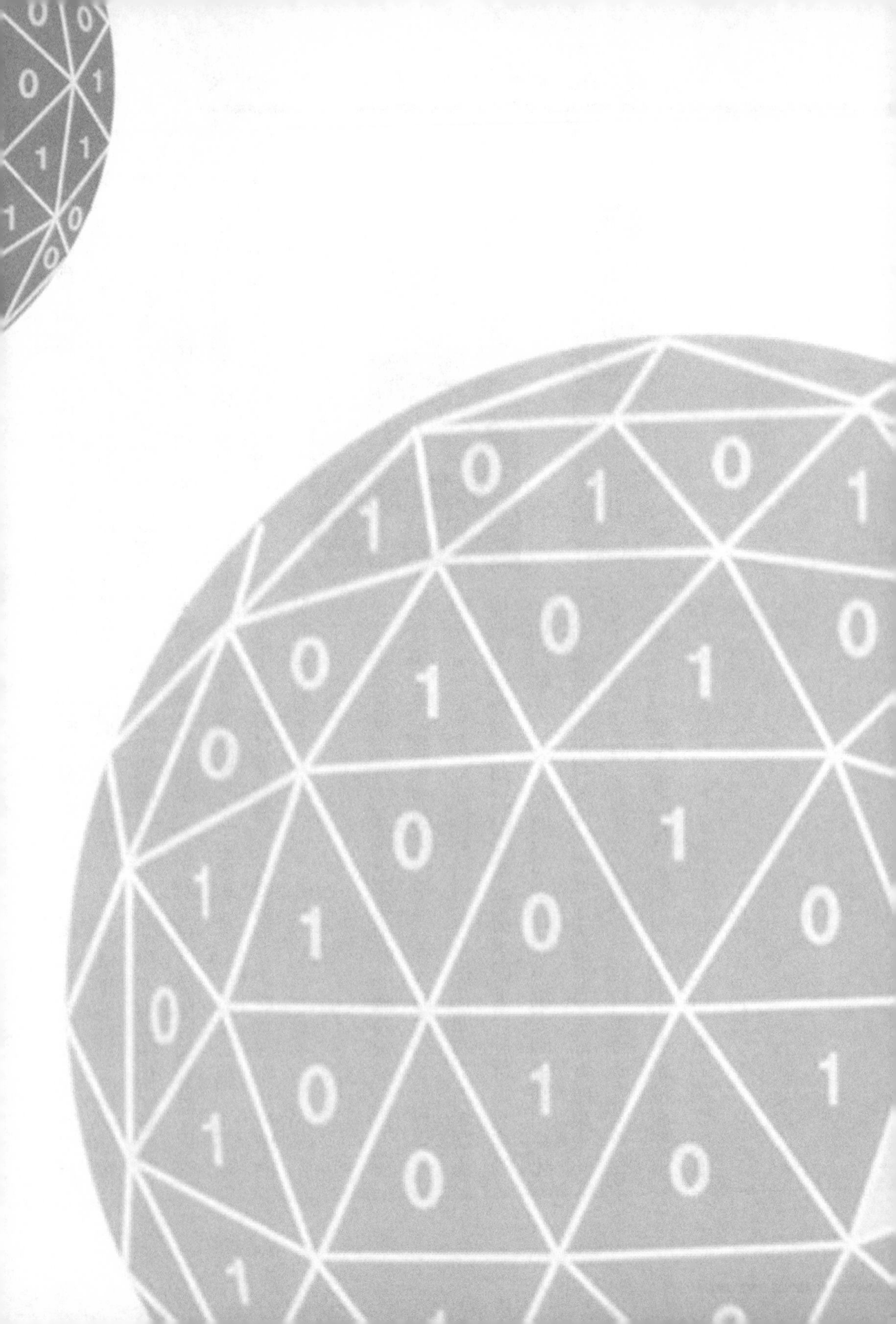

第二十二章

TM氣輪展示現場即時秀紀實

第一節 筆者親身體驗超時空網路偵測儀的探浪者 TimeWaver 裝置

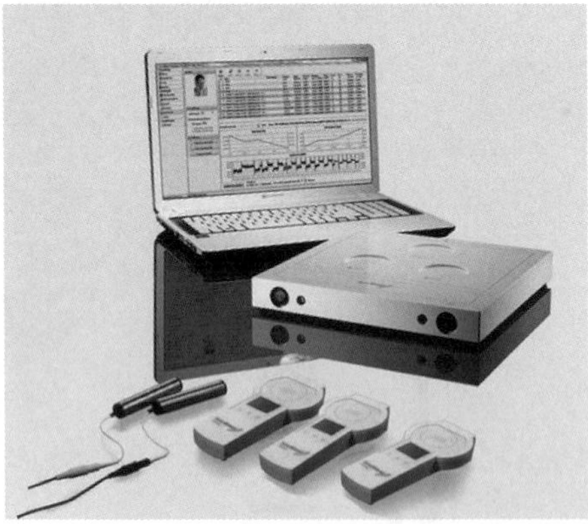

上圖是架構起連繫人間與高次元信息場網路的「探浪者 TimeWaver」裝置，筆者所親身體驗的這章內容，就是由新加坡好友 Arthur 大哥與來自瑞士的 Guido 大師兩位專家利用它透過宇宙時空網路，即時展現反應筆者個人當下氣輪變化結果（只算是其中一小部分功能）。該儀器原理是將物質、空間、時間、密度、(ESF) 氣、能量控制水平等，置於密度一～六次元的範圍，歸納在能量圈 (Energy Room)；而密度七～八次元的 (GIF) 全球訊息場；加上密度九～十二次元的心智場，則歸為意識圈 (Consciousness Room)。TimeWaver 儀器可以轉譯 ESF、GIF 等精微能量信息，變成眼睛可以看見的圖文。以上，也就是歐文．拉茲洛 Ervin Laszlo's 所提出的第五場域 fifth field，他也稱此為Ψ (PSI) 的領域，藉此可以解釋量子物理學中，出現的各式各樣異常現象。

領導設計出這個殊勝儀器的是馬克士．施米可（Marcus Schmieke）本人，於二〇一六年四月中

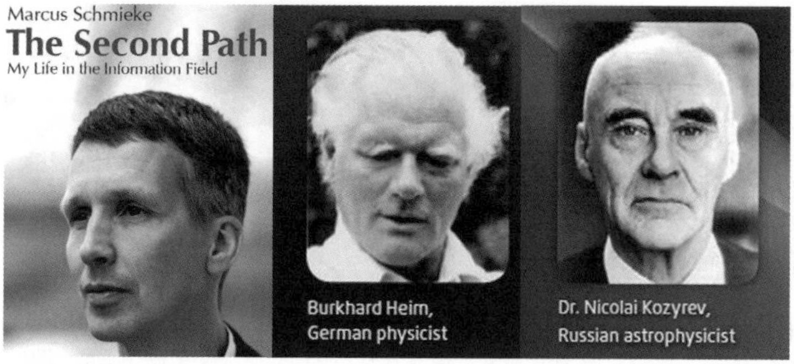
Marcus Schmieke
The Second Path
My Life in the Information Field
Burkhard Heim,
German physicist
Dr. Nicolai Kozyrev,
Russian astrophysicist

句，接受中華生命電磁科學學會邀請，將其一生中第一次超過印度的遠東演講之行，獻給台灣，現場由樓宇偉博士即席翻譯，極為難能可貴。其自傳，《第二路徑》亦將譯成中文，讓讀友更進一步了解這種超越時空的光量子儀器是如何研發出來的。施米可本身是天才鋼琴音樂家、西洋棋士冠軍、印度吠陀修道院修士，他寫了八本有關吠陀風水的教材，是歐洲目前設計吠陀風水的大師。他累積多年的形上哲學與物理學深入研究，發願領導一個團隊，開發一種能夠解決現代人真正疾病根源的儀器，其設計的基礎是依據德國頂尖物理學家被稱為德國的霍金和愛因斯坦第二的布克哈德．海姆（Burkhaed Heim）博士所發表的「意識信息場理論」，還有應用俄國尼古拉．科濟列夫（Nicolai Kozyrev）博士發明的可以跨越時空場的「特殊半透鏡」，融合兩者之理論與發明的裝置，終於創造出這款能夠破解生命量子訊息場的時空波 TimeWaver 解碼儀器。目前，他更開發一套實驗計畫，就是要**抓取心智的單一量子化電子，證明心念能夠影響物質，而改寫物理教科書的基本原理。**

時空波 TimeWaver 儀器中，也納入 Dr. Nuno Nina 醫師發現的約**二十萬筆人體細胞間通訊的頻率**，用來評量與調校身體微細能量的穩定與平衡。最新還開發出能夠輔助企業經營，讓經營者取得大宇宙「信息場」的內容，預先獲得先機，真是殊勝無比的神器呀！

布克哈德．海姆博士的理論，對重力子與超光速的理論物理著墨甚多，並明**確認定已知的宇宙是十二次元，人的生命活動最高可達到第六次元**（少數人之振動頻率已達天界），這個範圍，又稱為明科夫斯基空間（Minkowski Space）如本書第一章第五節，本多夫所提出的人類的意識振動頻譜，少數人意識可以觸及第六次元時空。第七次元起是全球信息場，代表意識的覺察，第八次元是高階全球信息場，代表無條件的愛，而第九次元是純粹的「道」，是輪迴的靈魂駐紮原鄉，第十次元是指神聖和諧之處，第十一次元是神聖之光，第十二次元是成為「一、神」的終極靈魂源頭。而海姆博士認為每個人真正的「高我」位於第九以上更高次元，透過訊息場給物質體大腦下指令來進行活動，（筆者則認為高我無分別心，此處是指小我意識起心動念的妄想，真妄合和，形成七轉識下指令讓大腦活動）。

透過 TimeWaver 儀器可以穿越到七次元以上的高次元信息場，此第七到第十二次元稱為「科濟列夫次元」，第七與第八次元是「信息場區域」，此區域只能由科氏半透鏡的光子才能進入。第九到第十二次元則稱之為「心智背景空間」；經由科濟列夫半透鏡的裝置，藉由同步共振，讓信息場的資料直接切入肉眼可視的可見光頻譜區來展示與彰顯其內容。

布克哈德．海姆博士講的「信息場」是甚麼呢？它累積了宇宙萬事萬物的種種訊息，更與萬事萬物的運作相互關聯，而且是「同步」遍及所有的時間、空間，並且連接過去、現在、未來可能發生的一切事件，它也是訊息彼此交換的平台。最早提出 Field of Information 信息場觀念的是厄文・拉旭羅，呼應了古代梵學「阿卡希記錄」的說法，從太初以來人間一切事件、活動、思想、感覺等通通鉅細靡遺寄存於此檔案中，西方則稱此為「生命之書 Book of Life」或「生命簿」，心理學大師榮格（Carl Jung）則稱此為「集體無意識 Collective Unconsciousness」，法國哲學家德日進（Teilhard de Chardin）稱此為「智域 Noosphere」，美國生物學者魯帕・謝爾德克引喻此為「形態發生場 Morphogenetic Fields」。

宇宙中的所有事物，無論是量子還是星系，都存在於量子真空的能量海中。如果沒有事物，量子真空就處於基態未被擾動。出現了任何事與物，就會擾動它，**擾動在真空能量海中就開始製造波浪，它類似一個小石子或一艘船在池塘中或海洋中製造出波浪一樣。這些波浪會從產生的起點高外擴散，從而與其他波相互作用。干涉波圖樣顯示了產生這些波的擾動的軌跡；更嚴格地講，它們攜帶了有關這個引起擾動事物的信息。**這些信息在擾動形式中被攜帶著擴散：它們在整個干涉波圖樣中傳播，並能在任何一點都被讀出。我們可以透過具有傳統全息圖的經驗就可以解讀之。

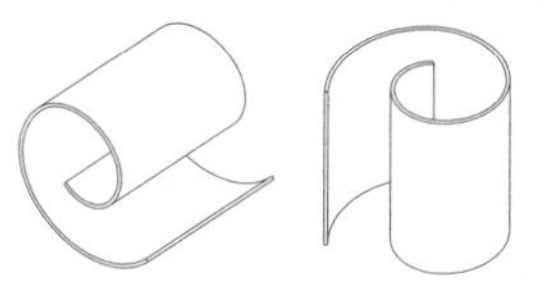

科濟列夫鋁合金半透鏡

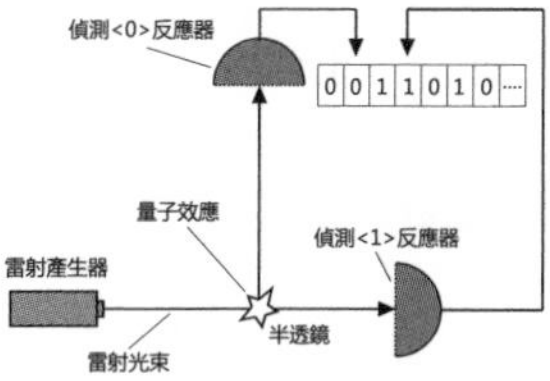

光子掃描GIF全球信息場機構圖

461頁

在 TimeWaver 裝置中就有兩個小的科濟列夫半透鏡來觀測掃描信息場，本來它的尺寸很龐大是二點五公尺的尺寸（如上圖），現在技術進步將它縮小到六公分大小，這個裝置機構像人的大腦通過反射鏡反射形成「〇與一」數位的位元，數十年的實驗證實這個類似大腦裝置，在掃瞄中可以取得 G I

F全球訊息場的訊息；另以二極管的兩個噪音產生器產生不同時間波（形成零磁場皇極態），從而在裝置氣缸中心產生濃縮的時間密度，分析對象與資料庫噪音震盪模式，又可取得ESF精微能量評量數據。左邊圖示其設計之評量機構。

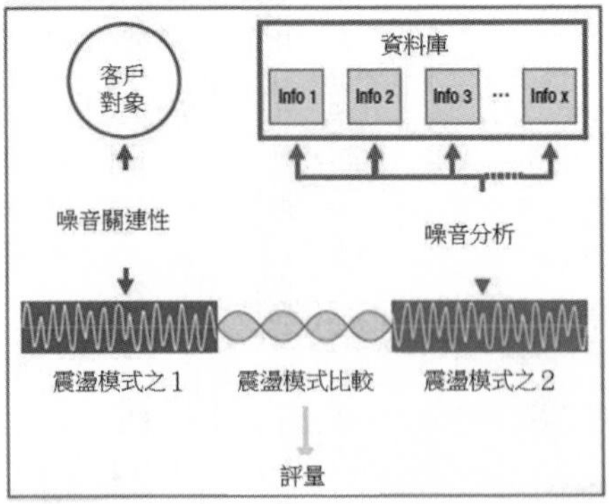

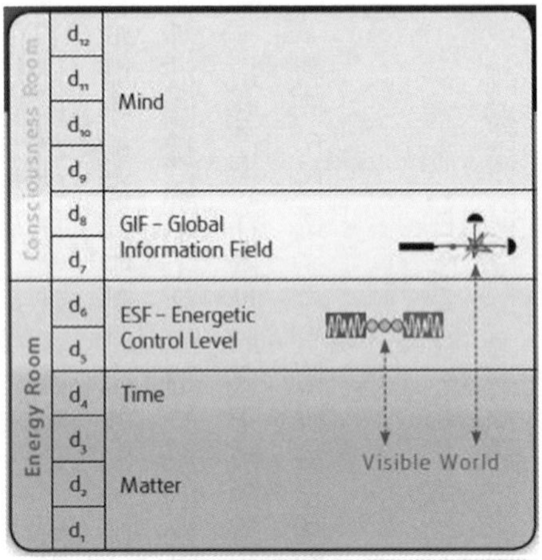

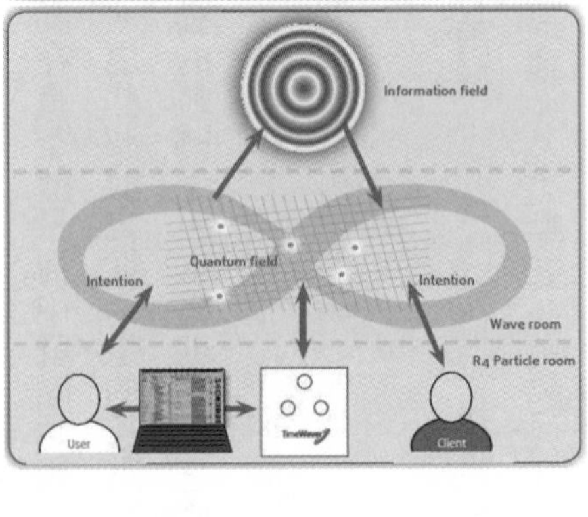

基本式依照電磁場的原理，利用具有人工智慧的二極半導體及隨機驅動器，具有發射（Transmitter）接收（Receiver）及處理（Process）接受訊息之二極半導體，產生的 White Noise 白色噪音即為 Dark Current 暗電流，發射出一種特殊經度型的訊息波，去掃描特定的人或物及週遭的電磁場，在那裡，世界時間波段短路，使全球整體時間波連接了包含整個宇宙在非定域性基礎上的所有信息。以這種方式，**在一個空間時間信息管道打開自己的量子通信，這種方式可以與宇宙任何**

載文信息字段通過用戶的意識連接起來，甚至兩百萬年前仙女座所留下的信息都收得到。

「時間形態」是宇宙的一個「信息矩陣」。尼古拉．科濟列夫指出，在宇宙中，所有物質和心智、精神活動過程都會在高次元宇宙信息場留下時間形態痕跡。因此，它代表了一種宇宙全息信息場的性質，且每一個信息片段皆與整個宇宙信息同時共存。在本書第八章的全球意識的工程異常研究中，普林斯頓（Princeton）的「工程異常研究」梨子研究室最先進的隨機亂數產生器REG／RNG，跟TimeWaver使用的測試噪音產生器就是應用相同的設計原理。它能夠探測掃描第五次元與第六次元時空場。

尼古拉．科濟列夫，乃蘇聯天文物理學家，一九五八年因其發現月球阿里斯塔克斯環形山的奇怪現象，首次明顯氣體釋放的光譜檢測而聞名於世，科濟列夫在長達三十三年中對「零重力場效應」與「非牛頓擺動異常理論」的研究及結果，經由所進行的無數次試驗資料，最終影響了下一代俄國數學物理學家，例如數十年後的希波夫（Shipov）等人，並引導他們去搜尋這些多種多樣的「撓場現象」的理論基礎，所以科濟列夫對撓場（Torsion Field）理論發展有極大貢獻。

撓場到底為何物？前台大校長的李嗣涔在《隱密物質、隱密能量與資訊場——二十一世紀的新科學》文章中指出，目前宇宙學家的共識是，宇宙中能看到、量到的物質僅佔宇宙總能量的四．九％；具有萬有引力的隱密物質佔二六．七％；具有抵抗萬有引力的隱密能量佔六八．三％（比例依最新普朗克衛星觀測值修正過）。亦即我們目前所認識的宇宙僅約五%，還有很廣大的未知世界等待發掘。李校長認為，由手指識字發現的資訊場是超越四度時空的另一種存在，是一個看不見的世界，裡面有各式各樣的神靈。神靈有意識有能量，可以和物質世界產生交互作用。先前大量的手指識字實驗中，他發現受試者手持紙條放在磁鐵上進行實驗時，「看見」的影像有放大情形，且在磁鐵S極端特別明顯，N極較無變化或縮小，表示心物合一的現象會受磁場影響而產生變化。

由於手指識字辨識「神聖字彙」會連結到資訊場，**李嗣涔相信手指識字產生的心物合一現象，與資訊場物理實質是相似的，都會與物質界的磁場產生作用**。因此推測資訊場的資訊及與物質世界交互作用的能量，至少是構成隱密物質的一部分，神靈的意識則可能扮演隱密能量的部分角色。而科濟列夫指出北緯七十三度以上地區，時間的密度與方向會改變，信息會放大，而這個地區就是地球的S磁極。

李校長也說，撓場又稱自旋場或扭場，是物體自旋所扭曲時空結構所產生的場，這種場在過去卅年來已被俄國科學界大量實驗證實。一九九三年俄國物理學家希波夫(Shipov)提出一套真空方程式，討論物理真空的種種性質。根據希波夫的方程式導出的「撓場」，擁有極不尋常的特性。產生強大的torsion field，就是把電磁場旋轉到很快並藉由無線電波RF來調頻……造成不同時空產物。例如「撓場」不會被任何自然物質所遮罩，在自然物質中傳播不會損失能量，它的作用只會改變物質的自旋狀態；「撓場」的傳播速度至少為光速的一百零九倍，撓場源被移走後，該地仍保留著空間自旋結構，也就是撓場有殘留效應，這些現象與水晶的氣場極為類似，也和上述磁鐵實驗所得相似。基本粒子的「電荷」對應於電磁場，「質量」對應於引力場，那也應有對應於「自旋」的撓場存在。撓場有許多獨特的性質：它只改變物質的自旋性質；類似於引力場的高穿透性；滯後效應；軸向加速效應。用撓場機制我們就可解釋電化學異常現象中的過熱、核嬗變、滯後放熱等效應。在蘇聯解體之後，有一批原先研究「撓場」的物理學家流落到國外，運用上述理論，他們同國外科技界合作開發出「撓場發生器」，進而製造出可進行遠距離體檢和診斷的醫療儀器。

第二節 測試前筆者的身體有慢性上呼吸道過敏狀況

筆者一向注重能量養生，飲用高能量礦泉水，及含富天然維生素的食品，已經多年（七～八年）不曾感冒。二〇一三年秋天，因為俗務繁多，睡眠往往不足，心煩事雜下，忽略自己的身、心照顧，剛好那期間天氣變化較大，造成免疫力和生物能量有了落差，竟感冒了，病情拖得久，恢復卻很慢。

二〇一二年也剛好搬到基隆路松山高中運動場附近，住處後方隔著一間汽車保養場，旁邊有一間土地公廟。由於香火鼎盛，香爐、金紙爐的香灰、金紙灰等PM二・五、PM一〇等極細有毒粉塵常常直接飄進房子來，客廳的金魚缸水面常常漂著一層細細白灰，一年半載下來，引起呼吸道過敏，嚴重的是最後竟然開始咳嗽起來，出門還要戴著口罩，避免感染別人。

由於新加坡好友 **Arthur** 大哥來台邀約，那一天就趕赴在光復南路的馥敦飯店大廳與他見面。**Arthur** 那次藉著帶來的高次元量子儀 **TimeWaver** 當場展示給筆者看，以筆者做實驗對象，透過他的 **Mac** 筆記型電腦，以網路攝影機拍取本人大頭照，簡單輸入該影像，加上寫一些個人基本資料後，經由飯店 **WiFi** 網路連接上網際網路。**Mac** 筆電與 **Arthur** 在新加坡的 **TimeWaver** 主機接連，**Mac** 螢幕上面，即刻顯示筆者屬於心靈層次的**七個氣輪，以及各氣輪即時反應變化的電腦影像，它是連續的、動態的、即時的。**

以下就是筆者親身印證Ψ這種第五場域現象的體驗，特寫下來與讀友一起分享。探浪者 TimeWaver 能夠通過真正的光量子效應，將「全球縮放」到我們的意識能量場中（可稱之為乙太藍圖、形態發生場、世界記憶或阿卡西記錄等）。我們透過 **TimeWaver** 的同步共振來接觸與我們信息場有相關的高次元時間波形，將它們下載到電腦螢幕上，筆者認為這算是一種極先進的高次元波動醫學（**Vibration Medicine**）技術。

第三節 生命靈體似空中航班，被高次元信息場監控管制

來自瑞士的 Guido 瑜珈大師，在印度修學多年有成，具天眼通，特別跟筆者重點說明 TimeWaver 該裝置的高次元運作特性：「每一個生命體在這個世界活動，就像空中的每一個航班都有不同編碼，經過類似航管中心的探浪者 TimeWaver 儀器，以雷達標定我這部航班，清楚顯示在航管中心雷達螢幕上。航管中心當然清清楚楚了解航班所處的航線中有任何狀況，就像每個人的生命活在時間線（Time Line）的際遇一般，**每一個生命的靈體都有航管中心在高次元信息場監控管制，所以高次元信息場的運作中樞**，能夠同步了解你當下的狀況。」這個原理與我一直使用的光子密碼儀基本原理是一樣的。

為了讓初次接觸靈性層次常識的讀者們，先有一個能量在人體如何運作的概念，首先簡單介紹主要氣輪（Major Chakras）是什麼、在人體分布如何、功能如何。

第四節　簡介七個氣輪常識

較為嚴謹的說法，每個人的軀體至少有七個主要氣輪。這幾年，一些研究胚胎發育的學者，看到受精卵細胞，由一而二，由二到四時，首先是四個細胞體形成一個四面體，接下來再次分裂成八個細胞體；這時，八個細胞體形成一個星狀四面體，這個星狀四面體，就是人體靈魂載具梅爾卡巴的形狀；同時，這八個細胞體，更是人體七個主要氣輪系列的基礎所在。有一說法是該原始八個細胞，就停留在人體的會陰穴位置，人的生命能量（Kundalini）就是由此處盤旋而上，所以會陰穴往上到百會穴的管道，是極為重要的中脈所在。

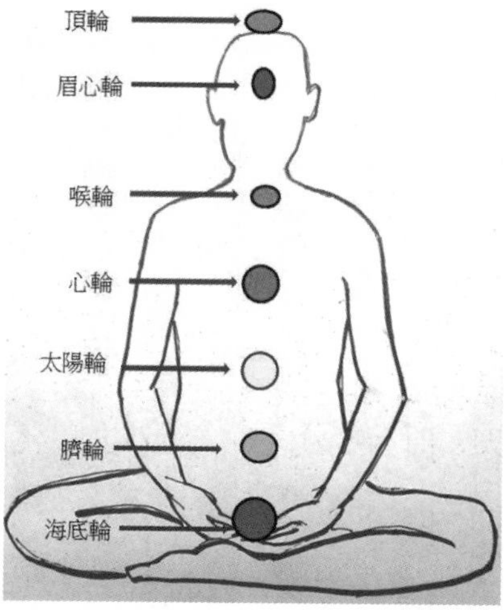

七個氣輪是多次元宇宙信息能量進入人體的振動變壓接收器。

第一輪紅色位於身體底部，又稱為海底輪，主司接地（Grounding），為求生存，具侵略性。

第二輪橙色位於骨盤（Pelvis），稱臍輪，約莫在肚臍以下一吋或子宮的地方，主管性能量（Sexual energy）的運行，為家族之感情中心。

第三輪黃色位在太陽神經叢（Solar plexus），可稱太陽輪，大約在肚臍以上一吋或胃的部位，主掌個人的力量（Power），對支配、權力有強大慾望。

第四輪綠色位在胸部正中央，又稱為心輪，主管愛（Love），筆者認為這第四氣輪是靈性進化最重要的指標、慈悲同理心的中心。

第五輪藍色位於喉部，又稱喉輪，為溝通表達及共同創造（Co-create）的中心。

第六輪靛色位於腦部中央，稱眉心輪，也有人稱之為第三眼，主司靈視（Spiritual vision），個人由此得知人生下一步的走向。

第七輪紫白色位於頭頂，稱為頂輪，主理靈性知識（Spiritual knowledge），及與宇宙信息場聯繫的門戶，個人由此明白目前的靈性課題為何。

另外，七個氣輪與人體相關器官健康及主導情緒變化的各種說法如下。

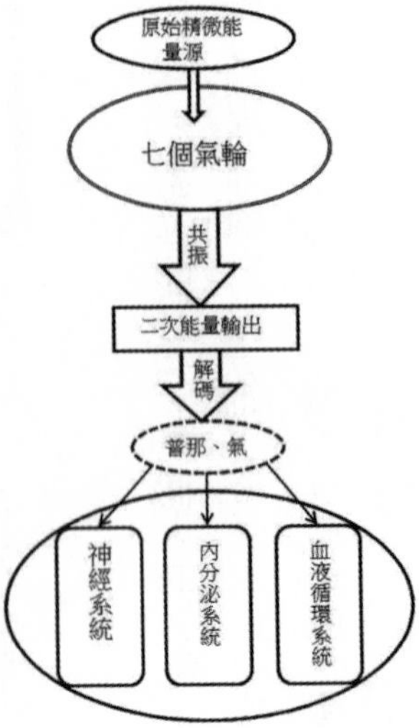

第七頂輪（識輪）：對應松果體、百會，管精神、靈魂，與修行及開悟有關。

第六眉心輪（覺輪）：對應腦下垂體、印堂，管內分泌腺、生長，與抗老化及壽命有關。

第五喉輪（空輪）：對應喉嚨、姆指及第一趾，管甲狀腺、關節，和焦慮情緒有關。

第四心輪（風輪）：掌心輪（副）對應心臟、食指及第二趾，管胸腺、呼吸、循環，與情緒有關。
第三太陽輪：（火輪）對應太陽神經叢、中指及中趾，管胰臟、消化，情緒與緊張有關。
第二臍輪（水輪）：腳底輪（副）對應骨盆、無名指及第四趾，管腎上腺、生殖，與性慾有關。
第一海底輪（地輪）：膝輪（副）對應直腸、小指及小趾，管排泄、平衡，與恐懼情緒有關。

第五節 氣輪能量低落的筆者

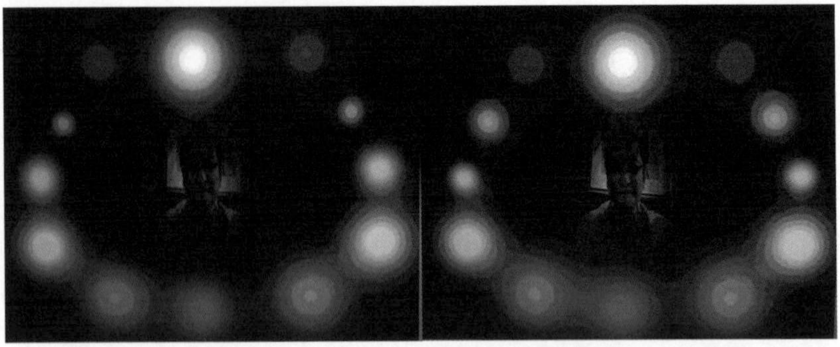

【圖片一】不開心下的氣輪，四、五、六輪相對黯淡無光。

一開始 TimeWaver 先啟動氣輪的偵測，就出現如上【圖片一】影像。很明顯的看到筆者萎縮的綠色心輪（綠色的光球），因為常咳嗽怕影響家人睡眠，服了幾天將近五年不曾吃的止咳化痰西藥，結果症狀只稍有減輕，卻換來近幾天頭昏腦脹、迷迷糊糊的日子。當自己看到電腦螢幕剛出現的即時氣輪所現的影像，感覺確實很傳神，對當下的自己氣輪能量低落完全無法隱瞞，只有下方三輪還好，幸運的是頂輪還有些光度，保住了自己與高次元信息場對話溝通的能力。從畫面呈現的問題點，是當下人們最常見的問題，乃是位於中央的第四心輪嚴重萎縮了。**愛與寬恕的情懷一低落，就影響到上部屬靈性層面的喉輪、眉心輪，氣勢變弱，同時也表示身體免疫力退步，喉嚨癢、氣管過敏等症狀。**

總而言之，無精打采是此圖片一的代表。保持心情和心理上的輕鬆是最重要的事，一旦心情低落，感覺到壓力、威脅、恐懼等等，脈輪就會如圖一上三輪萎縮合起，像含羞草那樣。萎縮是為了保護自己的元氣或靈魂免受傷害，且壓力、威脅、恐懼等只能傷害肉體和身心，傷不到靈魂或高我，但也有些事或話語卻能穿透身心深入地傷害人的心靈，很難治療。

很幸運的，修練氣功有成的 Arthur 大哥，見到我有氣無力，就建議我趕快持心經咒語，透過此咒來調和心輪的平衡，釋放那些糾結萎縮的能量，進而恢復正常運作的七輪氣場。**當你的靈魂敲門時，若門（頂輪）是開的，靈魂的「光」會下到心輪**。意思是說，心輪未曾啟動的人，就沒有開「門」的秘鑰。門不但是關的，而且是從裡面上鎖。這時，靈魂的光就進不來。

第六節 般若心經的咒語，對筆者像一把打開心輪的鑰匙

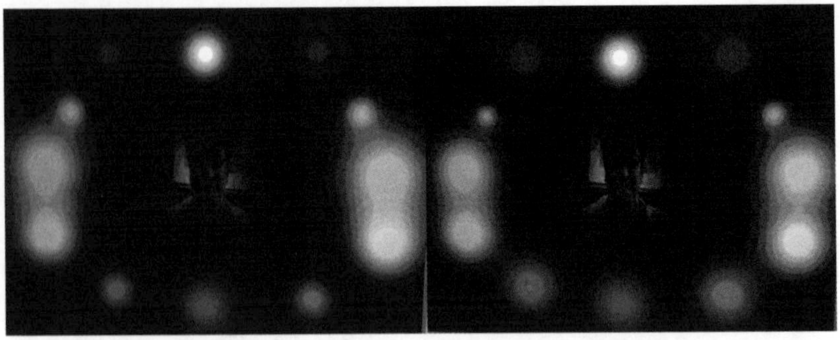

【圖片二】開始持般若波羅蜜多心經咒十秒時，心輪綠光開始放大。

我聽從了Arthur大哥的建議，就閉目輕輕的念起最喜歡的心經咒語。**念咒是一種跟上師和高頻率能量溝通的方式，力量很強，超越空間，也很神秘，很難理解，**都跟音頻振動有關，專注、持續的重複共鳴念出才有用。我剛剛持續唸了三遍之際，電腦影像的Ψ現象逐漸出現，從頂輪輸出能量由藍色喉輪來強化綠色心輪振動的振幅能量。

念心經咒時，發音要用河洛語（台語）才接近原來的梵文發音。玄奘法師在唐朝翻譯時，河洛語才是官方的用語，國語或普通話發音就差很大。例如「軍荼利」用台語唸，就是Kundalini（拙火），但用國語唸就差很多。**般若心經的咒語，像一把打開心輪的鑰匙，一下子就能開啟我心輪的通道，讓第四輪大大的亮起來。**當綠色的心輪光球一直脹大起來，比起圖片一，就有很明顯的差異出現，這種變化是氣輪與氣輪間能量互相波動交流，每一個氣輪的光度與振幅能量像是波浪般一起一落，

本來低弱的綠色心輪經過加持後，一下子就擴大並明亮起來了，如【圖片二】。綠色的心輪，這是一道緊要的靈性關卡，分隔人性和動物性的本質，下三輪以個人利益為優先，第四輪有同理心、慈悲心，心輪啟動，讓腹部中心的親密感、歸屬感、安全感獲得滿足，是合一的脈輪。第六個眉心輪或第三眼，以及最高像皇冠的第七頂輪，共有三顆珠寶，象徵人的三魂，人要突破到更高意識空間就靠這兩個脈輪的互動與合作。

第七節 持咒，借力使力化解了自己阻塞的上部氣輪

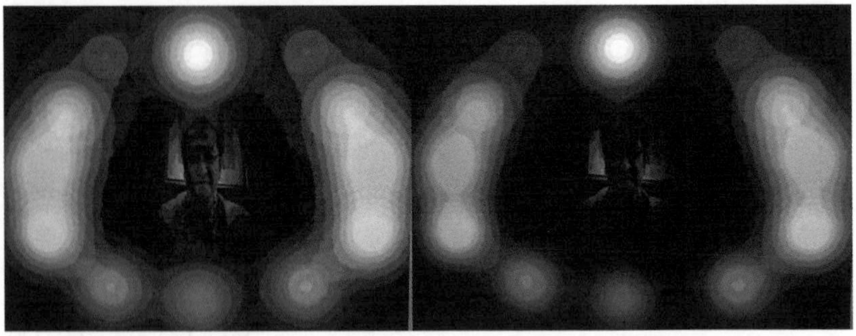

【圖片三】持咒一分鐘後變化，心輪將七輪串成一片光海。

當我持了心經咒語約一分鐘後，就繼續將心經咒語由共鳴音頻ohm……ohm……變成默默的一種內心振動頻率，突然間感到全身舒活暢快起來，於是打開眼睛。當我看到電腦螢幕上的【圖片三】，自己真的有點嚇到，連Arthur也跟我一起「喔」的叫出聲來。

Arthur大哥對我說，這就對了！透過心靈的能量加持，比吃化學性的西藥有效，稱此為自發性的療癒（Spontaneous healing）。在這當下，我深切體會到處在這個唯物觀極為強烈的社會裡面，我們確實容易忘記有個如如不動的高我（透過頂輪天線聯繫著），一直在保守、護持著我們（頂輪紫白光），經過Arthur大哥一提醒，我竟然藉著所持的咒，借力使力化解了自己阻塞的氣輪。看來，我們只要找到自己平時最喜歡、最信賴的一些信念口號或咒語等，任何正信宗教神佛的法號都可以，**當你能夠口誦心念，真誠念到與神佛菩薩「一念相應」，一定能夠聯繫到**

老家（高次元的宇宙信息場），從那兒無償的取得和諧、大愛的精妙能量來加持。其實，最上乘的加持，乃是無所求、無所得的與高我自性融合為一。自性光明、神聖本質才是讓一切疾病煙消雲散的真實藥方，咒語、神通等算是有為法，是一種過渡性質的工具橋梁，是精進過程的道具。所以佛說「一切有為法，如夢幻泡影，如露亦如電」，讀者切勿將此主客易位，弄假為真了。

還有，TimeWaver 會統計你七個氣輪的平衡與穩定度，列出一個條狀圖示。我記得當時總體氣輪能量為九一．一分，這個結果，非常的有趣，因為那時我自己用ＩＤＦ光子密碼儀評量自己的氣輪總體能量在九九．六左右，換算此對數九九．六成為常數則為九一．二分。經由兩種儀器的評量，結果極為接近，可說幾乎是一致的，所以 TimeWaver 算是 Radionics 的進化版。因此，我特別將這個實驗記下來，以便想深入探討生命能量的讀友們有實際資料參考。

第八節

第四、第五氣輪阻塞是現代人通病

筆者聽到一位利用氣場檢測儀的修行人指出，在他經驗中，受試者十之八九都有心輪和喉輪淤塞的現象，這是由於現代人傷心事太多，又多言不由衷，所以卡在這兩輪造成整個拙火系統的能量無法衝過這兩區，**整體的氣輪無法全面貫穿共振，這種狀況就讓我們停留在動物界與人界間，無法進化到神靈界，因為過了心輪、喉輪，人的振動頻率就跳升到另一階段**，外環的兩層光輪旋轉會變成一順一逆，第四度時空密度就現眼前，所以心中放不下妄念，卡在心輪的阻礙力量是很大的。

信息的波動在細胞表面受體解碼，

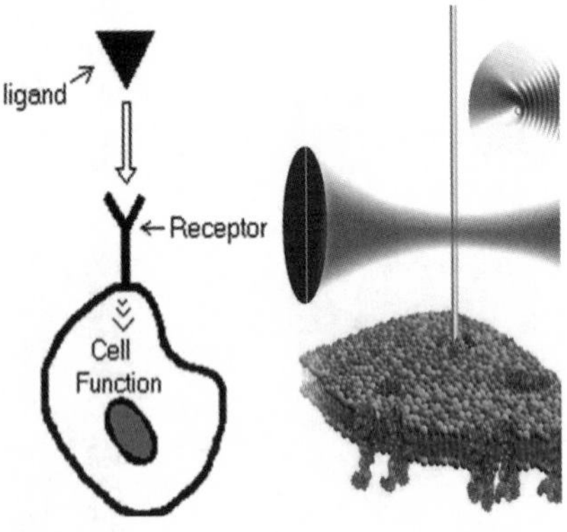

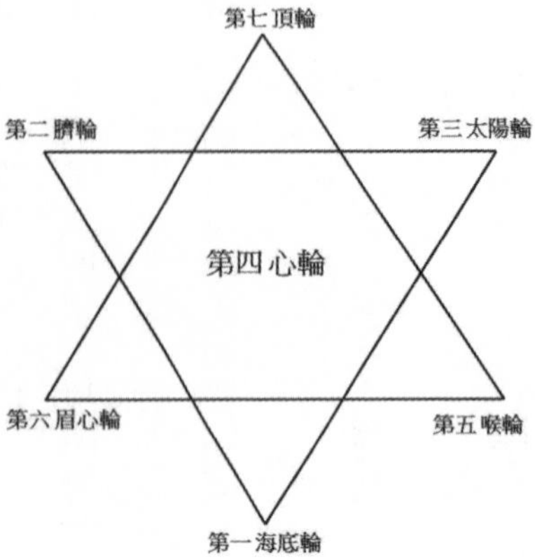

從上圖來解說，每個氣輪的開口很像太空梭的噴氣口，它收集宇宙外部信息波動，再與相對應各氣輪的內分泌腺體的細胞膜（表面的天線）共振，從而啟動細胞內部DNA解碼，生產各種荷爾蒙而週流全身。**綠色第四心輪是上承第五、六、七輪，下載第三、二、一輪的中樞位置，極為重要；是神性、獸性轉換點，**愛心、慈悲心、寬恕心、同理心要俱足，才能提升人的靈性。

佛學大師南懷瑾在其著作《如何修證佛法》講解三脈七輪時，就指出心窩以下是欲界，心窩以上至眼是色界，而眉以上是無色界。現在人類大多數是妄我（小我）為主宰，執著物質欲望，以追逐榮華富貴、名氣高漲這種變幻無常的外境為人生目標，所以必須用盡各種手段來奪取有限的、複雜的物質世界控制權，其下三輪會越來越強；相反的，**有慧根的修行人，一般福慧俱足，不會設定屬世的榮華富貴為目標，反而以追求與無限宇宙的內境智慧（自性）合一為依歸，其生活越來越簡明清淨，心境越淡薄，意識越清明，整體上下七輪皆越來越協調，越明亮有力。**

七個氣輪，頻率有高低（快慢）之分，也因此有七彩的變化。有些人內在已經達到活在光中的光體（如五D的星光體），對應著頂輪與眉心輪的振動可以同步共振。有些人活在音頻的振動中（如四D的乙太體），對應著心輪與上下兩輪的振動。其他人是停留在有能量、有溫度的身體（如三D的肉體），對應著下三輪的同步共振。當然還有人活在這三種空間（性質）外面，頻率的度數可以從最低的超音波（如一D的礦物質和泥土），到最高的愛心慈悲等振動頻率（如九D觀世音菩薩），以及覺悟智慧的振動頻率（如九D普賢菩薩）都有。

持咒時，和這些大愛慈悲的宇宙能量起共鳴，高頻就會湧進我們的能量場。我**仔細觀察宇宙能量進入人體氣輪的路徑，看起來以第四心輪為出入點，像是波浪一樣，由第四輪注入，往兩邊擴散開來**，上三輪就越念越有勁，等到喉輪亮起來一陣子，筆者喉嚨的不適搔癢症狀竟然一時消失不見，過敏咳嗽就在這個當下自己消失了。中午離開飯店後，整個下午陪小兒子去烘培班作糕餅實習通通不癢不咳，直到那天晚上寫部落格，談這個見證仍然一樣不咳。筆者以恭敬感恩之心，把 TimeWaver 試驗經過一五一十記錄下來，還將 Arthur 大哥電腦上記錄氣輪變化的影像檔用手機拍下複製，藉此來勉勵自己，也企望能勉勵閱讀本書的同修們！

筆者在此特別註明：上述純屬個人體驗的論點，有病還是要經專業醫師診療；這部德國研發的 TimeWaver 量子儀，基礎上是應用德國物理學家布克哈德．海姆的理論，破解意識和物質之間的關係，屬量子理論一環，在今天的物質科學尚未被完全證實與確認。但經我與兩位大師級 TimeWaver 導師親身測試體驗後，確實感覺它可以做為身、心、靈評量的輔助器材。如身體有恙但一直無法被傳統醫學驗出病因，倒是可藉由 TimeWaver 這個緣起，來探究形上的業力發生本因，經由時間線回溯到重大事件關鍵點，了解當時業力發生源頭，透過共振同步的意識能量來釋放破解該處糾結的能量業因，釋放它與自己、寬恕它與自己；解了業因，就能協助改善心靈、情緒的穩定，促使生命往真、美、善的領域邁進。（以佛法唯識觀點來看，此儀器深入第八識業種資料庫找到對稱的業因，藉由薰入正智、正念，真懺悔寬恕，讓惡業種子緣起現行時，大事化小，小事化無。）

第九節　第五氣輪的喉輪跟真理的詮釋有密切關係

在人類的世界，語言是意識溝通的橋梁，其實人類心靈深處的經驗，有很多是在語言技巧尚未成熟發展時就已經發生了。**由於人類藉由語言形成集團學習系統，而使個別孤立有機體邁向集團有機體，語言使人類的進化更為顯著。人類與猿猴的遺傳基因組差異很小，但人類有語言這個溝通工具，使得知識的傳承與經驗的累積，超越猿猴的進化層次極為巨大。**

石器時代尼安德塔人被現代智人消滅，據生物考古學家研究的結論是：前者聲帶位置太高，發音有限制，而後者有好的聲帶構造，左腦前側的語言中樞跟口部發音的運動神經也比較近，易於溝通聯繫，能夠發揮團隊合作，當然勝率就高了！

喉部這個位置與第五氣輪有重大的關聯，跟真理的詮釋有著極密切關係。意識領域的大師葛吉夫說過，善的定義很簡單，凡是有助於靈性進化的就是善，妨礙靈性進化的就是惡。所以，世俗所謂的善往往不是善，世俗所謂的惡也往往不是惡。在第四道的修行裡，「精確的語言」是極其基本的前提。沒有精確的語言就沒有精確的研究，沒有精確的研究就沒有精確的修行。其實，語言有它的極限，佛法的究竟，禪宗往往以「言語道斷心行處滅」來形容這無法用語言文字表達的情境；至於為了攝受眾生，佛法永續，則以《楞伽經》卷三云：「三世如來有兩種法通，謂說通及自宗通……

說者授童蒙，宗為修行者。」透過正確的語言來啟發佛法中童蒙，接引度化，建立正確知見，為將來之明心見性，證悟法界實相作準備，同時禁造口業，惡口、兩舌、綺語通通要戒斷。

語言本身就是聲音（Voice），有可辨識的波動頻率，「道」也是經過波動的頻率轉譯出其內涵，它代表了資訊的交流。人類大腦中由內耳的三個小聽骨接受振動後，將此振動經聽覺神經元接力式的傳到一個叫「維尼克區」的感覺分析區解碼，再與大腦的額葉理解區聯繫作了解與判斷，聲音的意義就在此處解碼了。如果要有所反應而採取行動，大腦的意識就要使用經「布洛卡區」的運動神經，來指揮聲帶附近肌肉的運動，產生振動，發出聲音，其中若有一小段連繫不好就很麻煩了。

第十節　靈性世界裡不用文字語言，自然心領神會

人類有了肉體，必須一步一步的解碼與輸碼來轉譯意識的文字含意內容，才能彼此溝通了解，但是在靈性世界，直接用心靈產生的波動即能互相感應了解，不須要藉由神經元細胞的化學物質反應與電子的傳遞。

像是「根本咒」的「嗡（Om）阿（Ah）吽（Hum）」，這三個共鳴音非常殊勝無匹。「嗡」是鼻腔共鳴音，乃上部第六眉心輪、第七頂輪藉此共振來強化的能量源；「阿」是口、胸腔共鳴音，是第五喉輪、第四心輪共振強化的能量源；「吽」則是丹田共鳴音，為下半部三輪共振強化之能量源。讀友能常常自己靜下心來持咒鳴唱，對身、心、靈三方通通有益無害。至於我最喜歡的心經般若波羅蜜多咒被稱為「結果咒」。

持咒的當下，特別是以五二八赫茲音聲所發出的頻率，會引發全身細胞內DNA共鳴振動，這個頻率也會與腦部的神經網路產生共鳴，因而引發全身氣輪經絡體的同步波動現象，能啟動自體氣感療癒的功能在其中。古代聖歌療癒的音調、真言咒語發音頻率，五二八赫茲確實能活化右腦、放鬆左腦、穩定情緒、活化副交感神經，能改善便秘、皮膚乾燥。相反的，四四〇赫茲就不一樣了，它是軍歌的基調，讓人易受操控，集體意識容易陷入歇斯底里，失去理性作出狂暴的行為。

我們生活的空間裡，就有許許多多的背景音樂，不斷的振動存在於我們周遭，有些耳朵聽得到，有些就聽不到。如果聽得到的是悠揚的樂曲，不會造成思考與情緒的干擾，當然就能接受；相反的，如果是一堆噪音，一定要有好的消音與隔音設施，否則我們整個生活品質勢必受到干擾。人類在強烈的聲光相互作用下，神經興奮，多巴胺、腎上腺素不斷分泌，在強烈充滿電磁波的環境中，五官感覺麻痺，容易被洗腦操控。君不見在日本 Pachinko 彈珠店出來的人，五官表情都是硬梆梆的。

人類耳朵能分辨的頻率從二十赫茲~二萬赫茲，大腦的能量有九十%是經耳朵來調整，聽得到的，我們會警覺處理；但是某些耳朵聽不到的振動組合，就很神秘與重要，它們會影響意識，在我們神經網路的個別路徑產生不同的解讀。

中國風水學的內涵，架構範圍從地球的核心，到地球外太空的范埃倫帶溝漕；此間的地表與電離層間，有一個七點八三赫茲的同心圓共振腔，就是風水的「氣」運作的時空場所。陸地與夏天較多的閃電，會清理這一區間的幅射粒子，保護電離層使人類的各種通訊不會受影響。風水、命理這些東西，是屬某種高次元意識體集體程式的運作，它運行於人類集體意識投射下產生的娑婆世界中。我們的命運不必然完全受這些外在能量場影響，但也要看你自己與高我自性合一的程度而定，越與自性離越遠，你當然越無助，越恐懼，能量越來越差，越被黑暗勢力控制。

史丹佛大學的威廉・提爾教授（Prof. William Tiller）主張，當兩個物體以相近的頻率振動時會產生共振，而當這兩個體系非常接近時，它們就會依附其中較強的振動一起和諧的共振起來。友人台中的張正光及其研發團隊，就開發一種能夠發散出純粹無噪音、連續一致的物理共振場小晶片，使鄰近的電磁場，除了與之和諧的共振之外，還藉力使力讓整個環境場被帶向更加一致的新秩序，且大大減少環境噪音對身體的干擾。而這種穩定振動的連續性在許多系統當中也是相當重要的，包括人類的身心健康在內。舉例來說，由於人體的神經系統架構有著連貫的特性，神經傳導的訊息才能越過接點而傳遞下去。當該裝置放置於人體心胸前時，人體自身所產生的生物能場、精微能量的振動會與它相互共振，並逐步達到和諧穩定的狀態。人體共振頻率與大自然和諧的時候，人的生理、心智、情緒比較健康強壯，因而能夠提升氣血循環，增強身心的抗壓力及專注力，且明顯降低有害電磁波對人體之干擾。

第十一節 近來台灣生物能量科技產品也逐漸升級

下面這三張拍立得相片也是一種有趣的Ψ現象，這也是正光兄團隊開發的一種精微能量擴散器的原型（Prototype），請筆者評量。我用富士的拍立得相機，前後拍照幾張後，出現一些黑體輻射光區的現象。用眼睛是看不到這些發光點的，但用拍立得照相時，它們會跑來跑去，在此儀器內部之不同地點出現，且能被拍立得捕捉到。我評量後發現它能把置於中央區的精油、水晶、天鐵等精微能量放大擴散至一間教室範圍，依照精油在情緒、心智的優質能量，加持提升環境中的每一位人員的能量，該儀器發展於風水氣場的提升尚在進一步研究中。

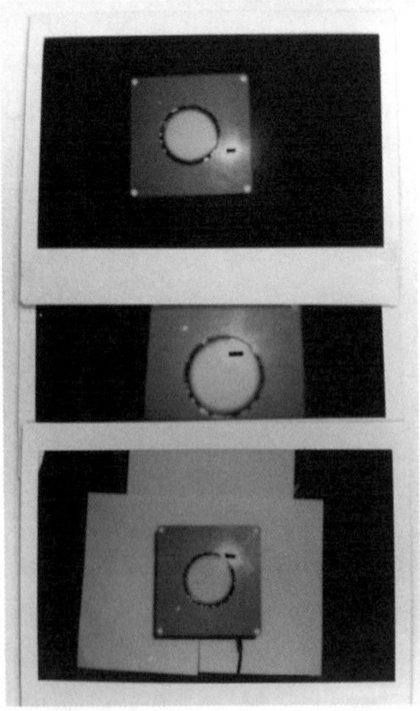

目前市面上能量飾品材質多為：遠紅外線、負離子、磁石、鍺鈦金屬等，新設計的裝置有別於此，它內建一組生物微晶片，包含了一組程式化唯讀元件與積體電路連接在一起。生物微晶片能夠

吸收環境空間中的電磁波能量，應用「環境訊號逆散射技術（Ambient Backscatter）」作為晶片動能來源之一，其二是接收來自身體產生的精微波動電能，藉此兩者產生電源來供應微晶片電路運轉。

透過「生物能量場微晶片」的電路震盪，產生穩定的振動頻率，藉以轉化環境電磁波的振幅大小，從而改變量子訊息。應用特斯拉線圈（Tesla Coil）共振原理，配合純銅線圈擴大能量磁場範圍以形成一種穩定的三D立體空間「場域區」。它放大了整個場域的微振動領域，藉此圍繞著整個身體，有效過濾混亂的各種電磁波能量，讓身體周圍成為一個純淨有秩序的和諧能量場。因為這種借力使力的晶片設計，能源由環境自動供給，因此無需更換電池，當然就永遠不需要去調整它，這是很有創意的產品。

還有友人蔡景成社長，也依據量子理論，開發出讓大地環境極為穩定與波動的水晶共振儀，其發出的振動可以圍繞包覆人體氣場與範圍頗廣的環境場，經其儀器加持過的水、水晶及生化保健產品，都可以維持著一個很溫和、很與人體相容的能量罩很長的一段時間，提升使用者的經絡與氣輪能量，在其中活動的人員會感覺比較輕鬆舒適。

透過IDF等量子儀器檢測，好的水經共振儀會使環境場中的人α波比例提高，能夠減少緊張、壓力感，讓該環境下每個人的靈感、學習力都提升到讓人詫異的程度，特別是優良的水晶共振儀，可以藉由共振理論迅速的將大地的極優風水氣場能量加持進入人體的經絡乙太體，讓肉體氣血循環變好，身體抵抗壓力提高，恢復細胞活力，讓容貌光彩越來越年輕。特別是一些高科技工廠，因為環境的強大電磁場干擾，人在其中工作，壓力大，體內自由基爆增，身體易受影響。而開發此儀器目地，是能紓解電磁場的負面干擾，讓工作人員有一個氣場遮罩，降低肉體受害層面，這點是值得我等佩服的創意。

歐美對地球能量場的研究也有另一套理論架構，除了用金屬測量棒（又稱卜杖，類似中國堪輿的尋龍尺，西方探水脈用具）以外，又使用精緻的波動頻率檢測儀，偵測掃瞄到一些磁電異常的區域，通常呈現帶狀分布，他們稱此為磁場擾動區；這些區域常常被發現有低頻干擾產生。生物科技專家在該區域培養細胞組織，結果發現此地區培養細胞的ＤＮＡ，比對照區容易產生變異，致癌率比正常地區高出好幾倍。

我的推測是，這些低頻使某些ＤＮＡ的垃圾基因（占人體總基因的九成七）中的調控解碼開關基因群失靈，以致細胞內部自動回饋控制系統無效。由此我們可以了解到**生存環境中物質界的層面，電與磁所產生的波動頻率，會影響ＤＮＡ的結構異變以及ＤＮＡ解碼過程，因此別太靠近強烈的電磁場，還是要注意保持安全距離，勿超過六十微特斯拉。人類ＤＮＡ有兩區，在細胞核內的ＤＮＡ尚有自動修護機制，但是提供人體細胞能量的粒線體ＤＮＡ就沒有此修復機能，特別是女性的卵子粒線體ＤＮＡ受損後，其子孫的存活率會受到影響。**筆者接觸這些奇人異士多年，深深以為，很多超越世代的高次元科技，近幾年大量透過具有靈通體質的人們，研發出很傑出的精微能量產品，漸漸出現在小眾市場裡，這些其實是台灣的珍貴無形資源，當社會逐漸邁向五D的境地，就會藉此基礎而讓台灣大放異彩。

最後，筆者轉錄上世紀最偉大的通靈大師艾得格．凱西送給我們的話作為總結：「我們的心智是大宇宙心智裡的個別部分，在所有生命存在的各個層次，心決定了物質形成的模式，而在內心深處，有神性的光輝，藉此，我們能與那天地創生的大能合而為一；因此，所有的力量，所有的醫治，所有的幫助，都必須來自內在的自己。」

品名 (作者個人隨機於市場購買或作者與友人在水源區取樣)	IDF 能量波動振幅	IDF 免疫波動振幅	水源地國家別	備註
EVIAN（玻璃紀念瓶）	100	99.9	法國	阿爾卑斯山
STAATL FACHINGEN 德國氣泡礦泉水	100	99.9	德國	德國陶努斯山區
HASBO 海之寶 1400	99.9	99.8	台灣	花蓮海洋深層水
CONTREX 礦翠礦泉水	99.9	99.8	法國	高鈣硬水
西藏日多天然醫療礦泉水	99.8	99.8	中國	西藏拉薩市日多溫泉區
巴馬礦泉水 (統一巴馬泉、巴瑪麗琅)	99.8	99.7	中國	廣西巴馬地區
VALSER LIGHTLY CABONATE	99.8	99.7	瑞士	阿爾卑斯山
GEROLSTEINER SPRUDEL 迪洛斯丁氣泡水	99.8	99.5	德國	氣泡礦泉水
西藏冰川礦泉水 5100	99.7	99.6	中國西藏	拉薩地區
大連池礦源原生態飲用純淨水 (五大連池礦質泉)	99.7	99.5	中國	黑龍江省北安市 (五大連池市)
TY NANT (blue) 英國氣泡礦泉水	99.7	99.5	英國	藍色瓶裝
EVIAN 運動版 (紅瓶蓋)	99.6	99.5	法國	阿爾卑斯山
C0URMAYEUR 可爾露露天然美身礦泉水	99.5	99.6	法國	阿爾卑斯山
SAN PELLECRINO TERME 聖沛黎洛氣泡礦泉水	99.5	99.5	義大利	綠瓶裝
VITEL 維特爾	99.5	99.4	法國	Western Region of Vosges
RED LEAF 瑞德立	99.5	99.4	加拿大	海岸山脈
垂水溫泉水 99	99.5	99.3	日本	九州鹿兒島垂水溫泉 pH9.5~9.9
以上礦泉水算是極為優良的養生礦泉水，有幸喝到福氣啦！ 能量達到 90% 以上				
PIERVAL 甘露礦泉水	99.4	99.4	法國	諾曼第 pierre
TRUE ALASKAN 礦泉水	99.4	99.4	美國	阿拉斯加冰河水源

HARROGATE spa still spring water	99.4	99.4	英國	
LAURETANA 羅莉塔那天然氣泡冰河水	99.4	99.3	義大利	比耶拉省阿爾卑斯山脈
TAU 氣泡礦泉水	99.4	99.3	英國	WALES Cambria Spring water
APOLLINARIS Classic 天然氣泡式礦泉水	99.4	99.3	德國	原味汽泡式
烏來瀑布上游湧泉	99.4	99.2	台灣	烏來瀑布上游
FIJI 礦泉水	99.3	99.5	斐濟群島	赤道熱帶季風雨水過濾
壽鶴溫泉水	99.3	99.4	日本九州	鹿兒島垂水市地下 797 米溫泉水，含鍺 9ppb
VOLVIC	99.3	99.3	法國	歐維納林區
RURISIA 發泡礦泉水	99.3	99.2	義大利	Boffalora 出產
MD2009 MONDARIZ 天然礦泉水	99.3	99.1	西班牙	綠色玻璃瓶裝
埔里純水	99.3	99.1	台灣埔里鎮	遠百代理（愛買超市）
日光湯西川伴久溫泉水	99.2	99.5	日本 木縣	日光五十里湖上游
RAMLÖSA 天然氣泡水	99.2	99.3	瑞典	
冰川時代	99.2	99.2	中國	四川什邡地區
WILDALP 新世紀礦泉水	99.2	99.2	奧地利	阿爾卑斯山
VADAVOD 芙達天然礦泉水	99.2	99.1	賽爾維亞	Banja Vruuci spring
ARROWHEAD MOUNTAIN 汽泡水	99.2	99.1	美國	
SOLE 意大利天然礦泉水	99.2	99.2	義大利	紅瓶汽泡式礦泉水
加拿大冰河水	99.2	98.4	加拿大	
最划算礦泉水名牌食品	99.1	99.1	台灣	宜蘭頭城金面段
RANBOII 礦泉水	99.1	99.1	美國	夏威夷火山岩濾過水源

怡寶飲用純淨水	99.1	99	中國	四川成都
PERRIER 佩綠雅	99.1	98.8	法國	氣泡泉
Vivo Immu 艾儷原水	99	99.1	美國	加州
FERRARELLA 法拉蕊氣泡式礦泉水	99	98.9	義大利	RIARDO 地區
HORIEN 5 度 C	99	98.9	中國	黑龍江省克東縣寶泉鎮海昌生技地下水源
龍ヶ窪之水 (JAL 機場專賣)	99	98.9	日本	新潟縣南魚沼市谷川山系銘水
EVIAN 愛維養 (PET 瓶)	99	98.9	法國	阿爾卑斯山
以上礦泉水還算富有能量的好礦泉水，值得暢飲一番！ 能量達到 80% 以上 (以上資料為作者分享個人之喜好給讀者參考 , 不作為各別品質評量之優劣數據 , 讀者應該依當地政府公佈檢驗標準來另行評審)				
VOSSI 加拿大冰河水	98.9	98.8	加拿大	溫哥華地區
農夫山泉水	98.9	98.8	中國	浙江建德
國王島 100% 天然雨水 (近南極洲)	98.9	98.8	澳洲	塔斯馬尼亞 南方國王島
霧島山系天然水	98.8	98.9	日本	鹿兒島志布市
VALSER classic 法賽爾氣泡礦泉水	98.8	98.7	瑞士	阿爾卑斯山
觀音溫泉水	98.8	98.6	日本	伊豆奧下田橫川地區 PH9.5
屋久島礦泉水	98.8	98.6	日本	日本九州南方屋久島
澳洲雪山礦泉水	98.8	98.6	澳洲	Snowy Mountain
沖繩久米島球美的水	98.8	98.8	日本	琉球
SPA 皇家礦泉水	98.8	98.7	比利時	
DSW710 酷勁	98.8	98.7	台灣	花蓮海洋 深層水
澳可康礦泉水	98.8	98.7	澳洲	瑪嘉露芙山
MILLER 天然礦泉水	98.7	98.7	加拿大	落磯山脈湧泉

PANNA 礦泉水	98.7	98.7	義大利	玻璃瓶裝
MONDARIZ 天然礦泉水	98.7	98.6	西班牙	藍色保特瓶裝
蘇澳武荖坑湧泉水	98.6	98.6	台灣	蘇澳 (公昌工礦地下泉水)
紀州、尾鷲天然水	98.6	98.5	日本	三重縣
室戶海洋生成水	98.6	98.5	日本	四國
威加負離子礦泉水	98.6	98.5	台灣	宜蘭員山鄉湧泉加 e 負離子
CRYSTAL GEYSER 加州天然礦泉水	98.6	98.5	美國	雪士達山區湧泉
新加坡新生水	98.6	98.4	新加坡	回收水超限過濾再處理廠
歐思捷 36 倍氧氣水	98.5	98.5	馬來西亞	RO,1,500mg/L Oxygenizer
TAIWAN YES 深命力海洋深層水	98.5	98.4	台灣	花蓮海洋深層水
以上礦泉水算是頗有益人體的礦泉水，好好喝吧！ 能量達到 70% 以上				
味全天然水	98.4	98.5	台灣	南投埔里榮光段盛康實業
嶗山礦泉水	98.4	98.4	中國	山東青島
NAYA 礦泉水	98.4	99.2	加拿大	羅倫廷雪山
H2G0 礦泉水	98.4	98.7	紐西蘭	
日田天領水	98.4	98.5	日本	日本名泉
富士山天然水	98.4	98.4	日本	富士湧泉 (富含釩離子)
ULIVETO 礦泉水	98.4	98.3	義大利	義大利足球隊指定
金字塔無菌包裝水	98.4	98.5	台灣	台北翡翠水庫水源
MASAFI 礦泉水	98.4	98.3	阿聯	沙漠綠洲湧泉
WHISTLR 冰河水	98.3	98.2	加拿大	卑斯省惠斯樂山區
黑部天然水	98.3	98.1	日本	富山縣
六甲礦泉水	98.2	98.2	日本	六甲山湧泉

加拿大天然冰河水 (Icefield)	98.1	98.2	加拿大	日亞航機上提供
超含氧冰川水	98.1	98	加拿大	Superoxygen-ated
ALASIKA 冰河水	98	97.9	美國	阿拉斯加
天海的水	98	94.9	日本	琉球
炁水	97.9	98	台灣	埔里地下湧泉
高知海洋生成水	97.9	97.9	日本	台灣進口商裝填
龍泉洞天然礦泉水	97.8	97.8	日本	岩手縣下閉伊郡岩泉町
以上礦泉水還值得喝它，及格啦！ 能量達到 60% 以上				
夏威夷礦泉水	97.7	98	夏威夷	火山岩層過濾
安麗過濾水	97.6	97	台灣	台北自來水過濾
統一麥飯石礦泉水	97.5	97.2	台灣	基隆山區湧泉 New
安曇野天然泉	97.5	97.4	日本	長野北阿爾卑斯山
水的精靈	97.1	97	台灣	桃園地區水源
以上礦泉水平平的能量，想喝就喝，不想喝就不喝。 能量達到 50% 以上				
台鹽海洋生成水	95.8	95.5	台灣	台鹽出品
內湖五指山天然泉水	95.8	93.9	台灣	台北內湖
濟州火山岩盤水 (Jeju Water)	95.4	95.2	韓國	Jeju island in Korea
農夫山泉水	95.2	95	台灣	台北地區水源
新加坡自來水	95.1	95	新加坡	Stanford Hotel 房間自來水
水之國	95.1	95	台灣	基隆水源
台灣好水 (台灣自來水公司生產保特瓶裝產品)	94.3	94.2	台灣	高雄澄清湖水域
北海道水彩森	94.2	93	日本	北海道

奈米能量水	94.1	95.3	台灣	
統一海洋深層水	93.3	92	台灣	
HOYA 鹼性離子水	92.8	93	台灣	台北自來水處理
統一礦泉水	90.9	86.2	台灣	瑞芳雞籠山天然湧泉
光泉有水準	90.5	81	台灣	宜蘭天然湧泉
以上能量稍稍不足，敏感的或許覺得口感還有改善空間。 能量達到 10% 以上				

(以上資料為作者分享個人之喜好給讀者參考 , 不作為各別品質評量之優劣數據 , 讀者應該依當地政府公佈檢驗標準來另行評審)

國家圖書館出版品預行編目(CIP)資料

剎那開悟 / 李邦敏作 .
-- 第一版 . -- 臺北市 : 樂果文化出版 : 紅螞蟻圖書發行 ,
2016.09
面； 公分 . --(樂生活 ; 36)
ISBN 978-986-93384-0-0(平裝)

1. 健康法 2. 生物能量學

411.1 105011764

樂生活 36

剎那開悟

作者 ／ 李邦敏
總編輯 ／ 何南輝
行銷企劃 ／ 黃文秀
封面設計 ／ 張一心
內頁構成 ／ 上承文化

出版 ／ 樂果文化事業有限公司
讀者服務專線 ／（02）2795-3656
劃撥帳號 ／ 50118837 號 樂果文化事業有限公司
印刷廠 ／ 卡樂彩色製版印刷有限公司
總經銷 ／ 紅螞蟻圖書有限公司
地址 ／ 台北市內湖區舊宗路二段 121 巷 19 號（紅螞蟻資訊大樓）
電話：（02）2795-3656
傳真：（02）2795-4100

2016 年 9 月第一版 定價／ 420 元 ISBN 978-986-93384-0-0
※ 本書如有缺頁、破損、裝訂錯誤，請寄回本公司調換。